LOCUS

LOCUS

LOCUS

LOCUS

from

vision

from 140

焦慮世代：
為什麼我們活在充滿不確定性與不安的社會
Tänk om : en studie i oro

作者／羅蘭・保爾森 Roland Paulsen
譯者／溫澤元
責任編輯／陳怡慈、黃亦安
美術設計／許紘維
排版／薛美惠

出版者：大塊文化出版股份有限公司
臺北市 105022 南京東路四段 25 號 11 樓
電子信箱／ www.locuspublishing.com
服務專線／ 0800-006-689
TEL：(02) 87123898　FAX：(02)87123897
郵撥帳號：18955675
戶名：大塊文化出版股份有限公司
法律顧問：董安丹律師、顧慕堯律師

First published by Albert Bonniers Förlag, Stockholm, Sweden
Published in the Complex Chinese language by arrangement with Bonnier Rights, Stockholm, Sweden and The Grayhawk Agency

總經銷：大和書報圖書股份有限公司
地址：新北市新莊區五工五路 2 號
TEL：(02) 89902588　FAX：(02) 22901658

初版一刷／ 2022 年 2 月
初版二刷／ 2022 年 5 月
定價：新臺幣 480 元
ISBN ／ 978-986-0777-91-8
Printed in Taiwan

WHAT IF
THE NEW AGE
OF ANXIETY

焦慮世代

TÄNK OM
EN STUDIE I ORO

為什麼我們活在充滿不確定性與不安的社會

ROLAND PAULSEN
羅蘭·保爾森——著
溫澤元——譯

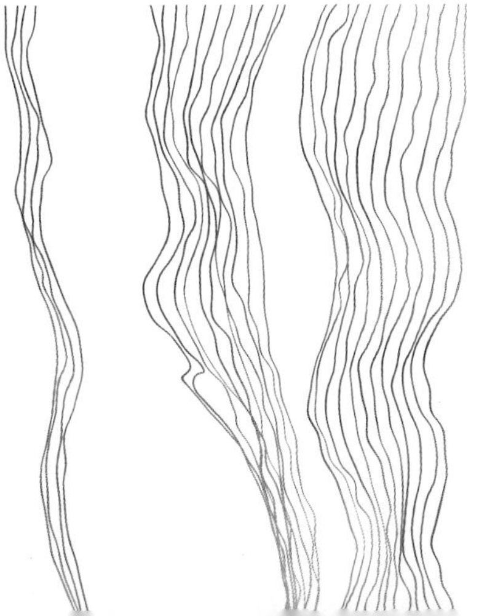

給安娜（Anna）

「有句老生常談總說，心智是個『優秀的僕人、糟糕的主人。』從表面上來理解，這不過是一句欠缺說服力的陳腔濫調。不過，幾經思量，會發現這句話蘊藏偉大、驚人的真理。開槍自殺的成年人，幾乎都是將槍口瞄準頭腦。這絕非巧合。」

——大衛・福斯特・華萊士（David Foster Wallace）[1]

目次

第三部　當代應對措施：我們（能）做什麼？——

導讀

面對焦慮，學習與不確定共存

國立臺灣師範大學英語系教授　黃涵榆

《焦慮世代：為什麼我們活在充滿不確定性與不安的社會》（後引為《焦慮世代》）譯自目前任教於瑞典最高學府隆德大學的社會學家羅蘭·保爾森（Roland Paulsen）二〇二〇年以瑞典文出版之新書*Tänk om: en studie i oro*，為目前獲得翻譯版權六個國家語言譯文之一。《焦慮世代》一開始就提出一份值得重視的統計數字：憂鬱症在二十世紀最後十年躍升為全球第四大常見病因，在二十一世紀第十年來到第二位，在世界衛生組織在二〇一七年提出的報告裡，已成為首位，而全球罹患憂鬱症的人數在二〇三〇年左右將增加近百分之二十。當然，焦慮並非是臨床上的憂鬱症患者的專利，它已是當代普遍的情緒氛圍。面對精神問題的普及化，我們似乎無法確定更多教育、就業機會或社會福利就能解決問題。作者保爾森透過哲學、精神醫學、生物學、文學與電影的跨領域方法，以及近距離的個案訪談與田野考察（不論是擔心掉落河裡的腳踏車會造成污染、毒死河中的魚的丹尼爾，或是總是坐在公園椅子上自言自語長篇大論的女人），兼具宏觀的歷史視野與個案研究的親近與細膩，交織出不同的思考路徑和觀點，希望能夠解釋為何憂慮和恐懼會成為主導生命的因素。

《焦慮世代》一書中的「焦慮」是一個精神「問題」概括性的用語，涵蓋恐懼、憂慮、恐慌、悲傷、孤單、愧疚、恥辱、癡迷等；懼高症、疑病症、社交恐懼症、食物中毒恐懼症都是常見的焦慮類型，工作、學業、經濟收入、人際關係、性取向、自我形象、生命無意義等經常成為焦慮的根源。這表示「焦慮」並非一個具有清楚界線、單一的身心狀態，而是具有擴散性和不確定性的特質。生物取向的現代神經醫學也許會依據一些個案，主張焦慮導因於腦額葉皮質、基底核和丘腦之間的傳導失調，現象學與存在主義哲學把焦慮解釋成一種主體面對存有的根本情境或虛無的情感狀態。在日常情境裡，我們總習慣認定焦慮是一種紊亂的情緒狀態，麻煩的是思考不見得能夠解決情緒問題（受精神問題所苦的哲學家比比皆是）。即使事實擺在眼前或者經過透徹的思考，不安的感受還是有可能引發「反事實思維」，為過去懊悔，為未來惶恐。

保爾森從宏觀的歷史視角指出，現代人普遍沒有辦法與不確定性共處，《焦慮世代》主旨之一就是要考察我們是如何走到這樣的境地，焦慮何以具有時代性或者為何會在現代社會裡擴散。計算與運用時間的方式、生活型態、生產模式、經濟收入等都是相關因素，只是當中的因果關係也許並不如我們所想的那麼直接。例如，焦慮的程度和工作與財務壓力不必然成正比，好比我們讓高收入和社經地位的人知道，他們可以或其實過得好好的，對於減輕他們的焦慮不見得有幫助。在資本主義社會裡凡事力求精準計算，各種事物與活動也似乎都在加速之中，但是我們並不因此能有更多時間安心悠閒地過活，時間總是不夠用，時間依舊與我們的經驗和感受脫離或疏離，躁鬱症和妄想型思覺失調症患者飽受時間催促，憂鬱症和非妄想型思覺失調症患者容易覺得時間變慢甚至停滯。而更多的（消費、職業、生活方式等）選擇反而徒增選擇的困難，如同整體的經濟成長和各種進步不必然使人更幸福，反而更讓人對未來信心不足，覺得生命意義遞減……

要理解這樣的矛盾不是一件容易的事，《焦慮世代》提供了一些思考引導。整個西方社會和資本主義文明發明了各種消除未來的不確定性的方法，企圖將風險極小化，將機會極大化。這其實反映了整個西方現代世界機械式的宇宙觀和「除魅」的發展方向，不論是人類的身體、思考、自然、宇宙、基因遺傳都被套入規則或定律。我們習慣用科學解釋一切事物，但是科學無法告訴我們該如何活著，我們甚至覺得風險變得無所不在，從恐怖主義攻擊、像是COVID-19這樣的大型傳染病、全球暖化和氣候變遷，到股市崩盤、通貨膨脹、肥胖、食安，到隱藏在日常生活角落裡的各種騷擾和暴力。作者保爾森提醒我們，風險總是不離敘述和想像，透過媒體戲劇性或誇大的傳播，類似恐怖主義攻擊和大型傳染病較易引起注意，滋生更多的風險，即便慢性病或其他日常的意外死亡人數更高卻容易被忽視。我們不可能完全控制風險，保爾森強調，「在每種文化中，焦慮和擔憂都找得到蓬勃發展的養分」，宗教信仰、性、侵害以及人際關係是四個最為顯著的風險區域。

毫無疑問地，個人也早已是個岌岌可危的區域，各種風險、自我評價、孤單、性壓抑等等，都讓人焦慮不堪。但是當我們企圖理解甚至解決個人精神問題，我們必須先看清一個事實；病痛與受苦的理解、感受、診斷與治療都是社會建構的產物，都受到家庭成長背景、社會、文化或宗教影響，不單單是個人看不看得開的問題。我們甚至必須肯認每個人不論性別、年齡、職業、家庭的外在內在條件，都有焦慮的可能甚至權利，都願意去理解它，無須感到羞恥與慚愧。這有很大一部分需要有集體的認知、環境、行動、體制和政策形成的支援網絡。如作者所強調的，「精神健康是由社會所創造。精神健康的存在與否，基本上是一項社會指標，因此社會與個人行動亦不可少。我們不僅得將焦點擺在集體行動的效力上，更得關注個體行動的效果。只將注意力擺在個體症狀上，就會造就所謂的『去肉身化心理學』，將個體腦中的思緒與感受從社會結構和背景中抽離。」強調精神問題和健康的集體性也意味著丟棄先天精神病態的假設（沒有人先天或生下來就注定是精神病患者），那也等於把精神病患視為無法修理的壞損機器。

《焦慮世代》另一個值得重視的面向是建構與想像精神醫學與醫療社會的未來。當精神問題越來越普遍，單純依靠談話診療的精神分析和生物醫學導向的精神醫學都引發不小的檢討聲浪，精神醫療需要進行什麼樣的改革、納入什麼樣的非西方元素，自然會是重大課題。書中提到迷幻劑與談話診療法並用的嘗試，或是史蒂文．海耶斯（Steven Hayes）提出的「接納與承諾療法」

（acceptance-commitment-therapy，簡寫ＡＣＴ）強調保持思想、感覺和印象的原始樣貌，盡量不去干涉、抵銷或淡化它們。作者也推崇佛教思想與當下的偶然共存的修為，認為那能提供讓人從煩憂中抽離的契機。佛教思想如何發揮精神療效也許見仁見智，但可以肯定的是，我們可以試著想像控制與治療之外的可能，如作者所言，「藉由肯定、接納不確定性，我們能發現每份擔憂都包含一粒真理，使我們更接近神秘，體悟到我們知道的是如此地少。接納不確定，我們就有機會去了解，原來認為自己能掌控一切是多麼瘋狂的想法。」這當然不是最終的解答，但至少是面對普遍化的精神問題必要的態度。

筆者覺得台灣長久以來都不是一個細心面對和回應他人感受的社會，對於精神問題若非抱持刻板印象，就是築起一道堅固的牆抵擋在外、視而不見，若要建立一個良善的醫療社會，我們還有很多工作有待完成。像《焦慮世代》這樣的書讓我們看到改變的可能。

前言

以「要是……？」開頭的問題簡直就如同智力遊戲。這類困惑將人類帶上月球、進入粒子的世界，但它們同樣也導致種族滅絕與經濟災難。

在我動筆寫書的此時此刻，以下由「要是」這兩個字起頭的問題，主導了世界各地的人類日常生活：要是防堵新冠肺炎擴散的策略不夠周全嚴密，下場會是如何？要是做得太過火，情況又會如何？要是防疫政策造成經濟危機，那該怎麼辦？要是因為防止疫情擴散，使更多人因失業或貧困而喪生，那要怎麼辦？要是疫苗無法有效抑制病毒擴散，該怎麼辦？要是我們從現在開始，得做好疫情會週期性爆發的心理準備，那又該如何是好？

雖然這類問題會自然而然浮現，但儘管世界一流的專家紛紛投入研究，答案仍無處可尋。那麼，假設今天面對類似「要是」問題的是單一個人，情況又會有什麼不同？

這本書想探討的就是這個主題，想進一步解析人類生活變得多麼複雜。就算沒有罹患長期憂鬱症或焦慮症的親身經驗，讀者身邊可能也都有幾位受這類病症所苦的親朋好友。許多人內心無比擔憂、焦慮，甚至嚴重到這種感受已成為例行日常的一部分。

二〇一七年，世界衛生組織（WHO）公開一份報告。針對報告中揭露的現象，他們早就不斷發出警訊，而且還在發布報告的短短幾年前預測此現象會在二〇三〇年成真。報告指出，在世界各地，憂鬱症已經擠下生理疾病，成為身體病弱最常見的原因。短短十年內，罹患憂鬱症的人數上升將近百分之二十，而焦慮症現在甚至比憂鬱症更普及。

雖然不快樂是人生的一部分，但這部分似乎已逐漸擴張、不斷放大。這遠不只是一種社會建構，更不單純是我們的感覺或談論幸福快樂的方式。所有手邊的數據都指出相同結論：我們的感受比以往都還要差。

透過這本書，我希望能清楚解釋為何憂慮和恐懼會成為主導生命的因素。這本書闡述從史前時代到現今的發展，揭露人類心智逐漸被未來、因果、風險、災難以及個人想法與感受侵占。這就是一段逐漸使世界除魅[1]的過程，而精神健康遭到損害其實只是眾多症狀之一。

過去四年來，我深入研究統計數據，彙整出一份關於人類痛苦的概述。此外，我也跟許多人談論他們的狀況。我想記錄活生生的個案，想描述具體的問題，不要只是停留在數據和診斷層面。其中一位受訪者是派崔克（Patrick），他已迷失在個人思緒中，以至於完全忽略妻兒；薩米哈（Samira）離婚後，進行將近四十場死藤水迷幻之旅，並在過程中遇見上帝；雖然實際上完全沒生病，但赫蓮娜（Helena）在短短一年內接受了四種不同類型的癌症篩檢；還有丹尼爾（Daniel），他多年來都活在自己有戀童癖的強迫性意念中。

受訪者當中有許多人都算是極端案例。但是，跟我們這些在生活中與更「正常」的日常問題掙扎奮鬥的人比起來，他們其實也沒什麼不同。焦慮症患者對災難場面的執著、強迫症患者在強迫性思考與行為之間的擺盪、恐慌症患者對恐慌發作的自我應驗式恐懼，其實都只是相同潛在焦慮模式的不同表現形式罷了。整體來看，這些都代表一種歷史發展，而此發展在這個時間點往錯誤的方向奔去。不過，方向隨時都有改變的可能。

除了希望讀者會喜歡這本書，我更希望大家能意識到，其實每個人心中都帶著同樣的孤獨與痛苦，並透過這番意識得到療癒。

羅蘭・保爾森

思緒之窗

根據伊索（Aesop）的說法，希臘神話中有三位神祇在藝術方面一較高下。波賽頓（Poseidon）創造一頭公牛，雅典娜（Athena）創造一座房子，宙斯（Zeus）則創造出一個人。他們找來批判之神摩墨斯（Momos）擔任裁判，而摩墨斯認為三件作品都各有缺點。他對於公牛眼睛的位置不滿意，認為眼睛應該擺在牛角正下方，好讓公牛看清楚要將牛角往哪個方向推刺。他認為雅典娜的房子是一棟有缺陷的建築，因為房子底下沒有輪子，搬家時無法輕鬆拉著走。而人的問題就在於人能向他人隱藏內心想法。摩墨斯認為應該要在人的胸口開一扇窗，這樣其他人才能透過這扇窗洞悉此人的想法。宙斯認為摩墨斯抱怨太多，索性把他扔下奧林帕斯山（Mt. Oylmpus）。

《伊索寓言》是此神話最古老的典故來源，而在寓言故事中，摩墨斯並沒有說明為什麼他希望能洞察人的內心，而是把這個論點留給讀者解讀。有份較晚期的古老神話版本指出，摩墨斯之所以提出此批評，是希望能輕鬆判斷一個人是在說謊還是講真話。這個解釋固然有理，不過除此之外，我們還能找到其他挺有意思的原因，來說明為何希望透過窗口來窺探別人的思緒。另一項值得反思的解釋，是這樣一扇窗能減輕人的孤獨感[1]。

我們常低估他人的不幸，這是個有憑有據的現象。在科學研究中，實驗參與者先描述自己碰到的問題，然後再評估他人的問題。研究結果清楚明瞭：我們認為其他人過得比我們輕鬆。這個想法不僅適用於陌生人，也能套用在我們認識的人身上。最低估他人之不幸者通常承受最多痛苦。光是別人過得比我們快樂的想法，就會引發焦慮與憂思。這種想法背後有時還藏著嫉妒的感受，但是如果體認到每個人都有自己的難處，我們通常就不太會將個人痛苦視為挫折或失敗[2]。

要是能知道別人內心正在經歷、感受什麼，我們內心的焦慮又會有多強烈？

震耳欲聾的思緒

丹尼爾是一位音樂家。他留著一頭濃密的棕髮，大家應該不難想像他在演奏奏鳴曲時，頭在大提琴上方隨音樂擺動的畫面。我之所以安排時間與他會面訪談，就是因為他心中有某些問題。儘管知道這點，初次見面時他還是給我一種很陽光正面的形象。我立刻在腦中勾勒出他童年生活的景象：健康營養的飲食、甜蜜和睦的父母、音樂訓練營以及無數個在夏季別墅度過的假期。成長過程中，他就培養出對大提琴的深厚熱忱，小時候就希望能熟練這種樂器。在音樂學院跟志同道合者共度的那段音樂時光，讓他有機會到巴黎與史特拉斯堡等海外地區演出。以上描述中，有些確實與他的個人背景吻合。音樂始終是一線希望，即便是在單調重複的練習過程中，音樂也是他的避風港。現在，他很遺憾自己沒有更積極投身音樂。要是他夠投入，音樂或許能將他從許多苦難中拯救出來，尤其是他那破壞力十足的企求：當個徹底的好人。

當個好人本身沒有什麼不對。這個目標本身沒有問題。唯一的問題在於，「當好人」究竟是什麼意思？對丹尼爾來說，這基本上代表他要為個人行為負責。不過，這到底是什麼意思？

丹尼爾的家鄉有條河。每逢夏天，孩子會跳進河裡泡水；到了冬天，他們會在結冰的河面上奔跑。丹尼爾喜歡站在橋的欄杆邊看著河水，或是將石頭扔進河中，看著石頭被黑色的河水吞沒。有天放學後，他在路邊撿了一些石頭，把石頭扔進河中，之後就回家了。

後來，躺在床上準備睡覺時，他突然想到自己也許做了件蠢事。

幾年前，有人將一輛腳踏車扔進河裡。從那時起，腳踏車就一直躺在河水中，沒有人去把它找回來。一想到腳踏車躺在河底慢慢生鏽、半淹沒在沙堆中，他就覺得心情很沉重。

要是……該怎麼辦？

他還記得，這個想法對他來說簡直像笑話一樣。不可能會有人認真看待這個念頭。這個想法不僅不符合現實，而且還不大可能會成真。不過，風險還是在。只是這個風險根本是微乎其微。不切實際。當然囉，他扔進河裡的石頭，還是有可能砸中倒在河底的腳踏車。不太可能，但還是有可能。而且，雖然可能性極低，但石頭還是有可能把腳踏車的鐵鏽震起來，讓鐵鏽在河中擴散開來。

微乎其微的風險？小到不能再小。但風險依然存在。他想，這大概跟飛機失事的機率一樣小。或者更像是地球被小行星擊中那樣，機率低到不行。微乎其微的風險，有時候還是會導致災難。還有另一個風險，那就是鬆動的鐵鏽現在飄散在河中，而且……不對，我們現在談論的是一個無限小的風險，一個小到不可能發生的風險。

儘管如此。

他腦中還是浮現這個念頭。

要是腳踏車上的鐵鏽因為石頭而鬆動飄散在水中，導致河裡的魚中毒，那該怎麼辦？

這真是個瘋狂的想法。他立刻意識到這點。不過風險確實存在。如果他真的造成這樣的災難，是不是該為之負責？

他在床上輾轉反側，無法認真對待這個念頭。

然而，這對他來說是個沉重的負擔。他越是去想，負擔就越重，因為這個想法不斷螺旋加劇。在腦海中，他彷彿已經看到當地報紙刊登死魚浮在水面上的照片。他看到一名警察，警察說找不到嫌疑人，但目擊者證實有一名男孩從橋上扔了大量石頭到河中。或許還有另一位專家在旁邊解釋，指出假如河底有廢棄金屬，當然是不能把石頭扔進河裡，這有可能會對河裡的「所有動物」、「所有生物」與「生態系統」造成影響。

他再次審視最初的想法。這根本是瘋了！但是，下一秒他又回到原點。他為什麼要把這麼多顆石頭丟進河裡？而且丟的石頭還這麼大顆！

這個念頭讓他無以成眠。他難道不該採取行動嗎？跟大人聊一聊？但這個想法如此荒謬，他知道到一切最後根本不會應驗成真。既然如此，為什麼這個念頭會讓他如此困擾呢？死魚的照片再度浮現在他眼前。屋裡其他人早已熟睡，只有丹尼爾還醒著，躺了好久都睡不著。隔天一早，睜開雙眼時，丹尼爾傾聽內心的聲音。

這個念頭還在嗎？

沒錯，還在。連續數日，這個想法一直在他心底徘徊不散。

他在內心跟自己爭論。應該自首嗎？直接坦白一切，讓該發生的事就這樣發生？但其他人一定會嘲笑他！這才是最糟的。他在橋上可能做出的事使他害怕，但這又反過來加強他的恐懼，因為假如他如此害怕，肯定代表他認真看待這個潛在的念頭。有些事出了問題，**他**不太對勁。

最後，他決定為個人行為負責，並向母親坦白。然而，由於母親顯然無法理解到底哪裡出了問題，他不得不鉅細靡遺描述每個有可能觸發危機的環節，藉此清楚表達他到底幹了什麼好事。時至今日，他依然不確定她是否對情況有確實的理解，但從那一刻起，他就時常向母親表露內心擔憂與焦慮，母親則不斷扮演安撫者的角色。

任何事情都有可能引發他的焦慮，從可能罹患癌症的死亡恐懼，到根本沒有任何明確災難跡象、還會不斷擴散的不安全感。他常擔心把課本忘在家，或是忘了帶儲物櫃的鑰匙。是不是再去檢查一下比較好？即使母親篤定地說他剛剛才檢查過書包而已，但是在上學途中，他還是拉開背包拉鍊十幾次，檢查所有隨身物品是否都已帶齊。純粹從理論上來看，他前幾次檢查時確實有看錯的可能。有時他會在儲物櫃前站二十分鐘，確保儲物櫃有確實鎖上。

「為什麼這對你來說這麼重要？」

「我也說不上來，在學校裡表現好對我來說就是這麼重要。為了考試，我準備了好幾個禮拜。我也不知道是為什麼，或許是個性使然。我可能覺得要是不好好表現，一切都會崩潰。不過，我其實也不曉得在我的情況中，『崩潰』到底是什麼意思。」

憂慮有所轉變，進一步成為後續憂慮的來源。他到底怎麼了？每次向母親坦露焦慮時，他已經知道母親會說些什麼來安撫他，同時也曉得母親是對的。然而，這些疑慮就像腦中揮之不去的雜音，只有靠運動還有密集演奏樂器才會停止。

即便是搬離父母家，到外地去唸工程學系，丹尼爾還是不斷打電話給母親，讓母親來安撫他。他剛交出學士學位論文，就開始瘋狂擔心自己有抄襲之嫌。有位同學在理論方面給了他一點建議。雖然丹尼爾實際上也曉得這不是抄襲，但還是上網查詢抄襲的標準。針對抄襲的真正定義，以及何謂抄襲的灰色地帶，網路上有許多討論，但這些討論都不適用於他的情況。但是，搞不好這些討論也適用，只不過適用於非常抽象的層次？

他擔心自己誤解法律準則。所以，他先找來前例，並擬定一份檢方能用來對付他的論據清單。在下一個欄位中，他開始擬定辯護律師的反駁論述。他想像自己被大學退學，然後這起事件會被學生報紙大肆報導。母親想盡辦法安撫他，但在他腦中，法庭審理持續了好幾個小時。過不了多久，他就開始研究經典命題邏輯，還成為著作權法方面的專家。

他在精神上陷入下一波苦難時，抄襲的擔憂才剛消失沒多久。但是跟新的折磨相比，先前的憂思看起來反而像是冥想救贖的階段。

對丹尼爾來說，上色情網站總是令他陷入天人交戰的掙扎。早在年輕時，他對色情網站的衝突思緒就已經開始運轉了。舉例來說，為什麼看女人替男人口交時會興奮呢？要是讓他興奮的不是女人的動作，而是男人勃起的陰莖，那該怎麼辦？這代表他是同性戀嗎？同性戀本身不是什麼大問題，只是他不認為自己是同性戀。他被女人吸引，而不是男人。還是說他根本是在騙自己？要是內心深處他根本就是同性戀，只是不自知，那該怎麼辦？搞不好他單純是有恐同症，跟那些厲聲譴責同性戀是魔鬼的禍害、下一秒立刻被逮到跟男人在公廁裡幽會的牧師或神父一樣。

這次，母親非常認真看待他的擔憂。假如他真的是同性戀，她不希望他感到羞愧，並試著不要針對性向給出篤定的論斷。

丹尼爾懷疑自己有戀童癖時，已經無法繼續向母親求助了。他剛申請到史特拉斯堡（Strasbourg）當交換學生，也已跟當地樂團取得聯繫。有一天，他點開一個色情網站，突然有好多視窗彈出來。點擊這些視窗時，他發現有個視窗的內容似乎與兒童色情片相關。他的耳朵立刻充血發紅。丹尼爾驚慌失措，猛然將電腦關起來。

「我好害怕，怕到躲在床底下。」

兒童色情片會這樣突然出現在螢幕上嗎？想看的人不是都得到「暗網」去才看得到嗎？他電腦上有跟谷歌互動的病毒嗎？但另一方面，谷歌不是努力阻止兒童色情網站傳播嗎？

他上谷歌搜尋。

他被自己向來認為不可能的想法控制住了。在他腦裡，他再次接受審判。以「要是」開頭的問題接續連發，他越想越可信，同時又覺得難以置信。

第一，要是這真的算是擁有兒童色情片，那該怎麼辦？網友說只要從網路上下載這種內容，就算觸法。

第二，要是警方對他起疑心，還在他電腦上查出任何數位足跡，那該怎麼辦？不過，警方又怎麼會對他的電腦起疑呢？

第三，要是他在進行谷歌搜索時，電腦向網路犯罪小組發出訊號，那該怎麼辦？天啊，他輸入的關鍵字看起來超可疑：如何找到兒童色情片？假如這還無法引起警覺，那特勤部隊的存在根本就一點用也沒有。

第四，要是警方現在正在調查他，並監控他的網路活動，那該怎麼辦？不過，這不也是件好事嗎？這樣他們就會發現他沒有其他可疑的頁面瀏覽紀錄。沒錯，正是如此。不過，根據第一點的推論……

第五，要是檢察官辦公室已經展開調查，那該怎麼辦？他的理由聽起來有多麼空洞？但檢察官會明白的，不是嗎？說到底，他什麼事也沒做，他們必須了解這點。即使展開調查，檢方也能判定證據太薄弱，不足以展開司法審查。這點他早就知道了。

第六，要是真的展開司法審判，他不得不找辯護律師替自己辯護，那該怎麼辦？他真的能挺過審判過程嗎？

第七，要是他被無罪釋放，情況又會如何發展？這絕對比被定罪還要好，但他是否能接受一開始就被當成嫌疑人呢？被起訴的事實會留下紀錄嗎？畢竟大家都說無風不起浪。難道他一輩子都得替自己辯護嗎？

第八，要是他被定罪判刑，該怎麼辦？

丹尼爾說，隨著每個「要是」出現，焦慮就獲得全新養分。

「現在依然如此。雖然被定罪的機率就跟十分之一毫克一樣小，但我還是沒辦法安心。只要有一絲風險存在，我就會焦慮到無心去想其他事。在這次案例中，我甚至開始想像如果被定罪、朋友都背棄我，我會怎麼做。」

「你會怎麼做？」

「我會去當僧侶，離群索居。」

除了擔心觸法，他也再次質疑自己的性向，但這次有一點令他無法忍受。為什麼這件事如此困擾著他？他是怕會被法律制裁，還是背後有其他令他焦慮的因素？連續幾週，他都在想兒童色情片的取得途徑到底有哪些，而這種想法本身不就很啟人疑竇嗎？當然，他確實是想確定自己沒有觸法，但如果這個念頭背後藏著其他動機呢？如果他是一位無意識的戀童癖該怎麼辦？要是這就是他之前所有問題的原因，那該怎麼辦？

這些念頭在他腦中飛速運轉。丹尼爾感受到戀童癖的內疚和羞恥，卻不像戀童癖那樣有想看兒童色情片的衝動。同時，這也是他唯一的慰藉，讓他知道一切只是他的想像：想到戀童癖，他就感到厭惡。但如果這種厭惡是真正的興奮呢？他真的能確定自己沒有想看兒童色情片的衝動嗎？

在史特拉斯堡交換的那年，他拿自己進行試驗。

「情況發展至此，每次我看到孩童，都忍不住懷疑孩童對我來說到底有沒有性吸引力。這本身就很可疑。如果對孩童沒有性衝動，那為什麼又要往那邊看？」

丹尼爾再也無法說服自己說自己不是戀童癖。在他的內心法庭，每場上訴都是失敗收場。如果他將一切視為想像，他就會責備自己是在壓抑。如果他刻意尋找被撩起性慾的跡象，他的舉止就跟戀童癖一樣。每次他決定不再去想這些事，這些念頭還是不由自主浮現。而他無法停止關於戀童癖的想法，這本身不就是戀童癖的最佳證明嗎？

情況並沒有隨著時間推移而好轉，反而不斷惡化，因為只要他像隻老鼠那樣，在這個思緒滾輪上跑越久，焦慮感就越強烈。所以，丹尼爾到史特拉斯堡大學的健康諮詢中心求助。他大略描述自己的思緒旋轉木馬，但不敢明確表述內心的想法與感受。直到回到瑞典，他才向一位精神科醫師傾訴。

丹尼爾向她描述一切後，精神科醫師講出一句救了他一命的話。她說如果她不希望自己的小孩被性侵或性騷擾，她絕對會找丹尼爾來當保姆。她表示丹尼爾根本不是戀童癖。事實正好相反：假如他沒有對戀童癖的厭惡，這件事就不會變成強迫性意念。

與不確定性共處

丹尼爾患有強迫症（OCD，Obsessive Compulsive Disorder），更確切來說，這是一種無法擺脫特定想法的現象。「要是我是戀童癖怎麼辦？」這種討人厭的想法強行出現在他腦中、主導他的思維。每個人腦中都有可能萌生這種不受歡迎的念頭。只有在我們不接受這些想法，並試圖「抵銷」這些思想（也就是譴責或駁斥）時，這些念頭才會變得越來越棘手。這個時候，這些想法會矛盾地開始乘載特定意義、變得越來越主導。

目前我們還不清楚這種疾病是如何產生的，但近年來學界提出各種理論，以下兩種對醫學界的影響特別顯著：

1. 丹尼爾的症狀成因是大腦中的連接功能失調，問題可能是出在眼眶額葉皮質、基底核以及丘腦之間。簡單來說，眼眶額葉皮質處理感知訊息，將訊號發送給基底核，而基底核再將訊號傳送給丘腦。丘腦負責控制運動功能，據推測也會抵銷不受歡迎、多餘的意念，並且將訊息送回眼眶額葉皮質。這是一段持續發生的循環。不過，當丘腦收到錯誤感知訊息（沒有風險），而向眼眶額葉皮質發送錯誤警告信號時，就會出問題。這麼一來，需要被抵銷的意念的預期結果，就會與實際結果不符。這時，大腦似乎得重新進行抵銷，「嘗試錯誤」（Trial and Error）這種讓人越陷越深的泥淖就此出現[3]。
2. 丹尼爾已經發展出一種超道德觀（Hypermoral），藉此來隱藏和補償那些關於自己、讓人感到不自在的事實。這類事實不勝枚舉，其中包含青春期手淫的潛意識罪惡感，還有被超道德觀有意識地壓抑住，但是以強迫性意念形式重新出現的侵略性衝動。佛洛伊德就以所謂「鼠人」（Rat Man）的個案來解釋這段過程。有一名男子擔心他的父親和未來的妻子會遭受一種酷刑，也就是有一隻飢腸轆轆的老鼠會鑽進他們的直腸裡吃東西。這個想法讓他感到痛苦和厭惡，並成為揮之不去的強迫性意念。佛洛伊德得出結論，認為這是一種被壓抑的肛門情慾的表現。藉由將思想引導到父親肛門裡的老鼠上，這個人就能不去面對自己的肛門情慾傾向。所以我們也可以說，丹尼爾的強迫性意念，無論表面上看起來有多駭人，事實上都是在幫他掩蓋另一個關於自己、更令人不自在的事實[4]。

兩種理論都有可能成立，它們並不互斥。不過，兩者都有不足之處。例如，它們並沒有解釋丹尼爾的問題究竟是怎麼產生的。假如強迫性意念的成因是大腦的連接功能失調，那又是如何發生的？如果丹尼爾的病症與壓抑可恥慾望的超道德觀相關，那這種超道德觀又是從何而來？這種道德觀又會有哪些前導狀態？

在本書中，我想提出第三種理論。我推測丹尼爾的問題其實是一種無能狀態的極端表現，但這種無能是後天學習而來的。某種程度來說，多數人都有這種困擾，不過近兩世紀以來，這種現象變得極為普遍。這種無能不僅出現在個人行為中，在社會、政治、立法、科技以及勞動職場中也隨處可見。所以這不僅是單一的個別症狀，而是一種臨床表現：現代人普遍**沒有辦法與不確**

定性共處。

「要是……怎麼辦」這種以因果關係為出發點的思考方式，是一種處理不確定性的工具。我們在腦中想像已經發生或可能發生的事，也會計算事情發生的機率並權衡風險。在我寫下這些句子的同時，公眾討論幾乎都繞著與新冠肺炎相關的各種「要是……怎麼辦」打轉。

幸運的是，許多這些以「要是」開頭的問題都能快速得到解答。疫情爆發以來，許多新聞平台網站的點擊率增加了一倍。我們手邊有統計資料和科學論文可參考，無數專家學者也會站出來給予建議。在這些專家的職涯裡，他們專門研究各種與流行病學相關的議題。然而，未來似乎充滿不確定性，每個決定都值得商榷。專家學者的意見並不一致，而意見的分歧也反映在各國政府採取的不同防疫措施上：禁止外籍旅客入境；宵禁；關閉中學、大學與餐廳；以及禁止民眾群聚。各國民眾討論熱烈，大家都在爭辯這些措施是過於膽小還是太過激進[5]。

不過，私底下面對這類「要是」問題時，情況可能會變得相當複雜。「要是……怎麼辦」這種越演越烈、沒完沒了的問題，近幾十年來顯然有普及化的趨勢。在一九七〇年代，估計有百分之〇．〇〇五到〇．〇五的美國公民受強迫性意念所苦。執業心理師在職涯中可能永遠不會碰到半個強迫症患者。一九七三年，有位美國研究人員表示強迫症「無疑是最罕見的一種精神障礙症」[6]。

如今，世界衛生組織將強迫性意念納入最普遍的精神健康問題中。研究估計，此診斷適用於西方世界約百分之二到三的人。然而，強迫性意念只是某種思維模式的眾多表現形式之一。其中包含所有以「要是」開頭的擔憂，還有針對未知事物的複雜風險評估。經過一段時間，許多以「要是」起頭的焦慮，都已被歸類為不同臨床表現[7]：

- 「要是我的頭痛是腦膜炎引起，那該怎麼辦？」——疑病症
- 「要是其他人沉默的原因是因為他們不喜歡我，那該怎麼辦？」——社交恐懼症
- 「如果我現在死掉，那該怎麼辦？」——恐慌症

多年來，臨床表現變得越來越多樣，但它們始終只是相同主題的各種變化而已。把所有基於「要是」的所謂焦慮障礙症結合起來，約有三分之一的歐洲人在人生的某個階段都患有焦慮症。在全球，焦慮症是最普遍的精神疾病形式[8]。

「障礙症」一詞本身需要修正。這裡所謂的「障礙症」，指的主要是當事人被他們的「要是……怎麼辦」所困擾。假設今天有一個人想著「要是殭屍世界末日即將到來，那該怎麼辦」，並在花園裡挖出一個避難地堡。從診斷的角度來看，只要這個人不被自身行為所困擾，那就沒有障礙可言。反之，他們甚至能透過這種行為獲得社會認可，並以此為基礎建立個人身分認同。

系統開發人員建立監測系統來追蹤業績、客戶聯繫與銷售，他只是在做他的工作。衡量業

績和實現利潤最大化時，風險當然是越小越好。在政治上，不管社會犯罪率是增還是減，只要承諾會用更強硬的手段來打擊犯罪，候選人就能贏得選票。政治現在已經具有保護的功能。政治應該抵禦各種威脅：經濟危機、失業率上升、競爭力下降、成長衰退、健康威脅等。如今，更激進的政治策略也把焦點擺在風險上。靠各種手段與行動來阻止全球暖化的政策，其實就是奠基於風險評估之上。儘管這個目標貌似有理，但基本觀念還是一樣的。

人類以前並不是這麼想的。

任何恐懼都其來有自，所有風險都不是想像出來的，而是個人不安全感的展現。太陽確實有不再升起的風險；丹尼爾丟進河裡的石頭，也有可能因為不幸的蝴蝶效應而毒死至少一條魚。災難可能在任何時刻降臨。疑病症患者懷疑症狀是癌症造成、到醫院看了七十五次醫生，這不代表第七十六次檢查時就不會找到癌症病灶。如果將沒那麼神祕的死亡、疾病與事故風險全部加總起來，我們在人生中至少會碰到一次可怕的事情。這麼看來，認為世界是安全的想法反倒是種錯覺。

但恐懼不僅清楚勾勒出威脅我們的風險，更與我們的行為以及應付這些風險的方式息息相關。這就是焦慮與恐懼的差異。

在丹麥哲學家齊克果（Søren Kierkegaard）的定義下，恐懼是人看向深淵時心中升起的感受。危機迫在眉睫：要是我此時此刻摔倒，會發生什麼事？另一方面，焦慮則是源自這種想法：想像自己站在深淵旁往下看、直視無底黑洞，並**自己決定**是要繼續往下看還是邁步往下跳。

焦慮不僅帶出某件事發生的風險，同時也是一種自我反思：我將會做出什麼舉動？為什麼我在想這件事？我是不是一步步走向瘋狂？根據齊克果的說法，有了這種自我反思的疑問，「自由的眩暈」（Schwindel der Freiheit）[9]也因而出現[10]。

佛教所說的無常之無力感其實就是類似概念。這個教義很簡單，那就是世間萬物皆無常，而這最後會造成一場浩劫，也就是我們的死亡。由於無法接受這種無常，我們感到焦慮。我們體認到危機與風險，並在自我增強的焦慮漩渦中，對自身焦躁感到更激動焦慮，同時試圖尋找能驅逐風險的辦法。所以說，焦慮的念頭就跟強迫症有異曲同工之妙，在強迫性意念（Obsession，專注於不愉快的事物）與強迫性行為（Compulsion，試圖抵銷不愉快的事物）之間擺盪。

受佛家思想影響的師者，向來都強調這種擺盪並不是一種病態、異常的現象。事實正好相反。即使是在「健康」的人身上，多數想法都是關於辨識並解決未來的問題。我們都活在這種前後擺盪的背景雜音中，不過這種雜音有時會變得極為響亮，吵到其他事物都不得不退到背景之中。我們身處的物理位置並不重要。無論是躺在柔軟的床上傾聽自己的呼吸、跟一群人在一起大聲閒聊，還是獨自一人望著空中的極光，這種雜音都有可能將一切變成噩夢。

然而，我們根本無法切斷這種雜訊。即使我們已在腦中將一件事想了無數遍，仍然無法不繼續去想，搞得好像不去想反而是件不負責任的事一樣。憂慮跟自我相互融合。這道由思緒匯聚而成的洪流，構成我們的核心主幹，這道洪流難以控制，而且是由過去與現在無可掌控的匯流交互變化而成。我們接受腦中的聲音，彷彿這個聲音是來自大腦中樞控制室，編織出屬於我們個人的敘事、決定我們的身分認同。

這種雜音困擾人類已久，以至於我們都認為這種雜音攸關存亡。佛教徒、斯多葛派、存在主義哲學家、精神分析師與行為學家都這麼認為。

我想反駁這個假設。我認為這種思想洪流的噪音根本不存在。從歷史的角度來看，人類並沒有一直去想自己「實際上」到底是誰，或是未來會面對哪些問題與風險。綜觀歷史，內心的批評以及永恆的自我懷疑，似乎是近代才有的現象。對迫在眉睫之災難的偏執亦是如此。

在大約二十萬年的時間內，人類過著逐水草而居的遊牧生活。他們每天都得打理日常所需的少量食物與必需品。這群祖先並未種植農作物，所以無須擔心儲存收成的問題。在那個時期，要規畫明天或幾天後的事情不僅困難，而且一點意義也沒有。在他們鬆散的社會結構中，社群的編組與群集經常變來變去，階級差異也相當小，或甚至根本不存在，所以就連自我發展較全整的個人也沒什麼好抱怨的。持續以這種型態生活到二十世紀的少數群體，顯然不特別追求儼然已成為儀式的冥想練習，或是想靠迷幻藥來自我超越。他們本來就活在當下了[11]。

本書揭示現代社會的根基是如何遭到侵蝕。未來的地平線已經廣闊到我們無法理解的地步：我們替核廢料儲存制定跨越數十萬年的計畫、替未出世的嬰兒開立儲蓄帳戶。個體已成為帶有姓氏的自我。個體在分類教育體制中待了十年或更長的時間，擁有無數種職業選擇，而這些職業選擇也帶來一整套階級分明的物質生活水平。最後，外界會以這套生活水平為標準來評價每位個體。文化與科技提供的選擇大量滲透進日常生活中，以至於群眾當中最富裕的階級在選擇食物時，每天都得做出兩百多個決定。每個決定背後都希望有合理的根據，就連那些我們不一定有辦法做選擇的決定也是如此，例如是否喜歡一個人住、是否想進入伴侶關係、是否要經營多配偶關係、是否想建立核心家庭，或者是否要組成兒女滿堂的繼親家庭。在這段過程中，越來越多的選擇自由，其實也招致各種選擇錯誤、失敗、使自己逼近深淵，更擴大贏家與輸家之間的差距[12]。

在我勾勒出的這幅圖像中，有些線條會比其他線條更清晰，但作為論述根基的科學研究都相當穩固，足以描繪出焦慮社會學的輪廓。許多受訪者願意吐露所有思緒與想法，從最黑暗的焦慮談到最可恥的強迫性意念，這些分享都讓本書更豐富多彩。如果這本書能實現文學的偉大承諾，也就是成為思想的窗口，表述那些所有人都有、但只有最勇敢的人才敢開口透露的思想，那這會是本書最大的成就。

第一部
當代的焦慮

我們過得好嗎？

我尋求一個徵兆，一個叫我不要這麼做的徵兆。但什麼都沒有[1]。

自殺是社會學研究中最歷史悠久的其中一項主題。也是因為這個主題，我才重新回到社會學，回到這個我當年取得博士學位的學科。偶然間，我讀到一份文字排列密密麻麻的典型學術研究，會讀這種研究的通常只有少數幾位學者。這份研究轉載數百封遺書。讀著讀著，我發現惡名昭彰的人類胸口之窗彷彿已經敞開，我則受邀向內一窺究竟。

自殺學是一門研究自殺與預防自殺的科學。事實上，如果在每日新聞報導中，自殺研究能占據跟經濟局勢一樣多的版面，那會是非常恰當的一件事。

法國社會學家涂爾幹（Émile Durkheim）在一個多世紀前替自殺學開疆拓土，並指出每個人自殺的動機並不重要。科學比當事人更了解他或她的內心到底發生什麼事。這個來自十九世紀的想法目前依然屹立不搖。隨著時間進展，它甚至被披上科學的外衣：自殺者都有精神疾病，所以對個人的自殺動機一無所知。

奠基於這個前提之上的研究其實是有問題的，因為這些研究缺乏探查人類內心世界的窗口。這些研究並未回答以下這個顯而易見的問題：這些選擇自我了斷的人，內心有什麼想法和感受？

「二〇〇七年九月，我得出結論：繼續活著一點都不值得。我已經把所有資產換成現金，現金用完之後我就會結束生命。現在錢已經用完了。」[2]

自殺的各種動機很複雜。自殺者每提供一個答案，新的問題就會隨之出現。看看這句引文。是什麼原因，讓這位出生在世上最富有的其中一個國家、生活富裕的男子跨出這一步？我們到底找不找得出合理解釋，還是說我們永遠只能取得捏造出來、隔靴搔癢的說詞？

我們知道，關於自殺，我們談的不只是個人偏差。幾十年來，俄羅斯的自殺率比巴貝多（Barbados）高二十至六十倍，這絕對不是巧合。俄羅斯社會的某些事物，正對民眾的生存意志產生負面影響。但到底是什麼？什麼樣的社會面向，能解釋這種與自殺相伴而生的絕望呢？[3]

這是難以回答的問題。目前，我們普遍認為人類過得比以前好，在這種態度之下，這個問題就更難解。我們知道，十三世紀的歐洲人普遍都過著相當艱困的生活；我們知道，瘟疫會讓百分之三十到五十的人口喪生；一想到過去農作物歉收以及由此而生的傳染病，我們就不寒而慄：肺結核、天花、痢疾和腮腺炎；無論貧富貴賤，以前有百分之二十到三十的嬰幼兒在出生幾年內就會夭折，我們無法想像這種生活是何等光景[4]。

有鑒於這類痛苦折磨在現代社會中大幅減少，大家似乎無法理解為何還有人有抱怨的理由。歐洲現在的謀殺率比中世紀時期還要低四十倍；我們的糧食生產，完全不會受幾世紀前有可能導致飢荒的天氣條件影響；根據《世界糧食報告》（Welternährungsbericht），全球體重過重的人比挨餓的人還多；天花糾纏人類數千年，但如今這個疾病已在全世界絕跡；小兒麻痺也已幾乎被根除；而且，隨著嬰兒死亡率降低五倍，生小孩早就不像過去那樣令人頭痛崩潰[5]。

以下事實再怎麼強調也不為過：人類目前正處於前所未有的經濟與科技發展浪潮。在營養、技術設備、居住溫度與健康照護方面，就連低收入族群基本上也過得比中世紀的國王還好。大家隨身攜帶的智慧型手機就是一個奇蹟：跟首度登陸月球的阿波羅十一號上搭載的電腦相比，智慧型手機的記憶容量是七百萬倍，處理能力則是十萬倍[6]。

既然如此，我們為什麼還過得不好？

變幻莫測的運氣

許多人以為幸福也會遵循持續進步的法則。他們往往認為個人幸福或所謂的生活滿意度，與經濟增長呈正相關。由於許多國家的生產與消費都越來越蓬勃，這乍聽之下無疑是個好消息。遵照這個邏輯，我們只要讓經濟的滾輪越轉越快，就能指望整體幸福感持續增加。這個念頭讓人心安。我們再也不必擔心，最重要的就是繼續在這條路上前進。

不過，仔細研讀與幸福相關的研究，會發現我們有各種理由質疑這個世界觀。只要超過一定水平（大概是人類在一九五〇年代達成的水平），對個人生活具有高滿意度的群眾數，與國家經濟成長幅度之間的關聯就會遞減。一旦超過這個水平，幸福感與經濟成長之間就沒有任何顯著關聯。舉例來說，像新加坡這樣的富裕國家，幸福人口的比例並沒有比巴拿馬這種貧窮國家還高；在芬蘭這種富裕程度中等的國家，人民的幸福指數也大幅超越盧森堡或科威特等富裕國家[7]。

從歷史上來看，這種發展在最富裕的國家身上最顯著。在學術研究關注的某段時期，日本、英國和美國的經濟翻倍成長，人民的幸福指數卻原地不動。美國從一九七〇年代初至今的調查結果甚至顯示，縱然美國的富有程度成長為兩倍，美國人的生活滿意度卻不增反減[8]。

換言之，幸福程度的衡量方法提供我們更多詮釋空間。首先，衡量幸福的方式就是一個廣受討論的議題。通常，我們會在訪談中使用分為十級的坎特里爾階梯量表（Cantril），請受訪者在零級（想像中最糟的生活）以及十級（想像中最好的生活）之間做選擇。但這種評估傳達了何種訊息？例如，我們要如何解讀「想像」這種術語？

學界的意見嚴重分歧。許多研究得出驚人結論：在多數國家，有孩子的人對幸福感的評估低於沒有孩子的人。他們似乎對生活不太滿意，尤其是在照顧孩子的那段時期[9]。

不過仔細觀察，就會發現為人父母其實還包含另一個面向：被問到是否覺得個人生活乘載重大意義時（簡單來說，就是有沒有覺得人生「有意義」），為人父母者比無子女的人更常給出肯定的答案[10]。

「幸福」與「意義」之間的區別，從各種角度顯示出「過得好」所涵蓋的各種面向。我們的人生中有一部分是關乎滿意或不滿意、快樂或悲傷，以及幸福或不幸福；但我們內心還有另一個聲音會問：人生是否有意義？是否與他人和社會有所連結？是否以合乎倫理道德的方式活著？是否有盡一己之力讓世界變得更好？

將這些問題納入考量，世界永遠都在變好的想像很快就會崩解破滅。

儘管過去兩百年來，經濟與社會方面有了空前發展，但年輕一代目前卻認為人類正面臨轉折。在這個年代長大的人，生活會過得更糟。在物質繁榮方面，他們的信心特別萎靡。在高收入與低收入國家，多數受訪者都表示，今天長大的孩子會遭逢比父母更艱鉅的經濟困難。在法國與日本等國，只有百分之十五的人認為兒童未來會過得更好。即使受訪者是年輕人（一九八二年後出生），在多數接受調查的國家中，多數人不僅覺得自己的經濟狀況會更糟，還認為自己會比父母那輩過得更不快樂[11]。

這種信心的轉變會對未來造成何等影響，我們目前還無法預知。以前情況可不是如此，當時的年輕世代表示：我們不想像父母親那樣生活，我們想找出一種新的生活方式！

學生運動浪潮隨著一九六〇年代的左派思潮席捲整個西方時，年輕人針對的是父母那一代遺留下來的體制。民眾在巴黎建築物外牆寫下這類字句：「在一個摧毀所有冒險的社會中，唯一遺留下來的冒險就是摧毀社會。」年輕人起身反抗，不想像父母那樣，過著每一步都計畫好的生活，也不想像他們那樣不得不在工作與家庭責任的二元對立中掙扎。

如今，情況恰好相反。經常被批評為自私和自戀的年輕世代，總擔心自己沒辦法像父母那樣精心策劃人生[12]。

假如有人成功跳上二十四小時運轉不停的老鼠滾輪，也未必代表他們就覺得人生有了意義、認為自己與社會有所連結。被問到自己的工作是否能對世界帶來正面影響，有近半數的受訪者給出否定的答案。自一九五〇年代起，相關問卷調查中總是會出現這個問題：假如獲得多到能讓你不必繼續工作的錢，你會怎麼做？回答這題時，有三分之二的人說他們會辭去目前的工作[13]。

這些調查主要來自歐洲與北美，但這種「缺乏意義」的現象其實普遍存在於世界各地。幾年前，蓋洛普民調機構（Gallup）針對群眾對工作的看法進行國際研究。只有不到百分之十三的人真的有「投入」工作。但多數人，也就是百分之六十三的人，其實「沒有投入」在工作中。他們「將精神開關切掉」，單純是為了工資而去上班。另外，有百分之二十四的人在職場上抱持「極度精神抽離」的態度。這些人不僅很不快樂，甚至對雇主產生敵意。所以說，雖然多數人只是默默忍耐工作，痛恨工作的人卻比享受工作的人多出一倍以上[14]。

讓人訝異的是，跟幸福感相比，對意義的感受卻呈現出相反模式：雖然幸福感隨著國家經濟成長增加，意義感卻在遞減。

從一百三十二個國家的蓋洛普統計資料彙整來看，這個走勢既明顯又清晰：國民所得毛額越高，人民在生活中體認到的重要意義就越少。這不代表高國民所得毛額必然會使生活失去意義，但我們能發現，工業化與商品和服務的大規模生產，說到底是沒辦法解決問題的[15]。

經濟成長也沒辦法阻止人自殺。針對這點，我們也能看出一個還沒那麼明顯的反比趨勢：國家越富裕，自殺率就越高[16]。

不快樂作為一種普遍現象

在瑞典火車站看著來往行人時，我知道約有十分之一的人在過去一年內曾服用抗憂鬱藥物，或是目前依然正在服藥。根據經濟合作暨發展組織（OECD）的評估，此比例自二〇〇一年已翻了一倍。如果加上抗憂鬱劑或其他類型的精神疾病藥物，根據瑞典國家衛生福利部，此比例為總人口的六分之一。這個數字在其他西方國家也很雷同，只有一些細微的差異。例如在美國，每四位中年婦女中就有一位正在服用抗憂鬱劑[17]。

為什麼有這麼多人覺得少了藥物治療就撐不下去？

提出這類問題時，我們也改變聚焦的重點：我們不問群眾過得**多好**，而是問他們過得有**多糟**。這有幾個好處。

「幸福家庭都大同小異，不幸的家庭則各有各的不幸。」[18]托爾斯泰（Lew Tolstoi）用這句話替《安娜．卡列尼娜》（*Anna Karenina*）開場。基本上，這個道理也能套用在不快樂上。我們能將不快樂分成各個子類別與問卷中的各種問題，來讓不快樂的概念更具體。在世界多數地區，**幸福快樂**的生活等同**富裕**的生活。只要將各種不快樂、不幸福的形式列舉出來，我們就能減少所謂社會期許的影響。這麼一來，我們就能避免受訪者用他們自己對美好生活的理解來作答[19]。

在研究我們的感覺有多糟時，還是不免會碰到一個問題。通常，這個領域的研究是在醫學前提的基礎上進行。在這種前提之下，感覺很糟會被視為一種病態現象。這個問題跟另一個長期以來備受爭議的議題相關，那就是人類的擔憂與焦慮被**醫療化**的程度。換句話說，就是人類焦慮成為醫學治療對象的程度。

例如，害羞與社交恐懼症的界線在哪？頹喪與憂鬱之間的分水嶺為何？人什麼時候只是擔心，什麼時候又已經是罹患廣泛性焦慮症？

許多過去被視為正常的東西，如今被人當成疾病。臨床表現與診斷標準的數量急劇增加，就清楚凸顯出這項趨勢。例如，在最新版《精神疾病診斷與統計手冊》（*DSM*）中，「悲傷反應」不再被列為例外狀態。在此之前，如果患者在近兩個月內痛失近親，醫生就不會下憂鬱症的診斷。因為這番轉變，以前被認為是悲傷的東西，如今被歸類為憂鬱症[20]。

這種醫療化的現象，讓人很難單看接受精神疾病治療的患者數而得出結論。過度用藥的問題也隨著醫療化出現。遺憾的是，對醫療化的批評，有可能會遮蔽我們真正想關切的問題，那就是我們到底過得好不好。許多現今被開立精神疾病藥物的患者，在五十年前可能不會取得這些藥物。但這不代表用藥量的增加只能用醫療化來解釋。說到底，服用精神疾病藥物的人絕對過得不好。他並不懶，也不是比較不值得信賴。他只是一個正在尋求協助的人。精神疾病藥物的用量統計數字，是顯示有多少人認為自己需要協助的其中一項指標。

針對診斷方法，我們有許多來自世界各地的精神壓力研究實證數據。醫療化不該成為忽略實證主義的理由。對我來說，診斷不一定代表**疾病**，但診斷確實顯示出患者**精神上承受的痛苦**。「臨床上顯著痛苦」是所有精神醫學臨床表現的診斷標準，光是這個事實就足以支撐我的論點[21]。

問題在於，有些診斷是奠基在不確定的基礎上。

在一份於一九七三年發表在《科學》（*Science*）上的經典研究中，美國心理學家大衛・羅森漢恩（David Rosenhan）將十二名假病患分別送到精神科急診室去。假病患收到指示，說要假裝腦子裡有個聲音反覆在說話。雖然實驗參與者在其他方面表現正常，但幾乎都被院方診斷出罹患思覺失調症（Schizophrenie），並被安排入院安置。在實驗的另一階段，羅森漢恩與一家精神病院協調好，將幾位假病患送到那邊試圖矇混入院，實驗時間為期三個月。三個月後，醫院報告說他們在這段期間收了一百九十三名病人，其中有四十一人曾被懷疑是假病患，而這當中有二十三人極有可能是假冒的患者。但事實上，羅森漢恩這次根本沒有派出任何假病患[22]。

羅森漢恩的研究受到嚴厲批評，但還是引發精神醫學界的危機。前述提到的診斷指南之所以對診斷標準進行修改，主要就是為了回應羅森漢恩的研究拋出的問題。不過，過度診斷與診斷不足的問題依然存在。例如，內華達州（Nevada）有百分之二的孩童在接受注意力不足過動症（ADHD）的藥物治療，但路易斯安那州（Louisiana）卻有五倍多的孩童因為此症而服藥。某些地區的醫師似乎比其他地區的醫師更快下診斷。因此，我們無法用精神病患的數據，來有效評估某種特定臨床表現有多普遍[23]。

為了評估臨床表現實際的普遍程度，世界衛生組織設計出診斷表格，並派採訪人員到世界各地，針對數十萬人進行具代表性的抽樣調查。自一九七〇年代以來，這些表格已經發展成龐大的調查問卷，內容不斷經過精修調整。進行一次採訪需要花上好幾個小時，有時採訪者甚至要多次訪問受訪者。這種方法應該能針對全球的精神健康狀況進行統一評估。與此同時，訪談也已成為世界衛生組織「世界心理健康調查計畫」（World Mental Health Survey Initiative）的主要部分，而且也取得令人驚訝的結果[24]。

一九九〇年，憂鬱症成為全球第四大常見病因，僅次於呼吸道疾病、腹瀉和產前併發症。二〇〇〇年，憂鬱症已經排到第三位，並在二〇一〇年來到第二位。最後，在二〇一七年，世界衛生組織提出報告，指出全球最常見的病因不再是生理疾病，而是憂鬱症。他們早就針對發出警告，而且當時還初估這會在二〇三〇年左右發生。短短十年間，全球罹患憂鬱症的人數增加了近百分之二十[25]。

看一看最常見的精神醫學臨床表現，以及在特定年份中有多少人符合診斷標準，就會發現全球最富裕國家的數字特別顯眼。現今，至少有一種最常見的診斷適用於四分之一的美國人。英國與澳洲也不遑多讓，而法國與加拿大的比例依然是五分之一[26]。

有鑑於此統計數據，我想再次提問：到底什麼才是「正常」？如果四分之一的人口有某種形式的精神疾病，我們大概得推斷說不健康是相對正常的。

假如我們問，有多少人在某個人生階段的狀態，符合最常見的憂鬱症和焦慮症之診斷標準，那「什麼才是正常？」的問題就更加迫切。在此，調查結果也各有不同：從奈及利亞的百分之十二到美國的百分之四十七。幾乎每兩位國民就有一位符合診斷標準[27]。

即使世界衛生組織注意到某些臨床表現的普及率快速增長（包含與憂鬱和焦慮相關的疾病），我們也不能忽略以下事實：當前數據不足以說明全世界時間區段較長的發展。不過在某些國家，尤其是美國，歷史趨勢則特別顯著。早在一九八五年，兩項流行病學研究就發現，在短短兩代人的時間內，美國人罹患憂鬱症的風險增為十倍[28]。

由於多年來診斷標準出現改變，歷時性比較也變得更複雜。為了解決這個問題，學界可以轉而關注生理上的不適，例如睡眠障礙、暈眩、呼吸短促、注意力難以集中及頭痛，因為我們談論診斷標準的方式不會對這些生理不適造成太大影響。

美國心理學家珍・特溫格（Jean Twenge）就成功實行這種作法。她的數據列表顯示，焦慮是現代日常生活中正常的一部分。她比較一九五二至一九九三年間的兩百六十九份研究，除了得到其他結論，還發現一九九〇年代初的北美孩童，平均比一九五〇年代兒童精神醫學的患者還要焦慮[29]。

根據特溫格的說法，年輕人的幸福感在二〇一〇年迅速降低。對此她也提出許多解釋。比如說，她注意到，憂鬱症和焦慮症的增加，似乎與年輕族群空前之高的謹慎心態不謀而合。目前，美國十八歲人口的飲酒量只有一九七〇年代中期的一半左右，與之所至的性行為也大幅減少；自一九九一年來，高中生打架的頻率也減少一半。同時，從二〇一二年到二〇一五年，

短短三年內，年輕男性的憂鬱症狀增加了百分之二十一，年輕女性則增加百分之五十[30]。

這些數字得到舉世關注，許多人得出結論，認為精神疾病目前在美國特別普遍，此一發展也反映在愈發洶湧的「絕望之死」（死於自殺、酗酒或用藥過量）浪潮中。這個趨勢的後果，是預期壽命中位數連續數年持續下降[31]。

另一個密切追蹤兒童精神健康的國家是瑞典。瑞典長期搜集相關數據，範疇更超出精神醫學診斷領域。

在瑞典，狀況也不是特別樂觀。撥打兒童社會權益組織ＢＲＩＳ（Barnens rätt i samhället）熱線求助的兒童，最常談論的就是精神壓力。這是一個相對較新的現象，但其實也反映在公共衛生局（Behörde für Volksgesundheit）自一九八五年來搜集的數據中。在瑞典，自開始記錄以來，十一歲兒童的身心疾病發病率急劇上升。在十三和十五歲的青少年中，此比例增加了一倍。針對睡眠障礙、緊張和沮喪，每十位十五歲的女孩中，就有四人表示自己的狀況相當嚴重[32]。

這種發展一般可在高收入國家中發現。另外，在瑞典中央統計部（Schwedische Zentralamt für Statistik）針對生活條件的年度調查中，指出有恐懼、擔憂和焦慮等嚴重困擾的年輕成年人，比例在過去十年中成長為兩倍，而且女性的比例是男性的兩倍[33]。

此發展被拿出來公開討論時，焦點都是放在日漸增加的精神疾病治療需求。但我們還需要考量其他面向，例如，有這麼多人在如此短時間內狀況變得這麼糟，到底是怎麼一回事？

用大腦化學物質失衡來解釋這個現象似乎並不適切。有鑒於受影響的人數如此龐大，一定有其他因素比「失衡」更早出現。遺傳的影響可能也相當有限，因為集體基因庫的變化，通常需要數千年時間才會造就具體可辨的趨勢。這也代表目前普遍關於群眾過得不好的醫學解釋已經山窮水盡。所以，這就說明為何精神醫學專家很少談論群眾幸福感隨時間演進逐漸惡化的現象。

改善或惡化很難用單一變數來解釋，所以討論變得更加複雜。我們沒辦法篤定地說更多教育、更多就業機會或更民主的社會就能解決問題。遺憾的是，正如民眾對有意義或無意義的感受一樣，這似乎也與經濟增長沒有顯著關聯。硬要說的話，我們只能從**低國民所得毛額**與較高的生活福祉之間，看出令人驚訝的關聯。

觀察世界衛生組織關於常見疾病的數據，能清楚在世界各地看出一個明顯的模式：國家越富裕，符合各種診斷標準的人口比例就越高。對於廣泛性焦慮症、恐慌症、廣場恐懼症、創傷後壓力症候群、藥物濫用和精神錯亂等病症，高收入國家的普及率是低收入國家的兩倍以上[34]。

這個模式在《全球疾病負擔研究》（*The Global Burden of Disease Study*）中反覆出現。雖然這項年度研究在搜集與分析數據時，用的是另一套標準與方法，結果依然不變[35]。

這裡我必須再次強調，這不代表收入越高就越不快樂。事實正好相反：收入最低的人，似乎是國家**內部**過得最差的一群人。不過，從整個國家的物質生活水平來看，根據世界心理健康調查計畫，令人「訝異」的是，「十八種精神障礙症中的十七種（唯一例外是分離焦慮），在低收入和中低收入國家的盛行率低於高收入國家，這是連貫一致的模式。」[36]

換言之，全球發展中沒有任何東西能踩剎車。成長似乎無法解決問題。各國之間的差異顯示，社會條件的效應比我們之前預設的還要廣大深遠。事到如今，這個說法已經沒什麼爭議。另一份世界衛生組織報告針對研究結果進行總結：

「精神健康是由社會所創造。精神健康的存在與否，基本上是一項社會指標，因此社會與個人行動必不可少。我們不僅得將焦點擺在集體行動的效力上，更得關注個體行動的效果。只將注意力擺在個體症狀上，就會造就所謂的『去肉身化心理學』，將個體**腦中的思緒與感受**從社會結構和背景中抽離。」[37]

同時，在二〇一七年世界衛生日（World Health Day）的一份正式聲明中，聯合國指出，雖然我們未來仍須對精神疾病進行治療，但「近幾十年的精神醫學界卻出現過度醫療化與過度使用生物醫學的現象」。這項診斷相當明確：「多年來實行操作的生物醫學，將各種型態的心理社會壓力和痛苦醫療化。此現象掩蓋一個事實，那就是我們也必須點出健康的社會潛在變數。」[38]

這些社會潛在變數是什麼？這是少數使社會科學陷於黑暗蒙昧的其中一個領域。

遺書

整體而言，只有極少數過得不好的人會自殺。從更長的時間區段來看，他們的比例究竟是增是減，這點我們無法斷定。某些研究指出，在二十世紀下半，全球自殺率有所增加。但值得慶幸的是，在世界多數地區，自殺率近年來有所下降。當然，其他趨勢也不得輕忽，例如越來越多男性在自殺前向其他人開槍（尤其在美國，造成慘烈後果的大規模槍擊事件頻傳，發生頻率增加的速度令人咋舌）。在七十年前，這根本是聞所未聞的現象[39]。

目前，每年約有一百萬人選擇結束個人生命，使自殺成為世上常見死因的第十四名，比戰爭或其他形式的外部暴力造成更多死亡。所以，死在他人手裡的機率未必比死在自己手上的機率還高[40]。

每一起自殺事件背後估計就有二十次自殺未遂：平均每兩秒就有一次。加上那些曾經動過自殺念頭的人，讀者想必能清楚洞悉本書試圖描述的那個隱密痛苦世界。

兩位心理學家針對這個主題進行無數次研究與數據收集，他們是約翰．切爾斯（John Chiles）與柯克．施特羅薩爾（Kirk Strosahl）。在他們於美國進行的一項人口研究中，百分之十到十二的受訪者說自己至少有過一次自殺的念頭。在另一項問卷調查中，百分之二十的人透露自己曾認真考慮過自殺（至少考慮兩週，並實際構思、選擇自殺方式）。另外有百分之二十的人表示曾考慮過自殺，但沒有任何具體計畫[41]。

百分之二十加百分之二十？這幾乎是半數了。

由於不是所有自殺者都會留遺書（比例約三分之一），所以遺書是否有助於理解自殺現象，學界針對這點依然爭論不休。或許那些留信的人與不留信的人不一樣？除了留信者更有可能是獨居之外，這兩種人之間並沒有特別重大的差異[42]。

在這個領域最全面的研究中，俄亥俄州（Ohio）的美國研究團隊收集一千兩百八十封自殺者的遺書，其中一些信件因為拼寫錯誤、字跡難辨、血跡飛濺或書寫者精神錯亂而無法判讀。舉例來說，有人肯定是在喝了大概一點五公升的伏特加之後寫信，所以內容越來越不連貫，信最後還突然斷在一句話的中間。研究小組根據訊息類型、描述動機以及首要主題，針對這些信件進行轉錄與分類[43]。

他們立刻發現，多數書寫者顯然認為表達對親友的愛，比表述自殺動機還重要。最常見的訊息內容為「對他人的愛」，超過四分之三的信件都有這個特點。一位小時候遭性侵的女子寫遺書給丈夫：

「你對我的愛如此深刻、動人。你的愛好美。但我終究沒辦法愛自己。」[44]

請求原諒也是遺書的常見訊息。有位酗酒者寫道：

「真的很抱歉。我知道這早就不重要了，但是沒辦法成為更好的人，這點我真的很抱歉。」[45]

許多人都認為他們必須強調喪親者不該受到譴責。有位婦女就寫：

「一定要讓大家知道，**這不是你們的錯**！！！大家都很愛我，這我都知道。你們一直陪在我身邊。但是，我需要的，大概比我能從任何人身上期望得到的還要多吧。我真心深愛大家。」[46]

其他人則表達他們認為外在環境應負的責任，例如這名三十歲男子所寫：

「我不能把一切都怪在你和媽身上，你們大概需要各負百分之二十五的責任，剩下的百分之五十是我的錯。」[47]

只有百分之十三的人跟這名男子一樣提出指責。有些人甚至更明確。有位婦女替自己寫了訃文，還表明要原封不動公開發表。她在姓名與生卒日期底下寫了這段文字：

「脫離地獄，現在與上帝同在。我要感謝家人，謝謝他們讓如此脆弱的心靈與身軀走到這一步。你們拿了這麼多，給的卻如此少。我向你們尋求協助，但你們都到哪去了？」[48]

不過，表達這種憤怒的人只有百分之四。研究中最憤怒的信是一位中年護士所寫。某天下午，她在車庫裡上吊自殺：

「我真希望自己多年前就離開你了……我早就跟你說過，我寧願死一死。現在我已經找到對的時間跟地點。**祝你生日快樂**……**不要再把氣出在孩子身上**……我想，你現在終於會去找事做了吧。不要再喝酒跟抽大麻，不要再當一事無成的廢人。去找份工作。你把自己搞得像個老頭子一樣。試著努力生活，我真希望自己當初也這麼做……」[49]

仔細讀這封信，就能看出一個常見的自殺動機。「人際關係問題」是僅次於「心理痛苦」最常見的主題。百分之十二的自殺事件就能證明這點：這些自殺者在他人面前自我了斷，通常還未事先發出警告，例如在與他人爭執時開槍自盡[50]。

與前面引用的那封信不同，涉及人際關係的遺書，幾乎都談到在愛裡失敗的經驗。一位上吊自殺的四十歲男子寫信給妻子：

「我背叛了妳。我做了這種事，已經沒有臉面對鏡子裡的自己。我沒有盡到照顧妳的責任，我真的非常、非常抱歉。」[51]

另一名男子對女友說：

「我無法相信自己竟然對妳做出這種事，我真的很抱歉。做那件事的人不是我，所以我已經無法與自己共處了。我知道自己永遠都不能夠傷害妳，但我還是做了。」[52]

百分之十七的信談的是人生中的挫敗。一位二十二歲的男子，在治療師給他的不自殺協議書背面寫道：

「我什麼都不是……活到現在，我一直覺得自己是個沒用的廢人。我沒有任何專長，也沒有任何一件事是在行的。我從來沒有完成任何一件有意義的事。我也不是一位稱職的朋友。

我很自私。似乎沒有人關心我，而他們試著關心我的時候，真正在乎的似乎也只有自己。這就是我對待別人的方式，所以我受到這種對待大概也是活該。我為什麼要繼續活下去污染自己呢？**我痛恨自己**。媽的，我要離開。」[53]

除了挫敗感，遺書中也挾帶其他情緒：疲憊（百分之十二）、孤獨（百分之一）、悲傷（百分之九）、內疚（百分之七）與羞愧（百分之五）。

有趣的是，研究人員唯一沒在信中發現的動機是「利他主義式自殺」（der altruistische Suizid）。這是涂爾幹提出的主要自殺類別之一，而在這種情況下，死亡似乎是種光榮的義務。要是涂爾幹對人們腦中真正的想法更感興趣，而不是在那邊針對無意識的動機胡亂瞎猜，他的自殺理論可能會有所不同吧。

腦袋的主宰

我用大衛・福斯特・華萊士的話替本書作序，那句話探討的，是為何幾乎所有開槍自盡的人都將槍口對準腦袋。「心智是優秀的僕人、糟糕的主人。」華萊士認為這句老生常談一定有其道理：我們想擺脫腦中的思緒，所以將槍口瞄準頭部。

這個結論有問題，原因有二。首先，華萊士的寫作背景是槍枝氾濫的美國。在世界其他地區，開槍自殺並不是那麼常見。在歐洲，用槍自盡只占所有案例的百分之幾。全世界最常見的自殺方法是上吊。在某些國家，尤其是東歐，上吊自殺的比例占百分之九十。

而在美國，大約只有百分之十五的自殺者（包括華萊士）是上吊自殺。多數美國人選擇開槍自盡。遺憾的是，有三份研究證明華萊士是對的：多數開槍自盡的人（約百分之八十）都將槍口對準頭部[54]。

華萊士提出此結論時，也沒有考量到除了阻止思緒繼續運轉，朝腦袋開槍可能還有其他原因。原因之一是這種方法最有效。

雖然有數項反證，不過華萊士的直覺可能是對的。自殺者的遺書就是最有力的證據。

「我已經無力掙扎，腦袋裡有太多東西。」[55]

如果說遺書裡有什麼共通的首要主題，那就是擺脫「腦中的痛苦」、「腦中的垃圾」、「腦中的聲音」等渴望。每兩封遺書中，就有一封提到希望能重新找回「心靈的平靜」。

這種停止思緒運轉的渴求顯而易見，以下這封信就是其中一例。

「我就是討厭自己現在的樣子，悲傷、暴躁、怪異、空洞的存在。所以我不該繼續活著，我必須停止這些想法，我一定要這麼做。就像安樂死。人有時候也會為了馬好而開槍殺馬，不是嗎？……我的思緒讓人受不了，只能想盡辦法擺脫它們。」[56]

我們的思緒會繞著各式各樣的問題打轉。有人說，就連**自殺的意念**最後都變得令人無法忍受。

「這是我日常生活中唯一不變的事。我一直在想這件事。你知道嗎？男人無時無刻都想著性，我就是以這種方式想著自殺，想著自我了斷。」[57]

透過這封信的內容，我們發現思緒本身有可能會變得比引起思緒的事物更無法忽視，成為更龐大的焦慮來源。假如我們有辦法讓思緒停下來，那問題就在於，我們是否有辦法忍受焦慮本身（也就是孤獨、挫敗、內疚或悲傷）。

一位與妻離婚並獨居的男子，就仔細描述了這段過程。他才剛丟了工作，目前深陷經濟困境中。因此，他無力支付前妻和女兒的贍養費。這件事對他來說打擊很大，讓他接連幾天無以成眠。某晚，他決定自我了斷。

在遺書中，他詳細列出內心的焦慮。焦慮一個接一個出現，最後變成一長串清單：

「我正在接受藥物治療，所以這不可能是生理問題造成的。但服藥無法改變以下事實：

我沒有能力在月初支付全部租金。

我沒有能力履行道德義務，沒辦法提供欣蒂合理的財務支持。

我沒有能力支付這間破公寓的費用，更別說比較像樣的住處了。

我沒有能力買一輛像樣的車。

我沒有能力負擔正常的社會生活。

我沒有能力提出任何可以被接受的解釋，讓任何一個女人理解我的情況。

我沒有能力成為一段真正關係中值得信賴的伴侶。

我每天晚上都睡不著，這代表……

我沒有能力閃避那些在腦海中不斷來回跳躍、難以忍受的思緒。

我沒有能力控制思緒旋轉木馬。」[58]

這些痛苦都不是憑空想像出來的。無法支付房租、沒辦法負擔正常的社會生活，這些無疑是沉重的負擔。但這些事實無法解釋一切。許多人也處於類似的情境，但他們沒有選擇自殺。關鍵在於，自殺者不止意識到問題的存在，還認定在值得活下去的人生中，這些問題不該存在。

同時，我們似乎無法針對這些問題得到肯定的答案。思緒在腦中來回跳動。個人心智的主宰令華萊士害怕，但這個主宰似乎也拿不定主意。也許這就是為什麼思緒會如此霸占我們的注意力。有時它們顯得單調，因為總是反覆出現；但這些思緒時常與懷疑和曖昧模糊相伴而生，因而使其更具力量。心智的主宰警告我們，要我們仔細權衡考慮，將思緒的軌跡銜接起來，讓當前的事實與未來可能發生的事物相互連結。

思緒要求我們解決問題。這就是它的任務。

什麼是焦慮與擔憂？

「喂，我才不管，這根本不重要。我知道我做了什麼，別人怎麼想不關我的事。我才不在乎！」

小狗運動公園外有張長椅。有時候，有個女人會坐在椅子上喃喃自語。我之前就聽過她了。坦白說，我還曾經偷聽過她說話。我站在聽得到她聲音的地方，假裝在旁邊看手機。

「我剛才說過了，去找妳真正的女主人。然後她就跑了。這真是……我不想哭。難道人一定要哭嗎？還有他，他以為自己很兇狠，但他根本不曉得我到底經歷過什麼。就算他們拿槍指著我，我整個人還是軟弱無力。人軟弱無力的時候，是不會激動不安的。」

我以前曾經注意到，她的獨白裡有一個「你」。當時我以為她出現幻覺，想像身邊有人跟她對話。但仔細去聽，我又無法斷定了。

她或許只是在表達心裡的想法？

假如我不得不用文字表達腦中的思想，聽起來可能也大同小異。我說的話絕對會沒頭沒尾，連我自己聽來肯定也一頭霧水。輕視、偏見、別人的說法、恐懼與失落，都會與關於世界本質的說教式漫談交替出現。或許會有一個未定義的「你」在這裡跟那裡出現。或許這個「你」有時指的是別人，有時指的是自己。

「當然，愛才是最重要的。我不曉得愛會不會回來。你提到愛。我想要愛！身體上的愛！」

她用雙臂環繞身軀，身體前傾。之前，我有時候會聽到她用絕望和憤怒的語調說話，有時她似乎很氣我們這些路人。從她的背、頭髮，還有雙手看來，她似乎曾是一名勞動者。她的肉身已經被消磨殆盡，必須拄著拐杖。近半年來，我經常從她身邊走過，每次都看她獨自一人坐在長椅上。

「我又沒大聲說出來，你他媽的又在這裡幹嘛？要是我當時有講出來，現在會怎樣？我當時應該要說的。你他媽的在這裡幹嘛？我又在這裡幹嘛？」

我得大聲喊個幾次，她才終於注意到我。

「不好意思！不好意思！」

她安靜下來，雙眼專注地轉向我。

「我想問您，」我從柵欄另一邊問：「您為什麼要把腦中想的事講出來？」

「怎麼樣，有干擾到您嗎？」

「沒有，我不是這個意思。我只是好奇而已。您知道自己都會把想法講出來嗎？」

「我當然知道啊。」她表示，語氣中挾帶著擔憂而非警戒。「您是以為，我有點怪嗎？瘋瘋癲癲的？」

「您說的內容其實沒什麼，比較怪的是您把它說出口。」

一架飛機呼嘯而過。轟隆聲和越來越深沉的引擎鳴聲劃破溫暖的白日。我們抬頭望向天空。

「我有個朋友，每天嘮叨不停。真的，沒完沒了。『妳就不能說大聲一點嗎？』他耳朵已經聽不太見了。每次跟他碰面，我都要大聲吼。我對他大吼，他也對我大吼。兩個人吼一整天。」

我走到她身旁坐下來。

「這就是您把腦中想法講出來的原因嗎？」

「不是，其實我也不知道為什麼會這樣。」

她笑著說。牙齒透露出她的社會階層：她屬於那群沒有資源和能力好好照顧、保養牙齒的人。

「您也看到了，我酒不離身。但我喝不多，一小杯而已。您覺得這樣算多嗎？一杯就夠了。其實我平常跟小老鼠一樣安靜。我坐車到市中心，把需要的東西買齊之後就回家。所以我很正常。要說我不正常也行。我有喝酒的習慣。人一喝酒就不正常，行為也不正常。其實我不是想找人說話，只是想喝瓶紅酒而已。您是從哪來的？」

我說我正在寫一本關於焦慮的書，她便分享對這個議題的看法。她說她曾在精神病院工作過一段時間。年輕時，她也對社會學有些興趣。她已經退休了。

交談時，我認為她跟其他人一樣專注聽對方說話。她確實喜歡長篇大論，從一個話題講到另一個話題。但讓我訝異的是她觀察個人生活時的專注力。她對個人思緒很有意識，同時也很注意別人可能對她抱持什麼看法。

「您想感受一下我的手溫不溫暖嗎？」

我伸手觸摸她的手。

「您的手很暖。」我說。

「等一下。現在，現在。」她依然緊握著我的手。「在其他國家，人可以在不聯想到性的情況下，像我們這樣觸摸對方。什麼都不去想，單純去感覺對方而已。但是我們瑞典人就是做不到。完全沒辦法！您看，對我來說，您的手完全沒有散發任何性吸引力，您的身體也沒有。我沒有去看您的身體。您能理解嗎？我們只要信任，相信那個……如果您跟我一樣坐在這裡，觀察路人……有些人看起來真的像被掏空了。但這不是他們的選擇。寂寞讓人變得破碎。就是寂寞。您不覺得嗎？」

對於不存在之事物的思緒

試圖去理解異於常規之事物，這是社會學的一種基本研究方法，而行為偏離常規的程度可大可小。假如今天有人在公園長椅上或地鐵中自言自語，看起來會顯得脾氣乖戾、自我中心，甚至有些瘋狂。但如果所有人都大聲說出腦中的想法，聽起來會是什麼樣子？我們又會聽見什麼？至少有兩點是確定的：

1. 一定會吵到不行。
2. 我們聽到的主要會是擔憂和焦慮。

談論焦慮時，我們一般都將其定義為「對未知未來的一連串憂慮，通常是由『要是……怎麼辦？』的問題所引起。」[1]

不過我們還能將定義修得更精確。以現象學的角度來看待思維，也就是說觀察思緒如何呈現在我們面前，會發現思緒是一段漸進、連續的過程。所以，「我有一個想法」其實是種簡化說法。我們將思緒從動態過程中抽離，把思緒化約成單一念頭。

每每提到「一個焦慮或擔憂的念頭」，或「要是……怎麼辦？」的問題，這種概念化的說法就會反覆出現（我在書中也犯了這種錯）。實際上，這些思緒是一段動態思考過程。雖然我們能指出這段過程的組成部分，但這種作法會讓我們忘記思緒其實是一段連續動作。

感到擔憂時，思考的動態過程非常明顯。擔憂本身就是一段過程。這段過程有時動得快，有時走得慢，但總是來回打轉，總是帶著明確的目標，企圖透過思想運動來確知未來。在此，擔憂與焦慮的關鍵區別變得更顯著：**擔憂的目標永遠是自我消解**。

我們也能透過語言來辨識兩者的差異。我們對某種狀態感到焦慮，但是對某段過程感到擔憂。舉例來說，我們不會對一隻蜘蛛感到擔憂，只會對蜘蛛感到焦慮害怕。對某件事感到焦慮害怕時，我們會心生警戒。我們不一定會去質疑這份焦慮害怕是否合理。恐懼焦慮是一種相對沒有思想的情態。不過內心擔憂時，我們會不斷質疑這份擔憂是否合理。為了清楚理解狀況，我們會在腦中設想各種事件發展[2]。

開始擔心「要是忘記把爐子關掉，會發生什麼事？」的時候，這份擔憂不會只是一個想法。試圖在腦中喚醒回憶時，會有更多「要是……會怎樣？」的問題浮現，而這些問題都跟爐子相關：要是爐子開始發熱會怎樣？但是我真的有把爐子關掉啊，不是嗎？這很重要嗎？很重要，因為要是爐子燒起來該怎麼辦？但是，爐子沒有關，不代表爐火就會自燃啊。確實如此，但是如果爐火真的點燃了、房子燒了起來，害鄰居葬身火場，那該怎麼辦？

這種思緒是不真實的。沒錯，思緒出現時總是與現實有一段差距。就算腦中想到的是一顆橘子或一棵樹等具體事物，我們的意念也永遠無法涵蓋所有構成橘子或樹木的一切事物。但這恰好就是思維的獨特之處：思維不會只局限在**既有**的對象以及特性上。我們能想到各種**不存在**的事物，以及那些**應該存在**，但是**尚未存在**或**永遠不會存在**的事物。

「要是……會怎樣？」就是一種對不存在事物的想像。在認知科學中，這被稱為**反事實思維**（kontrafaktisches Denken）[3]。

就算爐子是關的，我們也能想像如果爐子開著會發生什麼事；即便爐子沒有自燃，我們也能想像爐子如果燒起來會發生什麼事。我們所想的不是關於世界的**事實**，而是**反事實的假設**。我們思考的不是當下的事，而是**過去有可能發生的狀況**，以及**未來有可能發生的事**。

所以從學術角度來看，我們能將擔憂視為**由不安所引發的反事實思維**。

過去四十年來，許多研究都在探討反事實思維。有學者研究人類對「不存在事物」的思維是否存有特定模式。答案是有。

早在一九八二年，認知心理學家丹尼爾・康納曼（Daniel Kahneman）跟阿莫斯・特沃斯基（Amos Tversky）就發現，對人類來說，想像較有可能發生的情境比想像較不可能發生的情境更容易。假如我們錯過幾分鐘的飛機，會比錯過半小時的飛機更火大。

另外，我們也傾向把注意力擺在例外情況而非規律狀態上。如果我們在去機場的路上車子爆胎，會比因為平常下班車潮擁塞而錯過班機還更氣惱。所以說，思考不存在的事物時，我們總是盡可能往現實靠攏[4]。

縱然不真實，但反事實假設對生活卻有非常實質的影響。假如沒有反事實思考的能力，許多情緒就不可能存在。

舉例來說，**悔恨**的感覺就超越我們所定義的「情緒」：一種具有生理感覺的反應式情緒，這裡所謂的生理感覺是如心跳加速、呼吸急促或流淚等。悔恨還包含針對世界現況以及（過往）可能情況的反思：假如我當時用另一種方法來做事，現在又會是什麼情況？在英文中，could、would和should等助動詞就傳達出這種思維。這是我們當時能做的、必須做的，以及應該做的。這些都不符合現實、都不存在。但悔恨卻是一種真切的感受[5]。

事實世界與反事實世界之間的比較，也會帶出罪惡感、思念、憤慨等情緒，或是寬心慰藉、希望和期待等較正向的感受。這些情緒總是與思緒緊密相繫，也說明要區分感覺與思想有多麼困難。

反事實思維是一種能力。缺乏這種能力，我們就無法解釋各種極為人性化的過程。但我們與反事實世界打交道的密切程度已有所改變。在時間的進程中，人類越來越關注不存在的事物。思想越是受到不存在的事物主導，我們就越難留意實際存在的事物[6]。

反事實之轉移

一九三〇年代，蘇聯在工業化的進程中猛力衝刺，俄羅斯心理學家亞歷山大・魯利亞（Alexander Lurija）也開始研究新時代對人類思維的影響。

他跟指導教授李夫・維高斯基（Lew Wygotski）一樣，都對當時盛行的觀點提出批評。心理學家伊凡・巴夫洛夫（Iwan Pawlow）透過一份舉世聞名的小狗實驗，認定外在刺激會在小狗身上引發機械式反應：只要巴夫洛夫用鐘聲宣布餵食，狗就會因為受到刺激而分泌唾液。不過魯利亞認為，在人類身上，刺激與反應之間肯定還有其他因素：思想。

魯利亞跟當時歐洲著名現象學家的差異在於，他不確定所有人類的思維模式是否會受到社會環境影響。他假設，社會歷史因素（例如：人是生活在工業還是農業社會）實際上應該會對思維造成影響。

為了回答這個研究問題，魯利亞和一群蘇聯科學家到烏茲別克與中國的偏遠山村進行認知實驗。在這些地區，民眾仍過著現代化之前的生活。這些社群大多採用封建宗法制度，由富裕的統治者管理。許多研究受試者既沒上過學，也沒學過閱讀。

魯利亞以人類學家的方式進行實驗。他與村民實際接觸、建立友誼。與農民交談時，他試圖讓農民玩一些需要反事實思考能力的小型智力遊戲。受試者會面對兩個憑空捏造出來的前提，而且必須從這些前提中得出符合邏輯的結論。我們通常都將這類智力遊戲稱為三段論法。

舉例來說，魯利亞使用的一項三段論法為：「在地球頂端的北極，有雪的地方，所有的熊都是白色的；新地島（Novaja Zemlja）位於地球頂端的北極，那裡的熊是什麼顏色？」

魯利亞與四十七歲農民魯斯塔姆（Rustam）的討論如下：

魯斯塔姆：如果這裡有經驗豐富、四處旅遊的人，他一定能回答這個問題。

魯利亞：但你能根據我的前提回答這個問題嗎？

魯斯塔姆：一個經常旅行、去過寒冷國家，看過很多東西的人才能回答這個問題；他會知道熊是什麼顏色。

魯利亞：在北方，在西伯利亞，那裡一年到頭都有雪。我說：在有雪的地方，熊是白色的。所以西伯利亞北部的熊是哪一種？

魯斯塔姆：我沒去過西伯利亞，去年過世的塔茲巴卡（Tadzhibaaka）有去過。他說那裡有白色的熊，但沒說是哪一種。[7]

魯利亞發現，要讓農民參與這種智力思考遊戲並不容易。後來批評魯利亞的人認為，這可能是因為農民對嗜書的都市居民所想的東西沒那麼感興趣。然而，我們能從農民的回答看出一種模式。來自中國喀什市（Kashgar）的三十七歲村民阿布杜拉赫姆（Abdurakhm）與魯利亞的對話如下：

魯利亞：棉花只在溫暖和乾燥的地方生長。英國的氣候又濕又冷，棉花在那裡長得出來嗎？

阿布杜拉赫姆：我不知道。

魯利亞：想一下。

阿布杜拉赫姆：我只去過喀什，其他都不曉得。

魯利亞：但是根據我剛才說的前提，棉花在那裡長得出來嗎？

阿布杜拉赫姆：如果土壤條件不錯，棉花就長得出來；如果土壤潮濕貧瘠，棉花就不會長得好。如果那裡跟喀什一樣，棉花就長得出來。當然，土也要是鬆的。

魯利亞：棉花只在乾燥溫暖的地方生長。英國又濕又冷，棉花在那裡長得出來嗎？你從我剛才說的話得到什麼結論？

阿布杜拉赫姆：如果那裡很冷，棉花就長不出來；如果那裡的土又好又鬆，棉花就長得出來[8]。

除了不習慣這種我國每位學童都很熟悉的問答方式，農民在回答問題時還遵循以下模式：

在踏進一個他們不熟悉的絕對真理之思想世界前，農民比較希望能謹守個人經驗。

尤其是在棉花三段論中，由於這個主題與他們熟悉的農業相關，對農民來說，忽略個人經驗並接受反事實的真理似乎有違常理。在所有與魯利亞交談的農民中，約有百分之六十能夠回答與個人經驗相關的三段論，但他們也很少讓事先給定的前提限制答案。如同以下這名四十歲的農民卡姆拉克（Khamrak），他們都根據來自經驗的知識來權衡答案。

魯利亞：棉花只在溫暖和乾燥的地方生長。英國的氣候又濕又冷，棉花在那裡長得出來嗎？

卡姆拉克：……

魯利亞：棉花能在寒冷潮濕的地方生長嗎？

卡姆拉克：不行，如果土地又濕又冷，就沒辦法。

魯利亞：所以說，在英國，土地又濕又冷，棉花長得出來嗎？

卡姆拉克：這裡也很冷。

魯利亞：但英國一年到頭又濕又冷，棉花長得出來嗎？

卡姆拉克：我，我不曉得……我不知道那裡天氣到底是怎樣！

魯利亞：在寒冷的地方，棉花長不出來，英國的天氣很冷。棉花到底有沒有辦法在英國生長？

卡姆拉克：我不知道……如果很冷，就長不出來；天氣暖和，棉花就會長。從你說的情況來看，我覺得棉花在那裡長不出來。但是我必須知道那裡的春天大概怎麼樣，還有晚上的天氣怎樣，才有辦法回答[9]。

如果三段論與農民的經驗無關，例如熊的例子，那答對的人就只有百分之十五。在民眾不上學、少有人識字的社群，這些實驗的結果也相當類似。與此相反，魯利亞發現，就算只是短暫上過學，受過教育且能閱讀的人，全都能正確回答他的智力遊戲[10]。

魯利亞認為這個結果很令人振奮。有鑒於閱讀與抽象思考能力在工業化社會中越來越重要，反事實思維對民眾來說應該也會變得更容易。兒童不再單靠感官經驗作為主要資訊來源，他們從小就開始學習邏輯推理。這能進一步刺激想像力與自我反思，群眾能夠更自由自在，更不會受制於外在直接環境的束縛。

某種程度上，魯利亞是對的。針對工業化國家民眾之思考模式的研究都顯示，反事實思維確實無比重要。我們對不存在的事物的思緒多到令人訝異。那麼，我們是否都如盧利亞所盼望的那樣，在思想上更自由呢？

從哲學角度來看，我們能夠想到平行宇宙、虛數以及獨角獸，這確實相當有意思。不過，我們在刷牙或匆匆穿越街道時，腦中想的真的是這些事嗎？

我們真的有把握能釐清人到底在想什麼嗎？

許多研究都涉及這個龐大的問題。幾十年來，學者一直對研究方法爭論不休。我們所想的事物無法從外在觀察，所以不容易判斷衡量。此外，不是每個人都能清楚意識到個人思緒。如果詢問受訪者他們平常都在想些什麼，總會得到誤導的回答。多數人對個人想法不夠專注、沒有保持一定距離，無法在思考後給出正確的總結。

這個問題能靠所謂的經驗搜集來解決。研究人員每天隨機在不同時間點向一組受試者發送訊息，要求他們寫下在收到簡訊那一刻腦中的想法。把想法寫下來，就能縮小他們覺得自己在想什麼以及想法的實際內容之間的差異[11]。

資訊科技日漸革新，這種研究方法也越臻完美、變得更有效。進行這類研究的通常是西方國家，而至少在這些地區，資訊科技讓學者在探查日常思維時，有辦法取得一定程度的細節。結果他們發現，沒有，主導人類思想世界的，根本不是神義論或宇宙無限性等議題。

我們主要是向前或向後思考。在研究中，我們清楚發現只有極少數的想法涉及當下，在分心走神或胡思亂想時尤其罕見。多數情況下，我們的思緒都與事實相違背。我們經常關注不存在的事物，特別是那些還不存在的事，也就是思考未來。希望以及期待等正面意念其實也涉及未來。在一份研究中，關於未來的思緒出現的頻率比關於過去的思緒高出一倍[12]。

我們想的主要都是自己。思考未來或過去時，我們通常不會關注冰川融解或三十年戰爭。

所有思緒都圍繞一個中心點，也就是我們所謂的「自我」。即便我們認為自己的思維是利他的，重心仍擺在「我」上：我們想著兒女、朋友、寵物與父母。感到擔憂時，我們的想法基本上也不是圍繞著全球暖化或右派民族主義政府浪潮打轉，雖說這些發展最後也有可能對我們造成影響。我們擔憂的焦點似乎更狹窄，總是與個人責任和選擇相關[13]。

在個人世界中，年齡與其他因素會主導我們擔心的事物。根據一項英國研究，民眾在成年之初的擔憂主要與財務和工作相關。不過在多數情況下，這類擔憂會在四十歲左右消退。相較之下，我們一輩子都對自己與他人的關係感到深切擔憂。我們擔憂他們會發生什麼事、擔憂他們怎麼看我們、擔憂自己應該對他們抱持什麼看法。

而且，這種現象不會隨年齡增長好轉。老年人似乎與年輕人一樣對人際關係感到擔憂。如果前段那位在長椅上大聲自言自語的女子生活過得更好一些，她或許不會再為錢和工作操心。然而，關於別人對她的看法、內心對被拋棄的焦慮以及對愛的渴望，這些想法將永遠伴隨著她[14]。

我們經常進行反事實思考，頻率高到已對我們造成負面影響。在一份發表於《科學》的重要研究中，研究團隊針對八十三國的五千人收集二十五萬筆數據。受試者必須回答在一天的不同時間點，他們在想些什麼、感覺如何，以及是否分心走神。當我們腦中想著與當下事物無關的事情、心不在焉時，這就叫做分心走神，學界稱之為「與任務無關之思維」（aufgabenunabhängiges

Denken）。這種心不在焉的狀態，在研究數據中占百分之五十。不管受試者當下在做什麼，都有可能陷入心不在焉的狀態。唯一能主動抑制分心走神的活動是性。

然而，這份研究最令人吃驚的結果，是受試者在評量中透露的內心感受。例如，他們當時在做什麼，其實對他們的快樂程度影響甚少。相較之下，心不在焉對人的幸福感影響最強。一個人越是專注當下，他或她就會覺得更快樂。根據其他數據評估，我們還看出另外兩種相互影響的因素：精神專注似乎能帶來幸福快樂的正向感受。令人訝異的是，不管思緒意念的情緒有多濃，這種正相關似乎都成立。就算受試者心不在焉時腦裡只有愉快的想法，他們的快樂程度也不比專注在當下時還高。

科學家得出結論：

> 「人類的意念遊蕩飄忽，但分心走神的思緒是不快樂的。思考不存在的事情是種認知功能的成就，但人也為此付出情緒代價。」[15]

小規模研究的結果也指向相同方向。例如，對人際關係、金錢和工作的擔憂，與可診斷的精神健康問題息息相關。這個發現並不令人意外。分心走神的人，特別是那些思緒飄到遠處、做著生動白日夢的人，一般來說對個人生活比較不滿意。當然，心不在焉、做白日夢也有好處。經常分心走神的孩童想像力更豐富，也更有自制力。不過，他們通常過得更不快樂[16]。

不要去想北極熊

心理學家魯利亞可能會忍不住插話說，重大社會變革總會帶來摩擦，但隨著時間推進，人會逐漸適應工業化社會，並在其中活得舒適自在。不過目前看來，人類適應得滿糟的。或許是我們的方法太粗糙，太專注於想趕走那些讓人厭煩的想法，試圖用更「積極正向」的意念來取而代之。

目前，市面上有八百九十一本英文書的書名，包含呼籲讀者「停止擔憂」（Stop Worrying）這四個字；有九百二十三部作品的標題用「正向思維」（Positive Thinking）來吸引讀者；而在英文版谷歌圖書（Google Books）中，「不要擔心」（Don't Worry）出現的頻率已達到史上新高。在十九世紀，「不要擔心」這四個字根本無處可尋。我們這個年代的終極智慧似乎是：如果你為擔心而擔心，就不要再擔心了[17]！

每個孩子都曉得為什麼這種建議一點幫助也沒有。在托爾斯泰（Tolstoi）的回憶錄中，我們能讀到一個絕佳例證。他哥尼古拉（Nikolaj）早在年輕時就精準點出這個問題：**人沒辦法不去想某個念頭**。

尼古拉成功說服三個弟弟說世界上有個祕密，等到祕密被揭開的那天，人心中邪惡的念頭就會被趕走，美善的事物就能降臨世界，而且大家還會成為「螞蟻手足」。玩遊戲時，兄弟們常想起這個祕密，托爾斯泰也百分之百確信這個祕密的存在。他們能連續幾小時專注虔誠地躲在鋪了毛毯的椅子下，等待祕密揭曉的那一刻。托爾斯泰後來回憶道，他當時被螞蟻手足的理想，以及即將出現的美善事物感動到落淚。他迫不及待想知道這個神奇的祕密到底是什麼，但尼古拉只說祕密被刻在一根綠色棍子上，而棍子被埋在離家有一段距離的峽谷邊緣。

兄弟一行人決定遠征去尋找這根綠棍時，尼古拉想出一項測驗。所有想一起去找那根棍子的人，都得通過測驗：他們必須站在房間角落，而且不能去想北極熊。

托爾斯泰全心全意投入這項測驗，但不管多努力，他都沒辦法**不去想**北極熊。一站到角落，北極熊就出現在他腦海。這份回憶伴隨托爾斯泰一生，那根具有解放力量的綠色棍棒也對他帶來巨大影響，以至於他在死前不久，還指名死後要被葬在尼古拉口中埋藏棍棒的地點[18]。

雖然尼古拉的綠色棍棒至今仍有待挖掘，但托爾斯泰在晚年寫下童年經歷時，腦中的北極熊又活了過來。一八六三年，與托爾斯泰同期的作家杜斯妥也夫斯基（Fyodor Dostoevsky）就思考過，要在不指望別人欠你人情的情況下去幫助別人，是多麼困難的一件事。他寫道，這就跟努力不去想北極熊一樣難。如果人要求自己不去想北極熊，就永遠無法將北極熊從腦中刪除[19]。

在此之後的短暫期間，北極熊進入思想冬眠期。精神分析徹底改變了心理治療領域，大家在這個階段關注的重點，是我們竟然能輕鬆將思緒驅走。早期的精神分析師成功讓當時民眾相信他們的論點，這實在很有意思。根據他們的說法，我們不僅能輕鬆壓抑思緒，被壓抑的思緒貌似還是最令人不自在的那種。雖然大家都有過親身經驗，知道要擺脫悲傷、尷尬、恐懼、羞辱等最不自在的想法非常困難，佛洛伊德關於潛意識壓抑機制的理論還是找到立足之地，並對社會帶來好長一段時間的影響。

不過，北極熊也在心理學史上的這個時期存活下來。杜斯妥也夫斯基寫下「該死的北極熊」後過了一個多世紀，這句話再度出現在一九七〇年代的《花花公子》（*Playboy*）雜誌上。心理系學生丹尼爾．韋格納（Daniel Wegner）讀到這段引文，而在韋格納死後，大家只要想到他就會想到北極熊。北極熊替他打造輝煌的學術成就，也讓他在哈佛大學心理控制實驗室（Mental Control Laboratory）爬到頂峰。這並不是因為他的研究得出什麼前所未見的新奇結果，而是因為他用實驗證實孩童在一百五十年前就發現的事物。這種現象在心理學界頗為常見[20]。

這方面的第一項實驗在一九八〇年代出現。其中一組受試者被要求不要去想北極熊，另一組則該積極將思緒導向北極熊。研究人員用兩種方式來測量「與北極熊相關的思緒」。首先，他們要求受試者在實驗過程中描述腦中的想法；再來，受試者必須在想到北極熊時搖鈴。透過這種雙重測量機制，實驗人員能清楚紀錄受試者提及或「在腦中」想到北極熊的頻率。

我們其實能預知某部分的研究結果：被要求去想北極熊的人，比被禁止想北極熊的人更常想到北極熊。但研究人員在研究中寫道：「受試者從來沒有成功壓抑關於北極熊的思想」。不管接到何種指令：北極熊都出現在受試者的思緒流中，至少每分鐘一次。托爾斯泰兄弟的觀察得到了科學證實。

在實驗第二階段，各組接到另一組在第一階段獲得的指令，對臨床心理學來說至關重要的細節也浮出檯面。在第一階段被要求去想北極熊的人，覺得現在要去壓抑與北極熊相關的思想比較簡單；起初被禁止去想北極熊的人，現在滿腦子想的都是北極熊[21]。

迄今，這可說是心理學界重複頻率最高的實驗，但每次實驗結果都絲毫未變。壓抑不想要的意念不僅困難，而且根本辦不到；試圖去壓抑這些意念甚至會讓意念更強烈[22]。

擔憂以排山倒海之勢襲來時，這種「思緒的報復」會造成非常嚴重的問題，使某些人再也站不起來。

腦中的反對黨

積極意念與消極思想的內在鬥爭，是叔本華（Arthur Schopenhauer）悲觀主義哲學的一大基礎。叔本華的論述比佛洛伊德的精神分析還要早好幾十年：「每件使我們陷入某種不快情緒的事件，就算再怎麼微不足道，也會在我們心中留下後遺症……。」[23]實際上，在不愉快事件發生後，我們都希望盡量不去想。但北極熊實驗就證明，不愉快的事件會「影響我們的所有思緒：就像一個極微小的物體，離我們的眼睛非常近，因此限制並扭曲我們的視野。」[24]

針對試圖去壓抑負面的想法，這點叔本華不僅很熟悉，同時也有豐富的失敗經驗。由於害怕對自己的決定後悔，他想像出一個內在的「反對黨」：

「我腦中有個常設的反對黨，這個黨挑戰我做的一切以及所有決定。就算我經過深思熟慮才採取行動，這個黨依然反對到底，而且他們的反對不一定每次都是有道理的。這大概只是審查精神的一種矯正模式，卻經常使我蒙受不必要的責備。我想許多人也是如此，因為大家都得對自己說：為何我們的行動與決定起初看似縝密妥當，事後我們卻懊悔地希望重新來過呢？」[25]

叔本華已經領悟到，焦慮不一定完全與未來相關。焦慮通常也指向過去的行為，這些行為讓我們在行動後感到後悔，或不曉得是否該後悔，因為其後果與效應依然未知。在存在主義哲學中，內在衝突相當受歡迎，甚至還獲得熱烈的擁戴。齊克果一如既往將這種衝突融入生命智慧中：

「決定結婚，你會後悔；決定不結婚，你也會後悔……嘲笑世界的愚昧，你會後悔；為這些愚昧哭泣，你也會後悔。相信一名女孩，你會後悔；不相信她，你也會後悔……上吊自殺，你會後悔；不上吊自殺，你也會後悔。各位先生，這就是所有生命智慧的縮影。」[26]

近幾十年來，臨床心理學界已接受這種對「消極思想」的熱烈歡迎，但針對為何我們最後還是得面臨齊克果在多數作品中探討的遺憾與後悔，學界目前依然意見分歧。

在叔本華受佛家影響的基本主張中，人被一種「意志」（Willen）所困擾，這種意志就表現在我們對渴望的事物的追求，以及對失去它的焦慮當中。這份意志讓我們對某些想法的執念比對其他想法還要深。

法國存在主義者沙特（Jean-Paul Sartre）總結說，憂懼這種最難熬的不安，必然是日常生活中永遠存在的一部分。一旦試圖逃避引發焦慮的意念，我們就會感到焦慮，如同我們試著不去想北極熊時，北極熊就會無可避免地浮現腦海。

沙特在名作《存在與虛無》（*L'Être et le Néant*）中寫道：「總之，因為不想知道，所以我逃避；但是，我必然會知道自己正在逃避。逃避焦慮只是意識到焦慮的一種模式。所以，焦慮其實無法被隱藏或避免。」或者說：「我們絕對無法壓抑焦慮，因為我們就是焦慮。」[27]

這聽來或許令人沮喪，但齊克果與沙特或許都秉持童稚般的固執己見，來堅守那種將焦慮視為人類珍貴之資產的概念。在生前出版的最後一本書中，也就是他在生命最後幾年出的訪談錄裡（當時他已失明，而且沉迷於酒精），沙特表示自己從來就無法真正理解焦慮。他之所以談論焦慮，是因為其他人都在談焦慮、因為這個話題很熱門。當時，每個人都在讀齊克果[28]。

這篇訪談的內容，與沙特之前公開說過的一切毫無關聯，以至於他的終生伴侶西蒙·波娃（Simone de Beauvoir）讀到訪談時哭了出來。她擔心年紀越來越大、剛開始陷入精神恍惚的沙特，被年輕的後起之秀剝削利用了。儘管如此，沙特依然堅持要出版這一系列訪談稿，顯示他的神智其實還有一定程度的清醒[29]。

他表示自己從來就不知道什麼是焦慮。在一九三〇與四〇年代，這也是海德格探討的一個關鍵概念。「憂懼」（Angst）[30]是他們一直以來使用的術語，但這個詞對他來說一點意義也沒有[31]。

由於沙特每天服用四錠柯瑞丹（Corydane，一種安非他命）、喝半瓶威士忌，還吞四到五顆安眠藥，此說法的真實性確實可議。不過可以肯定的是，在生命的最後階段，沙特似乎越來越不想將人類的問題描述為「存在」層面的問題，這裡所謂的存在就是「始終在那裡」的意思。雖然他堅信人類注定得面對自由，不過來到晚期，他開始將注意力轉向另一個問題：個體的生命歷程以及社會狀況，會如何限制以及決定個體對自由的感受[32]？

要是在任何情況下，自由意志都未必會產生焦慮，情況又會是如何？假如我們在一定程度上有逃避思想的自由，應該也有不這麼做的自由。那這樣會發生什麼事？

要是我們不再試著將北極熊從生活中驅趕而出，與北極熊共存的生活或許也沒那麼糟。
我們當初又怎麼會想試圖不去想北極熊呢？

思想桎梏

十六世紀，哲學家蒙田（Michel de Montaigne）進行以下思想實驗：如果把一名哲學家關進籠子，並把籠子掛在巴黎聖母院大教堂的塔上，會發生什麼事？就算哲學家明白籠子掛得很穩、他不可能會掉下去，儘管有這種理智上的理解，「從那令人暈眩的高空往下看，他還是會被嚇傻。」[1]

與派崔克交談時，我認為我們當中有許多人就像蒙田的籠中哲學家。雖然知道沒有理由擔心，我們還是擔心。像哲學家一樣，我們都知道籠子牢靠穩固地被掛在塔上，卻沒辦法將這種認知內化吸收。就算從高空墜落的可能性極低，我們還是被這個念頭給麻痺。

派崔克繼續說。其實他看起來並沒有心不在焉。不過，我知道他心裡正想著其他事。他腦中掀起洶湧澎湃的思想風暴。舉例來說，他想知道別人是怎麼看待他、想知道該如何自我表達；他想著哪些事令他後悔、想著事情會如何發展。這條平行的思緒軌跡一直在他腦中。有時這條軌跡會擠到前台、喧賓奪主，然後派崔克就會徹底出神。

我之所以知道這點，是因為他有向我透露。不然我也不曉得他心裡究竟在想什麼。他的思緒只屬於他自己，從外表完全看不出來。派崔克患有廣泛性焦慮症（Generalized Anxiety Disorder，GAD），這種臨床表現有時也被稱為「對未來愈發焦慮」的現象。不過，讓派崔克深感困擾的，不只是未來事情有可能出錯的焦慮思緒。

「各種替代情境不斷浮現。」他說：「其中有種感覺持續出現，我覺得自己是受害者、受到不公平待遇。這就是為什麼我心裡有這麼多仇恨，而且氣個不停。比如現在，我就跟房東鬧得很不愉快，這裡他媽的超冷，我氣到不行，氣完全消不下來。我終於忍不住爆發的時候，就跟房東大抱怨，說這裡他媽爛到不行。我覺得，這應該也是因為我有點傲慢，因為我的問題總是比別人嚴重。」

玄關確實很冷。他身後的牆上掛了花花綠綠的工作服和夾克，底下排了幾雙兒童尺寸的橡膠靴。派崔克也是一位父親。他是一位好父親，我這麼想。至少是一位會反思的父親。

「跟孩子相處時，我最常注意到這點。我兒子快七歲了，每次只要一去想這件事，我就覺得自己好像完全沒陪過他。看到他學了新東西，我也完全興奮開心不起來。我滿腦子都在想之後會發生什麼事、什麼事有可能會出錯。」

派崔克覺得自己責任重大。確實，很多事都**有可能**出錯。派崔克已經有過相關經驗。例如他父母離婚時為了監護權起爭執，他父親因而罹患憂鬱症，派崔克總覺得自己必須一直照顧父親的情緒。但無論他為自己和家人的未來承擔多少責任，他總是感到內疚。

「內疚感好重，沉重地壓著我。我從來就不是那種能單純感到快樂的人，但情況已經比較好了。有時候要過個好幾年，我才有辦法再為某件事情感到開心。我伴侶提起我顯然也有參加的事件或活動時，我確實會感到開心振奮。但情況並不是真的那麼好。我永遠都得解決問題、安撫情緒、控制事情的走向。」

派崔克試過正念技巧，練習讓注意力專注在當下發生的事情上。但他說這一點用也沒有。聊天有助於精確描述他當下正在做的事。他說：「現在我拿著洗碗刷，把洗碗精擠在上面，一直刷，刷到起泡，這樣盤子就乾淨了。用水把盤子沖乾淨之後，再把盤子擺到那邊。」

「只要一停下來，思緒馬上又會回來。而且，就算我正在講話，思緒還是能飄到別的地方去。」

我問他是否會在從事某些活動的時候，比平常更容易專注在當下。

「自殘的時候。傷害自己時，我就覺得自己處在當下。」他說：「還有暴力。我寧可改變說法，謊稱親密行為跟性愛也能讓我進入當下，但這樣一點都不真誠。真正的答案是暴力，或者說，是暴力行為把我帶到當下。」

「你割自己的時候是什麼感覺？」

「思緒能暫時得到平靜。這樣我就能把感受狀態帶進我能控制的領域。我很擅長讓自己陷入負面情緒，很擅長感到焦慮。我就是沒辦法讓自己開心、快樂。」

邏輯的局限

自從社會學在十九世紀末成為一門學科以來，**現代理性的非理性結果**向來是學者反覆研究的主題。我們努力解決一個問題的同時，經常會進一步強化導致問題的合理性。

試圖用更多官僚主義來解決過剩的官僚主義就是一大例證。另一個實例，則是試圖用技術來解決技術造成的環境問題。

試圖用思考來擺脫過多的思緒，就清楚說明這個問題有多複雜。除了透過思考，人還有什麼辦法能應付過多的思緒？是否有可能在不引發更多意念的情況下，對思考進行批判？

「要是……怎麼辦？」的迷宮需要一種不同於思維的智力。正如讀者會在本章中讀到，這種智力的存在是顯而易見的。不過在現代心理學中，智力的定義完全奠基於認知能力上：我們如何運用思維？這就說明為何史上有很多聰明人過著不太聰明的生活[2]。

奧地利邏輯學家與數學家庫爾特・哥德爾（Kurt Gödel）就是個令人費解的案例。在數學與哲學史上，他的重要性不在話下。他在一九三一年發表的第一個不完備定理徹底顛覆數學邏輯，這項定理證明某些數學命題在不能被證明的情況下依然為真。所以說，數學是不完備的，而這與哥德爾提出此理論之前的假設相悖。這聽來或許微不足道，但不完備定理是數理邏輯中最傑出的貢獻。在《不完備：庫爾特・哥德爾的證據與矛盾》（*Incompleteness: The Proof And Paradox Of Kurt Godel*）中，哲學家雷貝嘉・戈爾茨坦（Rebecca Goldstein）將這項理論喻為一件闡述美學原理的藝術品。

用「偉大的天才」來形容哥德爾，似乎還有點太輕描淡寫。他的好友愛因斯坦（Albert Einstein）大概是少數能跟他匹敵的奇才。他們在逃離歐洲納粹主義時相識，最後一起來到普林斯頓大學（Princeton University）。從一九三〇年代初到一九五五年愛因斯坦去世之前，他們經常一起散步、交流思想。愛因斯坦後來說，他在這段時間之所以到辦公室去，主要是為了享受與哥德爾談話的「特權」。

除了不完備定理，哥德爾也對相對論、現象學與柏拉圖現實主義發展等領域有所貢獻。他對哲學的興趣似乎無窮無盡。在他生命的最後幾年，他試圖提出上帝存在的新證據、證明時間不存在，並解釋為何時空旅行理論上是可行的[3]。

從外表看來，哥德爾是理性與邏輯的化身。房東說他是個老頑固。他性格內向，常心不在焉。白天，他通常坐在辦公室內，並在日落時分出去散步，一路到午夜之後。身為思想家的他走起路來彎腰駝背、雙手交叉在背後，眼睛直盯著地面。正如他房東所說，這是一位「迷失在思緒中」的男子的縮影[4]。

或許，有些懸而未解的數學問題伴著他來到書桌之外。但除此之外，他腦中還流竄著其他非常另類的想法。他不僅是一位顛覆邏輯學、連愛因斯坦都敬佩三分的男子。他的精神也不太正常。

這並不是指他像《化身博士》（*Strange Case of Dr Jekyll and Mr Hyde*）的哲基爾博士那樣，體內藏著韁繩一鬆開就會立刻現身的邪惡海德先生。不是，就連陷入瘋狂狀態，哥德爾還是一位徹頭徹尾的邏輯學家，而且不知為何更是一位實證主義者。他的傳記作者發現一件非常有趣的事：哥德爾不斷從圖書館外借一本書，但這本書跟他的研究八竿子打不著。這本書是：《一氧化碳中毒》（*Die Kohlenoxidvergiftung*）。

說到這裡，我們看出困擾哥德爾的其中一個「要是……怎麼辦？」問題：對煤氣中毒的焦慮。這個焦慮並非空穴來風，因為他在維也納的公寓是用煤和焦炭加熱來保暖，他確實是有一氧化碳中毒的風險。不過在哥德爾的生活中，他越是試圖降低風險，風險就越大。就連在美國，他也一再抱怨與「氣體」相關的事，以至於他將床扔掉（因為床散發著木頭和清漆的味道），還把暖氣跟冰箱拆除（因為這些電器會排放氣體），所以他的公寓在冬天冷到令人渾身不自在[5]。

困擾哥德爾的其他擔憂有：醫生刻意傷害他；醫生沒有誠實說他們到底開什麼藥；介紹藥物的醫學參考目錄也在說謊；還有陰險的入侵者趁他睡覺時把東西注射到他體內。

最嚴重的問題來自食物。如果有人在他吃的東西中下毒怎麼辦？不管有多小，風險總是在。然而，從哥德爾應對這些風險的方式看來，他肯定知道自己的「要是」問題與現實脫節[6]。因為，哥德爾還把妻子阿黛爾（Adele）拉下水一起面對中毒焦慮。阿黛爾不得不替他試菜，也就是當他的人體毒物探測機。只有在阿黛爾嘗過食物之後，哥德爾才能確定食物沒有危險。在戰爭爆發以及他們流亡到美國之前，阿黛爾將丈夫從飢餓中拯救出來，一匙一匙餵他，直到他的體重從四十八增加到六十四公斤為止。從那時起，哥德爾開始依賴妻子。如果她不在，他就會再度陷入問題重重的飲食習慣中、將生命置於險境。

有一次，阿黛爾生了病，哥德爾也不得不處理圖靈（Alan Turing）對他提出的批評。他把自己關在公寓內，整個人越來越偏執，體重也直線下降。在友人奧斯卡·莫根施特恩（Oskar Morgenstern，博弈論創始者）協助下，再加上雞尾酒式的精神藥物治療，哥德爾才成功脫離困境。

一九七七年，阿黛爾又被送進醫院，莫根施特恩也早已離開人世，這次沒有人在身邊拯救哥德爾。

在最後幾位得以踏進哥德爾公寓的人當中，邏輯學家王浩是其中一人。據說哥德爾對王浩說他已經失去做出積極決定的力氣，只能做出消極的決定[7]。

阿黛爾從醫院返家時，成功說服哥德爾到普林斯頓醫院去。在醫院裡，他以胚胎的姿勢死去，體重為二十九點五公斤。死亡證明上寫：「營養不良與疲憊」，起因為「人格異常」[8]。

就連莫根施特恩這樣的博弈論者與哥德爾接觸時，也不得不承認歌德爾所有的「要是」疑慮還有他針對這些問題採取的措施，其實都符合邏輯。但根據莫根施特恩的說法，哥德爾在腦中想出「太多陰謀」。他說這些陰謀雖然都符合邏輯，但問題就在於推導出這些陰謀的基本前提，而哥德爾永遠無法跟這些前提保持距離。莫根施特恩就描述以下事件：哥德爾到普林斯頓醫院去，頑固地向醫生宣稱，說醫療保險不補助醫生建議的治療。一位邏輯學家讀出保險合約內容，解釋自己為何無法接受專業醫療協助時，我們實在很難想像醫護人員會做何反應。他的結論有可能是對的，但為什麼哥德爾就不接受邏輯以外的原則呢[9]？

數學家約翰．道森在他替哥德爾寫的傳記中寫道，哥德爾「沒有能力超越他那偏執狂的內在邏輯，也就是說他無能發展出一套『超理論』的觀點。」[10]

不過，要說哥德爾無法將自己的理論理論化（這就是所謂的超理論），聽起來其實不完全成立。他之所以請妻子在他進食前替他試菜，大概就是因為他心中有一套超理論：他知道食物中毒的風險微乎其微。這並不是因為他缺乏理論觀點，而是因為他知道的只有理論而已。

墜落的風險

蒙田不想隨便抓個路人關進聖母院大教堂頂端的籠子裡，一定要是哲學家才行。在這個思想實驗的另一個版本中，蒙田想像自己在大教堂的兩座塔樓之間遊走：「或是有人在巴黎聖母院的兩座塔樓中，擺一塊夠寬的橫梁，讓我們能在上頭自在行走。如果橫梁是被擺在地面上，我們就能安心在上頭走動。但現在橫梁被架在高塔之間，就算寬度再寬，也沒有任何哲學智慧強大到能說服我們在上頭自在行走。」[11]

在這個實驗中，蒙田針對的似乎依舊是哲學、智力以及思想的力量。這是一種有所局限的智力，他無法讓自己從中解脫：每次沿著懸崖行走，他都會因恐懼而顫抖。「我離深淵邊緣根本還有一整個身體長度的距離，除非故意往邊緣走去，否則我根本不可能掉下去。」[12]

在齊克果凝視無底深淵的幾世紀前、在認知心理學界出現反事實思維概念的近半世紀前，蒙田就領悟到，針對風險的意念比風險本身對我們造成的負擔更大。

在兩座高塔間的橫梁上行走，死亡的風險肯定比哥德爾擔心的危險還高，因為只要走錯一步就完了。但蒙田這位哲學家知道風險與恐懼之間的關聯沒這麼單純。對於在高速公路上駕車的人來說，死亡的存在感比在蒙田的橫梁上行走還要強烈。每次有車從對向駛來，我們只要瞬間轉一下手腕就會迎向死亡。不過，多數人都認為開車沒什麼問題。

蒙田在思想實驗中提出的點子，如今成為全世界許多人的日常生活。他們每天都在高空中的橫梁上移動，高度通常比巴黎聖母院還高，條件也更艱辛。

在美國，這些在令人暈眩的高空中遊走的人，在世紀之交首度出現。有了他們，人類才有辦法建造大型橋梁和幾百公尺高的摩天大樓。吉姆・拉森伯格（Jim Rasenberger）在《鋼鐵巔峰》（*High Steel*）中描述這群建築工人的日常生活。拉森伯格說，第一次搭建築工地電梯到二十八樓的人一開始都會被嚇到。這種衝擊部分是來自高度。站在上頭往下看，會覺得高度比站在地面往上看還要高。但工人之所以被嚇到，另一部分原因是強風吹襲。無論人在地面感覺多平靜，在摩天大樓頂部，風總是呼嘯吹過，因為高空中沒有任何阻礙物。而且在強風吹拂之下，摩天大樓都會搖搖晃晃的。對於兩百公尺高的建築來說，五十公分的水平搖擺是正常的。所以，大家起先都會低頭往下看，仔細留意每個「孔洞」以及散落的螺栓、剩餘的鋼絲還有鏈條，以免走路時被絆倒。此外，鋼梁掛在建築起重機的吊鉤上，在工人頭頂上左右擺動，所以他們很快就會發現墜落不是唯一風險[13]。

在一次採訪中，有位建築工人表示，多數新人接到指示要走到鋼梁上時，都會有所退縮。出於反射動作，他們要不是轉身走回原位就是直接坐下來。通常在剛到工地的前幾個禮拜，他們只能靠所謂的「cooning」這個動作來移動：坐在鋼梁上，一條腿擺在右邊、另一條擺在左邊，雙腳緊緊頂在雙T型梁的凸緣下方，慢慢將自己向前推。以此看來，蒙田似乎是對的。對多數人來說，在高空橫梁上行走跟在地面走動不同[14]。

但不是每位建築工人都是如此。有些工人打從第一天起就直接在梁上直立行走，而且很快就學會應付下雨、下雪以及各種讓人難以在梁上行走的狀況。是什麼讓這些天行者與其他人有所不同？

近七十年來，專題報導與人類學研究一直在探討這個問題。在建築工人中，屬於莫霍克人的美洲原住民占有很高比例，而他們就是幾十年來讓研究者感到驚奇的原因。在紐約的建築工人中，有百分之十來自這群美洲原住民。有鑒於莫霍克人的總人口數大概只有三萬，其中又有兩萬四千人生活在加拿大，從統計學角度來看，建築工人中莫霍克人的比例確實高到不像話[15]。

招攬莫霍克人到工地工作，這個現象可追溯到十九世紀末。當時，有一位在曼哈頓蓋橋的建商發現，莫霍克人下班後純粹為了打發時間，會爬到鋼絲繩索上來回旋轉。謠言就此傳開。在一九五〇年代，《國家地理》（*National Geographic*）和《紐約客》（*New Yorker*）的精彩報導更進一步助長這項傳言。連紐約勞動和工業委員會出版的《工業公報》（*Industrial Bulletin*），也在一九六一年點出據稱顯而易見的事實：「莫霍克人與其他美洲原住民不同，他們生來不畏高。」[16]

齊克果與蒙田都以懼高作為研究焦慮的起點，而認為懼高與生存無關的想法也相當有趣。的確，對於要在鋼梁上行走的人來說，懼高確實無法提供任何生存功能；但反過來看，懼高反而是額外的風險，因為懼高引起的暈眩會擾亂平衡感。建築工人都知道絕對不能往下看。不過，這種高度難道不會讓人深陷災難思緒中嗎？例如反事實地被絆倒或跌入「孔洞」裡，而且墜落後不斷從安全網上反彈起來。

跟在距離懸崖邊一個身體長度的地方行走不同，高樓上的工人真的是有從建築物上墜落的危險。在每座大型摩天高樓的建造過程中總有人喪生。舊的世界貿易大樓、安達信（Arthur-Andersen）摩天大樓和帝國大廈，都各奪走五條人命。早期的建築物造成更多工人身亡。在二十世紀上半，正當社會留意到莫霍克人的現象時，估計有百分之二的建築工人在工作時喪生，另外有百分之二成為身障人士。美國勞工統計局（Bureau of Labor Statistics）發現，在一九一〇至一九一四年間，每一千名建築工人中就有十二人死亡、三百五十三人受傷。傷亡人數至今仍相當高。死亡率比建築工人更高的族群只有林業工人以及漁民[17]。

所以說，處於高處的建築工人怎麼有辦法不被「要是」的意念所麻痺？

在前段提到的那本書中，拉森伯格描述他在中央公園時代華納中心（Time Warner Center）高處得到的驚人觀察。他看到一位工人停在鋼梁中間點菸；在另一根巨梁上，有位工人站著數錢包裡的鈔票；他還看過兩名工人在二十五公分寬的鋼板上交錯：兩位工人停下腳步、開了個玩笑，然後笑著錯身往反方向走；還有一位年輕人在大梁上三步併兩步跑，接著跳到另一個平台上拿工具，然後再跳回大梁上。拉森伯格心想，那人未來要不是成為優秀的建築工人，就是變成命喪工地的亡魂。在採訪中，工人說常有同事會在離地幾百公尺高的大梁上睡著[18]。

不可否認的是，似乎真的有人能在高懸空中的大梁上活動，就像躺在地上那樣自在。雖然沒有直接提及蒙田的實驗，但《紐約客》記者約瑟夫・米切爾（Joseph Mitchell）彷彿是想呼應蒙田的概念，在一九四〇年代末描述莫霍克人無懼高度的特點。他引用一位橋梁建商的話，那人說莫霍克人「像山羊一樣靈巧」，能不費吹灰之力「在高空中的窄梁上行走，底下就是河流……對他們來說，在高空中走動無異於在陸地上行走。」[19]

若這段描述屬實，原因就不可能是米切爾在報導中所說的那樣：因為莫霍克人「站得更穩」。從統計學角度來看，死亡人數在所有從事該行業的民族中平均分布。有位莫霍克人在採訪中說：「每天都有三到四次差點掉下去。你不會去想這件事，只有在之後聽人家說：『我還以為你今天要從那個洞掉下去了。』你才會意識到這件事。」[20]

莫霍克人是否正以非哲學家的身分，向我們展示該如何在大梁上走動？難道說，他們一方面理所當然地理解危險的涵義，同時又沒有掉入我們在哥德爾身上看到的「要是」僵化狀態嗎？

在傾聽個人想法與意念的程度上，是否也存有文化差異？

思想作為一種疾病

只要刻意去留意，就會意識到經驗的影響其實比思想更強烈。每分每秒，我們都會經歷一些腦中沒有想到的事。被許多人認為是現代心理學先驅的威廉・詹姆斯（William James），就將未經思考的經驗稱為「純經驗」（reine Erfahrung）。

純經驗很難具體描述，也很難在有意識的情況下去感知。對人類來說，打從出生那一刻起，除了純經驗之外我們什麼也沒有，在睡眠中尤其如此。不過，一旦將目光轉向經驗，我們就開始命名和分析，使經驗「被形容詞、名詞、介詞和連接詞淹沒」，這就是詹姆斯的說法[21]。

無論我們的思緒有多主導，純經驗永遠存在。舉例來說，我們在閱讀的時候，思緒會被書中的內容所牽引，並不時游移到其他地方去。在這個移動的思緒焦點邊緣，有些感覺、身體感知、聲音和氣味，是不需要經過思考就能感受到的。起身走路時，身體會協調我們的動作，我們完全無需加以思考。我們在不假思索的情況下經歷這一切。

詹姆斯假設意識比思維更龐大。所有宗教的冥想傳統，都試圖去感知無思想的意識。舉凡內觀（Vipassanna）和禪坐（Zazen）等冥想技巧，目的都是放大詹姆斯口中的純經驗。在某些印度教的教義中，思緒等同於摩耶（Maya），也就是幻象的面紗。根據這項理論，任何從思維夢境中醒來的人，都應該能在離地一百公尺高的橫梁上行走，跨出每一步時都專注當下，不會迷失在反事實思維中，更不去想走錯一步會造成什麼後果[22]。

不同文化對思想固著抱持什麼看法，某種程度上能從精神健康問題的分類方式來判斷。在最新版《美國診斷指南》（*American Diagnostic Guide*）的九百四十七頁篇幅中，就有五頁是在總結「痛苦的文化概念」，這裡所謂的文化指的是非西方的其他文化。指南在第八百三十四頁表示：

「Kufungisisa（紹納語〔Shona〕中的「想太多」）是個表達痛苦的俗諺，具有解釋辛巴威紹納人文化的功能。」[23]

根據指南，Kufungisisa涵蓋憂鬱症、廣泛性焦慮症、強迫症、創傷後壓力症候群以及持續性悲傷障礙症等臨床表現。Kufungisisa不只是用來指涉單一特定思維，而是用來指稱**整體**思維。從人類學針對Kufungisisa的研究來看，許多人認為這個疾病概念，比「焦慮」和「憂鬱」等西方疾病概念更有意義。

學者針對因精神健康問題就診的辛巴威民眾進行研究，並在研究中指出，有百分之八十的受訪者表示他們的問題是Kufungisisa所引起。他們將這種症狀描述得非常嚴重，在受其影響的人當中有三分之二失去工作能力[24]。

Kufungisisa與西方心理學中所謂的反芻思考（rumination）類似，而其常見的比喻是腦中有捲錄音帶永無止境地循環運轉。生理症狀包含疲勞、睡眠障礙、頭痛和食慾不振。

這種診斷在其他國家也存在，但名稱大多都不同。有篇探討迦納（Ghana）婦女健康的社會學論文就認為，「想太多」是最常被提及的健康問題，頻率比肉體病痛還高。迦納婦女表示她們因為思考而心煩意亂、難以入睡。想太多經常被描述為一種生理現象。

「我擔心我的頭還有耳朵內側，裡頭一直有『呼呼呼』的聲音。」有位婦女這麼說。另一人說，她的思考很快就演變成頭痛：「一直去想一件事的時候，頭就會痛到不行。有時候我得把頭纏起來才會舒服一點。」[25]

相較於西方醫學拋出的數百種精神醫學診斷，Kufungisisa看起來可能是個相當粗淺的術語。但許多跡象顯示，西方世界對分類的執著正朝我們反撲。共病症指的是思緒與感受符合多種醫學病症的狀況，而共病症的問題目前也已被廣泛討論。焦慮與憂鬱同時出現的頻率似乎也相當頻繁。除了少數恐懼症以外，我們通常會同時經歷焦慮**和**憂鬱。焦慮的火焰非常容易燒進憂鬱的黑暗之中，而黑暗又會反過來引發焦慮。要找到只有焦慮但不憂鬱的個案相當困難（有些臨床實驗必須找到這樣的受試者），有位藥理學家就說，這種個案實在是「難能可貴」[26]。

從這個角度來看，「呼呼呼」的聲響不失為對感覺很糟的一種描述。

深入探討人類學研究，會發現「想太多」是各地文化中的一項核心疾病描述。在奈及利亞，不知疲倦地思考會導致所謂的大腦疲勞，這種狀態來自超量學習，因為這似乎會損害大腦，逐漸讓大腦產生一種過熱的感受。在烏干達，西方醫學所謂的憂鬱症被描述成想太多造成的問題，因此是一種**思想疾病**；在柬埔寨，耳鳴、健忘、心臟問題和哈亞爾發作（khyâl attack，類似恐慌的狀態）等各種病痛，都是起因於想太多；因紐特人（Inuit）與不丹人則認為，憂鬱症會造成失智與精神錯亂等更嚴重的病症。

在一份全球的研究分析中，研究人員找來一百三十八篇探討將「想太多」視為健康風險的學術論文，發現在十八種語言中，想太多都被歸類為疾病的臨床表現[27]。

不同文化觀察的風險群體也有所不同。在衣索比亞的一份研究中，都市中的年輕男性被描述為風險群體，因為他們的物質生活水平與無須負擔家務的情況，讓他們有過多時間來反芻思考[28]。

相較之下，根據一份泰國研究，女性似乎特別容易碰到這個狀況。部分原因是性別角色讓她們處於從屬地位，另一方面也有可能是她們沒學過契丹冥想（Khitpen，這是泰國男性的必修課），這種冥想技巧理論上能讓人不要想太多[29]。

在深受佛教思想影響的社會，特別是在東南亞國家，想多想少似乎也成了道德問題。在這些地區，想太多被描述成一種性格缺陷而非痛苦。想太多代表個人出現精神發展障礙，而且太過執著。以齊克果的憂苦概念來看，將執著當成一個問題似乎是很大膽的主張，不過這其實是個關乎團結的問題：由於所有人都在受苦，對個人問題太過執著就代表太自私、對世界全然盲目[30]。

或許對思想控制的嚴格要求在這裡能引起共鳴，但這也有可能反過頭來將我們吞噬，因為我們已經知道要驅趕特定思想是極端困難的一件事。根本的區別在於如何評價思想。在佛教傳統中，思緒流中的事物受制於我們對它採取的行為。無法放下思想的人太急於「掌握」，不願接受現在、死亡與世界的無常。要接受這些無法掌握的事物，我們必須超越思想。

就算是面對具體實際的任務，有時我們也有必要拋開思維邏輯。在西方，我們可以說某人

「做事不經大腦」或應該「用點腦」；但在日本，「用腦袋理解事物」是種貶抑說法。在日本，用腦袋理解事情被認為是膚淺的，正如知識分子能理解一連串的舞步，但不必知道舞實際上該怎麼跳那樣。為了達到真正深刻的理解，必須先將思想消除[31]。

思想機器

高度焦慮（或精神醫學術語「懼高症」）的普及程度其實也有文化差異。懼高症的終生盛行率（人生中某個時點罹患此症的人數），從伊拉克的百分之零點九到哥倫比亞的百分之七點一不等，高收入國家的罹病比例通常都是過高[32]。

雖然目前缺乏關於莫霍克人的統計數據，但他們的案例顯示，懼高症在不同國家也有顯著差異。這是否代表有些人能在空中鋼梁上保持平衡，跟在陸地上行走一樣輕鬆？

就算如此，他們也得靠長期習慣才能達到這個境界。沒有人天生就沒有恐懼和焦慮。許多莫霍克人就經歷過這種長期的習慣過程，因為他們不得不這麼做：為了賺錢討生活。在紐約的建築工人中，莫霍克人的比例至今依然相當高，這並不是因為他們先天具備某種神奇的能力。反之，這是因為他們世代從事這份工作，也已經習慣了。要說文化影響，頂多也只是雇主對不同族群抱持不同看法而已。

「很多人以為莫霍克人不怕高，」有位勞工對我說：「這個說法不對。我們跟其他人一樣怕，差別只是我們比較擅長面對這種感覺。」[33]

睡在鋼梁上的建築工人之所以與拒絕進食的哥德爾不同，並不是因為工人腦中沒有不斷湧現的想法、風險分析、權衡與警告。真正差別在於聆聽焦慮的程度。

參考其他類型的「要是」問題，會發現不同的精神疾病診斷具有顯著的文化差異。根據世界衛生組織的數據，在人生中某個階段達到廣泛性焦慮症標準的人，比例從奈及利亞的百分之零點一到澳洲的百分之八不等；針對恐慌症，範圍從中國的百分之二到紐西蘭的百分之八都有。這些都是相當顯著的差異，而類似差異也反覆出現在社交恐懼症和幽閉恐懼症等臨床表現上[34]。

無論原因為何，這些差異告訴我們：我們對「要是」思維的執著不僅有個體差異，同時還有集體差異。

思想能協助我們理解世界，同時也能遮蔽世界。禪宗在一九五〇和六〇年代進入歐洲和北美時，也對現代人的思想固著提出社會批判，這在佛教當中是相當罕見的。這次，批評者不認為這是一個關乎生存的問題，而是一種社會問題。

「所謂的文明人變得越來越瘋狂和自我毀滅，因為他們在過度思考之中與現實脫節。」聖公會牧師艾倫．沃茨（Alan Watts）就這麼說。針對禪宗思想在西方世界的傳播，艾倫．沃茨發揮了極大影響力[35]。

他的導師吉杜・克里希那穆提（Jiddu Krishnamurti）也深表認同：「思想產生的意象破壞了人與人之間的關係。」克里希那穆提就與概念性思維保持極大距離，甚至連佛教他都不信。「我們存在的核心問題是思想，是整個思想的機器，這就是我專注探討的議題，因為西方和東方文明都以思想為基礎。」[36]

率先將禪宗教義帶進美國的鈴木大拙（Daisetz Teitaro Suzuki）也說：「我們必須意識到，現代文明的目的是極盡所能去除人類的人性。也就是說，我們都逐漸演變成機器人和沒有人類靈魂的雕像。」[37]

這個時期的佛教文獻，包含幾份關於個人如何感受這種非人化發展的研究。然而，佛教批評家並未深入分析**是什麼因素**，讓文明社會中的人類成為塞滿思想的人類存在（Dasein，在哲學領域通常譯為「此在」）。他們比較偏好將文明視為既成事實，進而將解放的可能視為個體事務。

我將在接續章節中探討現代人為什麼對思想如此執著，而越來越精確的時間測量就是一大關鍵。

第二部

回顧歷史：我們怎麼走到這一步？

時間跨度

伊莉絲（Elise）認為，多數發生交通事故的人基本上都是想自殺。

「妳怎麼會這麼想？」我問。

「我知道這聽起來有點憤世嫉俗，」她目光堅定地說：「不過這其實很合邏輯。死於車禍固然很慘，但自殺更慘。我指的是對死者家屬來說。」

正當我準備開口問她是否能舉出任何研究來支持此論點，我才意識到與其說這是社會學論點，不如說是一種自我告解。她說的其實是親身經驗。

伊莉絲是個時常記掛未來的人。小時候，她就很期待有一天能去上學；上了國中，她知道一切表現都會開始被打分數，對此感到期待；升上高中，她知道自己之後會進入大學就讀，對此滿懷期盼。她的人生在承諾與實現之間交錯前進。她時而感到擔憂，但多數時候，她心裡抱持著更多的期待。

當然，還有周詳的計畫：每日行程都安排得井然有序。

伊莉絲說，打從她有記憶以來就一直按計畫生活。她的父母對一切都做好打算，連最枝微末節的小事也不例外。她說父母看起來總是輕鬆沒壓力。有幾次，她媽擔心自己**可能會**有壓力，例如找不到鑰匙或不得不去搭公車的時候（雖然她每次都提早十分鐘到）。所以說，壓力是有，但那是間接的壓力，而非出於絕望的壓力。這是一種附帶很多等待時間的沉悶壓力。

只要伊莉絲的父母跟人有約，就會確保提前二十分鐘抵達約定地點，然後在車裡慢慢等。有時他們會聽廣播，有時則開著車在附近多繞幾圈。

「如果天氣不錯，我們會去散步或在附近逛逛，因為也不能太早到。但我們通常會在那裡坐等半小時。」

如果他們要去沒去過的地方，通常會提早一到兩天開車去看一看要怎麼走、瞭解一下交通動線。有一次，伊莉絲的母親想去哥特蘭島（Gotland）旅遊，全家就在前一天開車一小時到奧斯卡港市（Oskarshamn）看看港口的確切位置。

「他們一切都計畫得好好的。什麼事都不放過。不管是工作天還是週末，一切都得好好安排。他們每週五就會列出購物清單，順便決定下禮拜的晚餐要吃什麼。每逢週末或假日，我爸就會在一大早問我今天打算做什麼。我好討厭這個問題，這完全破壞那種自由自在的感覺。因為假如我說我沒計畫，就會覺得有點內疚，好像我一定得做些什麼一樣。」

伊莉絲慢慢長大，內心對初戀滿懷期待。她進入第一段戀愛關係；她很期待搬到鄉下居住，後來她也真的搬到鄉下。

突然間，未來完全沒有任何事好期待。伊莉絲的未來崩解了。

某天夜裡，她被龐大的焦慮感嚇醒，還忍不住吐了出來。第二天晚上，同樣的狀況再次上演。她不曉得這竟然也是焦慮的一種表現形式。這個狀態持續數月。雖然她以前就知道什麼是焦慮，但這次卻是另一種截然不同的感受。這次，焦慮表現在身體上而不是心理層面。

這次行動純粹是衝動而非計畫。在一個有坡度的彎道上，伊莉絲沒有轉動方向盤就踩下油門。在汽車到達頂峰之前，她閉上雙眼。汽車開始離地，伊莉絲的自我被拋來拋去。車子還在空中飛行時，伊莉絲覺得自己這輩子已經擁有過許多美好的事物。

「我還是感覺得到對人類的愛。我喜歡人，喜歡跟他們在一起的感覺。我也不覺得孤單。但這主要是因為我沒辦法繼續應付這個名叫『人生』的計畫了，我就是沒辦法。」

伊莉絲坐在我對面。她還活著。車子墜落觸地、三百六十度轉了一圈，奇蹟似地四輪著地，完全沒有撞上任何東西。伊莉絲睜開雙眼，發現車子撞毀柵欄衝進一個羊圈，而那群反芻動物在不遠處看著她。

不過這件事並沒有帶來轉機。伊莉絲被自己的行為嚇傻、伸手拿起手機，打電話給伴侶說自己出了意外。

夜裡，她又在焦慮中醒來。

「我沒辦法想像未來的人生是什麼樣子。我完全看不到。」

有份研究以封閉式病房裡的精神病患為樣本，藉此探討自殺這個議題。研究人員將患者分成兩組，其中一組的人都有過自殺意念，另一組的成員則未曾有過這種想法。所有受試者都深受各自的疾病所苦，其中包含憂鬱症、強迫症與思覺失調症。但這兩組受試者之間的差別並非痛苦程度。有過自殺意念的患者具備一項特點：他們無法想像自己如何能在歷經改變後仍是同一個人。他們跟伊莉絲有相同困擾。被問及自己十年後會是什麼模樣，他們都給不出答案[1]。

針對此類研究的一項常見解釋為，人類需要一個目標才能好好活著。在年輕人與老年人都認為現代的孩子會過得比父母差時，我們很快就能看出當今社會焦慮的一大主因[2]。

然而，人類並不是一路以來都將未來看得如此重要。純粹基於實務考量，在人類歷史的多數時期，我們的**未來視野**（也就是往前看的時間長度）一直只停留在幾天以內。對現代人而言，未來的地平線遠超出任何具體事物。現在，一提到「我們的未來」，大家就會去設想好長一段時間之後的事。但在短短幾世紀前，都不會有人敢臆測這些遠程未來的事。

任何有一丁點想像力的人都找得到擔心的理由。

孩童能擔心自己二十年後沒朋友；吸菸者擔心自己會在四十歲時死於癌症；學生擔心自己

會在五十年後陷入老年貧困的絕境。伊莉絲擔心自己無法快樂度過餘生。

但這些對未來的臆測都是虛構、想像出來的，全部都只是猜測。只有在此時此刻的當下，我們的希望與焦慮才會有成真與否的差別。那麼，尚未存在的事物為什麼這麼早就讓我們陷入陰霾？

沒有時間的時代

我們絕不能忘記，在人類史上約百分之九十五的時間裡，也就是大約二十萬年之間，人類一直生活在沒有精確計時器、時鐘或所謂禮拜幾的情況下。

觀察某些族群是如何在沒有時間的社會中生活，我們就能看出時間與時間跨度對我們造成何種影響。二十世紀中期，第一批人類學家發現沒有工業化與農業的民族，都以截然不同的態度來面對時間。當然，要掌握對時間的不同理解並不容易，但許多人類學家在描述文化差異方面投入的努力，是社會科學中最令人印象深刻的成就。

舉例來說，近期發表針對納米比亞（Namibia）桑人（San）的研究中，人類學家詹姆斯．蘇茲曼（James Suzman）花了二十五年時間與他們共同生活，學習他們的語言、了解他們的文化。直到最近，桑族是世上少數純粹以狩獵與採集維生的其中一個社群，同時也被稱為世上最古老的民族群體。他們還沒完全適應以工資為基礎的生活方式，目前活在現代性以及史前時期的交界。他們穿著工廠生產的衣服、擁有工具、住在房子裡，與外部世界進行貿易往來。

蘇茲曼的實際研究目的並不是探究桑人如何看待時間，他是透過白人定居者的存在才意識到這個現象。白人定居者在殖民主義後，繼續將當地原始住民當成勞動力來剝削。他們經常以食物而非金錢來支付工資。根據納米比亞法律，這種行為已觸犯法律。但許多農民堅持採納這個作法，因為在他們看來，桑人沒辦法處理金錢。

「那些『叢林人』對時間的認知跟我們不一樣。」有位農民表示。

許多農民認同這個觀點，因為桑人對時間的觀念跟「幼兒」沒兩樣，他們無法管理金錢。如果支付他們一個月的工資，那些錢只夠他們花一個星期；要是給他們食物，他們能撐更久。

農民能透過這種操作來獲利，這個事實讓這種觀點變得沒那麼單純。此外，這種判斷中隱含的認知，跟早年令人遺憾的價值判斷相去無幾，也就是認為桑人比較像動物而非人類。蘇茲曼是聽到一位年長的桑人主動表示白人農民對時間的理解與他們不同，才開始認真調查這些差異到底是什麼。

過去與未來對桑人來說根本就一點也不重要。帶領蘇茲曼走上這條研究之路的男子，已不是族裡最年輕的成員，但是跟許多社群中年紀更長的人一樣，他也不曉得自己是什麼時候出生的。或是說他根本就沒興趣知道。如果要評估他的年齡，只能問他經歷過哪些歷史事件來推斷。

而且，這名男子幾乎不想談論過去，所以要推測其年齡並不容易。

他回想道：「農民跟赫雷羅人（Herero）來到這裡，把所有土地都偷走。」這是一項重大歷史事件[3]。

整體來說，蘇斯曼的研究證實另一位人類學家在五十年前提出的描述。那位人類學家也很訝異桑人的回憶竟這麼少，而且對過往完全不感興趣。人死後，屍體被埋進沙中，接著就被遺忘。往生者的父母或祖先是誰並不重要。

接受訪問的人似乎根本不在乎未來即將發生什麼事。他們對未來的觀點通常只包含幾天的時間；他們的注意力全集中在我們所謂的「現在」[4]。

在學界研究的描述中，其他狩獵採集社群也有同樣專注於當下的時間理解，例如剛果金夏沙（Kinshasa）的姆巴提人（Mbuti）、坦尚尼亞的哈扎人（Hadza）、馬來西亞的巴特克人（Batek），或是印度南部的潘達朗人（Pandaram）。

不過，這些研究透過實證經驗證明出來的結果，其實也能從邏輯推導得出：對一個每月、每週，有時甚至每天都四處流動遷移的社群來說，純粹從實際層面來看，他們既不能累積食物也不能積蓄金錢，而是立即消耗所有採集或獵取而來的資源。在這種社會中，過去和未來對個體看待自己與世界的方式影響甚小[5]。

這種針對狩獵採集者社群的分析是最有憑有據的。然而，許多針對第一批人類的分析卻是在相當不穩固的基礎上進行。期盼能在現存狩獵採集者社群中找出人類的「原始狀態」，這種盼望是徒勞無功的，因為這些社群之間存在巨大差異。

他們的共同點非常清楚，這也說明為何他們對時間的理解是以當下為中心：這些族群透過狩獵與採集來獲取食物。

人類學家稱這是**即時消耗**，而非農業操作帶來的**後續消耗**。要了解這項分野，只需想像以採集蘑菇、根莖類蔬菜、莓果和零星狩獵成果為主的生活即可。這些群體該如何安排狩獵與採集工作？

答案是：幾乎無法安排。因為他們無法長期儲存這些食物，必須盡快食用消耗。所以，採集食物成為日復一日的重複過程[6]。

我們知道的就這麼多。當然，不同群體會採用不同狩獵與採集方式。某些社群主要以他們能採集到的東西為食，其他群體則以獵捕來的野生和水生動物或蛋為食。他們的共同點是每天都需要生產與消費，一取得食物就立刻吞下肚，而這種生活模式從三大重要層面影響他們對時間的認知。

首先，預先替未來做準備是不必要，甚至是不可能的。我們總是擔憂、想控制未來，但未來是科技與社會的產物。畢竟，只有在人有能力預留金錢與必需品時，才有辦法去規畫未來一週、一年甚至是十年內的財務狀況。如果錢是會腐朽凋零的物質，那每個月固定存錢就一點意義也沒有。在當下忍耐預留資源也沒有用，因為這種捨棄並不會讓人在未來擁有更多。節儉不會是一種美德。

另一方面，由於他們的飲食方式，狩獵採集者社群不太需要擔心恐懼。當然，食物供給量的多寡取決於他們是沙漠採集者還是北極狩獵者，但一般而言，狩獵採集者都能取得許多不同的食物。以農業為主的社群相當脆弱，因為民眾只能用種類稀少的食物來果腹，有時農業社群只種植一種作物，例如米飯或大麥。在這種單一作物社群，天氣因素、植物病蟲害都有可能造成破壞。這就說明為什麼有好長一段時間，狩獵採集者的預期壽命比「文明」定居者還高。據估計，他們的預期壽命落在三十到四十年間。如果不考慮嬰兒的高死亡率，預期壽命就更高了。如果孩子能活過生命的前十年，就很有可能活過六十歲，有些地區的人甚至能活過八十歲。據推測，狩獵採集者社群的年齡結構，與十八世紀中期的歐洲人口年齡結構相似[7]。

此外，狩獵和採集無需分工。雖然有時候只有特定人士才會負責狩獵，但整體來看，社群中的每個人都能狩獵。大家不需要組織勞動力，也不需要訓練特定人士負責單一工作。某些狩獵採集社群有明確的規範需遵守，但是在經濟方面，個體在群體中的自主性確實比現代人高出許多。個體只會採集自己需要的量，這代表他們只需要工作大約四小時，工作量不會把他們壓得喘不過氣。如果想要的話，個體甚至能離群索居。例如在坦尚尼亞北部的哈扎社群，人類學家就觀察到隱居的狩獵與採集者[8]。

在社會科學中，學者徒勞地尋找更清晰的例子，試圖了解社群形式如何影響個人。沒有住址、沒有職業、沒有組織，甚至也沒有任何能建立身分認同的親屬關係，我又是誰？我應該是誰？我想成為什麼？狩獵採集者所處的生活環境，讓這些問題變得毫無意義[9]。

不過即使是在會立即消耗食物的社群中，個體還是能預先做準備。製作魚竿、箭或挖掘棒，這些都與未來活動相關。練習使用弓箭的孩童也預期自己有一天會打獵。不過，這種想像與把多數時間花在思想之時空旅行上是截然不同的。雖然遊牧民族的日常生活有很大的空間跨度，但時間維度只在意識中起了微小的作用。

這種意識究竟是什麼樣子？這個疑惑仍未得到解答。現代人腦中塞滿關於未來的思緒，那這些不思考未來的人腦中究竟裝了些什麼？

生命的強度

有時我們也會留意到一項差別。也許是在興奮或焦慮的時刻，又或者是在兩者交融的情況下。原因有很多，但效果是一樣的：時間濃縮成一個震盪的當下，強度跟巨大災難相去無幾。

當了幾年的社會主義青年後，杜斯妥也夫斯基在二十八歲那年被沙皇尼古拉一世判處死刑。他所屬的烏托邦社會主義團體已被沙皇的祕密警察奧克瑞納（Ochrana）發現。八個月後，在審訊、失眠、痔瘡與癲癇發作折磨下，他和另外十五名囚犯被帶到塞米耶諾夫斯基廣場（Semjonowskiplatz）公開處決。廣場上，囚犯接到死刑判決通知。身上披著白色裹屍布的他們不得不親吻十字架。他們頭上掛著一把被折斷的長劍，象徵他們已失去貴族身分。第一批囚犯被綁上木樁、士兵將步槍上膛時，杜斯妥也夫斯基估計自己大概還能再活五分鐘。這五分鐘感覺永無止境，而他以教堂的塔鐘為基準來妥善分配這五分鐘。

他用前兩分鐘來向朋友道別。在接續的兩分鐘內，他思考自己的命運：他接下來將面對什麼，以及包含生與死在內的一切是如何連結相繫。他確信自己能在短短兩分鐘內解開這個謎團，但他旋即陷入沉思、凝視教堂的鍍金屋頂，欣賞屋頂在陽光照射下散發的光芒。很快，他就被吸入這道光輝中，他清楚感覺到這已經構成他的全新存在。

他最後的想法是：如果能活下來，他想繼續以這種強度來度過餘生。

杜斯妥也夫斯基沒有被處決。槍手在最後一刻被制止，並宣讀沙皇的赦免信。沙皇刻意搬演處刑的戲碼來威嚇反叛分子，直到最後一刻才宣布真正的判決：囚犯必須到西伯利亞監禁四年。

杜斯妥也夫斯基又多活了三十年，雖然他投入一切（尤其他經常去賭場，把所有財產都賭光），但他無法維持這種強度[10]。

要感受這種強度，光靠改變觀點是不夠的。這是一種覺醒，一種看見世界真實面貌的感受。這種強烈的感知往往與特定事件或經歷密切相關，例如危及生命的危險、暴力經歷、痛苦、疲憊或是愛[11]。

時至今日，我們需要靠相當極端的體驗才能觸發對當下的感知，這種現象提供數種詮釋的可能。或許我們生來就是為了反事實的冒險行為而生；或許這是一種演化能力（能想像來日的危險），而其副作用則是心不在焉、魂不守舍。

不過，那些研究狩獵採集者生活條件的人，通常會得出相反的結論：那種純粹生命強度的永恆感受，只不過是不掛心未來的生命個體所散發的一道微光，而這道光曾經是人類生活的標誌。

精神分析師榮格（Carl Gustav Jung）在回憶錄中表示，人類悲劇在於「人大多不是活在當下，而是活在未來與其對黃金時代的虛幻承諾中；在所謂的當下，人類的整段演化發展史甚至尚未清楚攤在我們眼前」。榮格認為，我們「不再生活在今日的光明裡，而是活在未來的黑暗中，在那裡期待真正的日出」[12]。

不過，所有針對人類「演化發展史」的研究調查，還有任何企圖解釋數千年前的人類如何感知世界的嘗試，必然都只能是臆測和推斷，而這也衍生出不少有趣的理論。

根據其中一項理論，哲學家吉恩・蓋澤（Jean Gebser）認為早期人類史是由「永恆的現在」

所形塑。蓋澤是許多將這種狀態浪漫化的理論家之一。對蓋澤來說，這種對未來的有限視野，代表一種「神奇的意識」（magisches Bewusstsein）。這個意識的神奇之處在於當中沒有孤立自我的概念[13]。

這個說法並非沒有道理。如果沒有所謂的國家來登記個體的存在；沒有學校教育來讓人在社會競爭中站穩腳步；沒有職涯規畫；沒有終生伴侶關係；沒有是否生小孩、是否養貓養狗或買房，以及是否盡情消費的決定；沒有所謂的群體歸屬，人難道有辦法接受個體性的意識嗎？不過，人類是否根本就不曉得何謂自我，這個問題依然未有定論。

無自我的無邊界概念已經存在好一段時間了。佛洛伊德將這種狀態稱為汪洋感（ozeanisch）：所有人類在幼年時期都會經歷這種狀態。佛洛伊德將這種狀態描述成一個原始階段，而人類想回到這個階段的各種渴望是逆行倒退的，如同嬰兒希望能回到子宮。站在對立面的榮格則認為，自我消解的渴望是進步式的渴望，是一種對原始智慧的追求、希望能超越冷酷的現代理性信仰。榮格與蓋澤共同建立了以下觀點：最早的人類沐浴在狂喜之中，這種超然的感受狀態是真實且自然的。這種概念有時被稱為泛靈論（Animismus），同時也是一種認為自然界具有生命的宗教觀點。不過，這裡的重點在於泛靈論的神祕主義形式，也就是主體與客體的消解。在這種情況下，其他人、動植物、山脈、天空和星星所代表的「外在」，都會與「內在」相互融合[14]。

其他歷史學家與人類學家認為，狩獵與採集者群體是由某種沒那麼超越自我的泛靈論塑造出的。自我消解、成為宇宙的一部分的概念造就出一種文明，而榮格與佛洛伊德在天馬行空地構想人類的原始狀態時，其實也屬於這種文明。他們認為狩獵與採集者當然也有對自我的理解，但這個自我在他們的意識中占據極小比例。只有到了後來，人類安定下來並逐漸理解事物之後，才開始冥想或試圖使用迷幻物質來消解自我。直到後來這個階段，我們才有了以下假設：自我是個體必須擺脫的事物[15]。

根據這個理論，在進入人類開始規畫一切的年代之前，意識的特色是具有敏銳的注意力。如果想靠狩獵或採集來求生存，個體必須學會留意幾公頃活動範圍內的動植物數量。他們必須熟悉四季的節奏與步調、學習不同植物具有何種療癒能力，並記住植物的生長地點與方式。雖然手工在工業化掛帥的社會裡越來越不重要，但狩獵採集者都得具備基本手工能力。用牛角或火石來製作如手術刀鋒利的切割工具，而這已超出多數現代人的能力所及範圍。另外，他們還得具備隨時應對各種可能的能力：天氣突然出現變化、侵略性強的掠食動物、昆蟲叮咬、受傷與疾病等。如今，我們都靠技術或受過特殊訓練的專業人士來應對各種狀況。但在當時，每個人都必須自己注意[16]。

這種敏銳的注意力本身並不神祕。像狩獵採集者那樣生活的動物也有這種高度專注的能力，只不過人類還多了一樣東西，那就是自我意識。在學術界，學者用各式各樣的術語來指稱這種意識的形式。美國歷史學家莫里斯・伯曼（Morris Berman）認為我們活在某種「矛盾」中：一方面，我們受個人存在帶來的不安全感所苦；另一方面，我們又相信自身的能力[17]。

美國人類學家沃爾特・翁（Walter Ong）談到所謂的「世界觀」（Weltanschauung），英國人類學家休・布羅迪（Hugh Brody）則將其描述為「聚精會神的沉默」（konzentrierter Stille）。另一位人類學家保羅・拉丁（Paul Radin，因針對內布拉斯加州〔Nebraska〕的溫尼貝戈族〔Winnebago〕進行大規模實地研究而聞名）則說，狩獵採集者對周遭環境的感知是如此敏銳，彷彿像在「發光」那樣。這裡所謂的發光跟聖經或超自然現象無關，不過倒是能跟杜斯妥也夫斯基等待處決時的精神強度相提並論。或是舉另一個例子：剛果金夏沙的姆巴提人不崇拜更高的力量，而是認為森林與他們的世界具有生命[18]。

拓展未來的視野

狩獵採集者的世界觀如何反應在他們的心理上，這點我們無從得知。有些研究追蹤了狩獵採集社群轉型為農業社會的過程（例如烏干達的伊克族〔IK〕和北極圈的原住民），並在記錄中發現自殺有逐漸增加的趨勢，社群成員的沮喪感也越來越顯著。不過總體來說，研究的數量還是太少，而且我們也不清楚這種變化的速度為何。而且，早期農耕社會也可能極少受到精神健康問題的影響。在針對巴布亞紐幾內亞（Papua-Neuguinea）卡盧利族（Kaluli，從事農耕）的研究中，人類學家針對約兩千名成人與孩童進行將近十年的訪談研究，藉此了解他們內心在擔憂些什麼。他發現只有一個人符合臨床憂鬱症的標準，那人是一位違背個人意願成婚的女子[19]。

同時，我們也能說農業讓從前根本不存在的擔憂慢慢發芽滋長。隨著農耕發展，人類想出第一套保存作物的方法。農民必須考量到各種發生率極低的災難，這些災難可能會在一、兩年，甚至更長的時間內發生。他們必須將豆子和小麥儲存起來，而這不只是為了過冬，因為歉收和飢荒讓人類學會將目光放到更遠的未來。農作物的存量必須夠讓他們撐過歉收期。時至今日，農民還是無法精準預知何時會歉收。

一位觀察白雲、將手指伸進土壤裡的農民，跟一位總是在不同區域穿梭的獵人，他們具備的知識肯定大有不同。狩獵採集者會利用土地環境原有的資源，農民則靠自己來創造收成。無論是梯田排水系統、綿延數公里的水渠灌溉法，還是刀耕火種的農耕法，農民都得面對各種技術層面的問題，而他們的決定具有非常關鍵的影響。

我們是否該播種、澆水、施肥、耙地、犁地？還是因為淹水、降雨、乾旱或甚至其他未知因素，所以不得不等待？在日益依賴計算評估與專業化的社會，狩獵採集者不必承擔的責任，逐漸成為這個社會的副作用[20]。

然而：雖然這些條件非常關鍵，但學界太著重於從狩獵採集到農業的過渡期。在接下來的段落中，我們會發現這種轉變並非一蹴而就。就算是在現代，不同定居文化對時間的認知也存有巨大差異。

有些文化甚至沒有能與「時間」一詞相對應的說法。在緬甸北部的克欽（Kachin），ahkying 指的是一天中的時刻，asak 指的是我們作為眾生所經歷的時間，na 指的是一段很長的時間，tawng 則是一段短的時間。「時間」作為一種獨立的尺度，這個概念並不存在[21]。

這種語言學上的特點，只是特殊時間關係的其中一個面向。許多北美地區的文化在提及時間時，都是用比較間接的方式。蘇族（Sioux）有很長一段時間沒有「時間」一詞，因此也沒有「遲到」或「等待」的對應說法。我們對時間的認知，會受我們衡量時間的方法影響。用行星來衡量時間，跟用時鐘的指針來衡量時間是不同的。在緬甸的許多寺院內，太陽一出來就該起床。或是說，只要你能清楚看見手腕上的靜脈，就是該起床了。這麼看來，生活取決於光的變化。在歐洲，民眾若是固定將鬧鐘設定在早上六點半，會發現自己有時在光明中睜開眼，有時被鬧鐘吵醒時卻是一片黑暗[22]。

這些乍看之下相當細微的時間感知差異，對注意力卻有一定程度的影響。比方說，如果你已經習慣靠時鐘來判斷時間，就很難跟上加拿大東部米克馬克人（Mi'kmaq）的守護死者儀式。這項儀式是按照一個固定的模式運行。他們會用一定的時間來集會，接著則是禱告、唱歌、休息和吃飯用餐的時間。但他們不會看時鐘來判斷是否進入下一個階段。悼念者會在大家一致同意之下進行下個活動。但什麼時候是正確的時間點？時間到了自然就知道了[23]。

在蘇丹努爾人（Nuer）群落中也能觀察到類似現象。他們的曆法是以四季為基準。在所謂的庫爾（kur）期間，他們會搭建營地和水堤來捕魚。那庫爾什麼時候開始？就是在他們為捕魚搭建營地與水堤的時候。同樣，杜瓦（dwat）指的是拆除營地、返回村莊的時候。努爾人怎麼知道什麼時候是杜瓦的時機？當他們拆除營地返回村莊時，他們就知道了[24]。

他們之所以繼續使用這種時間框架，並不是因為沒有時鐘。有位人類學家在馬來西亞西北部的吉蘭丹（Kelantan）發現，當地農民喜歡使用「椰子鐘」。為了計算運動的時間，當地人會將有洞的椰子殼放進一桶水中。椰子殼從水面沉到底部所需的時間（通常介於三到五分鐘之間），正好等於一段運動區間的時長。農民知道他們的時鐘並不準確，但比起手錶，他們更偏好這種計時法[25]。

即使是在最早開始使用時鐘計時的國家，民眾對時鐘的抵制始終都在。

史上第一款日晷可能是在約莫三千五百年前研發出來的，主要是用來排定日出與日落等自然標記時間點之間的會議。日晷替「守時」下了廣泛的定義。正如古希臘人所說，「追尋影子」仍然是件不精確的事。此外，日晷在控制人類生活各方面，其實還是受到雲朵遮蔽和夜間黑暗的限制。

因此，在以書面形式流傳下來的多數人類史中，大家會在白天使用日晷，晚上使用水鐘。後者測量的是流經一個開口的水量。然而，這個開口可能會出現堵塞或擴大的現象，從而停止或加快水流流動。儘管存有這些不利因素，作為一種測量時間的工具，水鐘還是在歷史上屹立好長一段時間：從古代直到十八世紀時被擺鐘取代[26]。

然而，機械鐘錶豐富多采的歷史構成一個謎團：為何至今都沒有其他設備能像鐘錶那樣，如此強勢地形塑我們的日常生活？別忘了，人類史上第一批鐘錶沒有錶盤，只能發出聲音信號。到了該禱告的時間，鐘就會發出聲響，功能僅此而已。如今，時鐘的普及度遠勝過其他時間測量方式。

二〇一四年，科羅拉多州（Colorado）的美國國家標準暨技術研究院（National Institute of Standards and Technology）宣布他們已經發明出一種原子鐘，能精準指示未來三億年的時間，而精準程度到秒。短短四年後，該研究所又宣告另一項推翻之前發明的消息，表示最新的原子鐘在「宇宙的壽命」（估計為一百四十億年）中，連一秒的誤差也不會有。天體物理學家史蒂芬・霍金（Stephen Hawking）指出，目前最精確的衡量標準是時間，所以連距離也是以時間為單位（一公尺是光在真空中行進兩億九千九百七十九萬兩千四百五十八分之一秒的距離）[27]。

一想到這場技術革命竟然就這樣成真了，實在是令人吃驚，尤其是考量到機械鐘錶其實始終受到各種質疑。直到十九世紀，時鐘的時間都被當成是對自然時間的拙劣模仿。最重要的會議、對決和戰鬥一直都被安排在日出時分，時鐘只被當成科技的裝飾品。時鐘很吸引人，但沒有實際用途。時鐘從來就沒有受到任何技術限制，而是遭到社會的抗拒。雖然時鐘越來越普及，但時鐘並不是根據標準化的時間來報時。每個家庭都有各自的時間設定。

隨著工業化資本主義的發展，大家的時間才開始同步。所有複雜的交易和伴隨鐵路而來的新技術，都讓時間同步成為必然。在瑞典，有好長一段時間，車站時鐘的不同錶盤上分別顯示「鐵路時間」和「當地時間」。哥德堡與斯德哥爾摩這兩座城市也展開拉鋸戰，各自想讓自己的時間成為瑞典的官方時間。一九七八年，正好位於兩座城市之間的阿斯克松德（Askersund）奪下勝利。

在其他國家，這段過程花費了更長的時間。一八六〇年左右，光是美國就有七十個不同時區。到一八八〇年只剩五十個，但統一時間的過程依然面臨巨大阻力。

一八八四年正式引入標準化時間後不久，查爾斯·達德利·沃納（Charles Dudley Warner）在《哈潑雜誌》（*Harper's Magazine*）中表示，他擔心時間會對生活產生過度影響：「將時間切分成固定的區段，而不是以性格或心智狀態來區分，就是對個人自由的干涉。」[28]

雖然鐘錶越來越隨處可見，從塔鐘到客廳的裝飾品、再到懷錶及現在的腕錶，針對鐘錶的批評也越來越不絕於耳。二十世紀初，德國作家西吉斯蒙德·馮·拉德茨基（Sigismund von

Radecki）表明時鐘是「時間的手銬」（Handfessel der Zeit）。而在他提出這番批評的兩百年前，強納森・史威夫特（Jonathan Swift）則透過小人國的故事，讓讀者知道格列佛的手錶對他來說具有神聖的功能，因為格列佛每次開始行動前都得看一看手錶[29]。

針對鐘錶的批評主要是擔心時鐘會讓我們與自然時間脫節，而自然時間指的是建立在白天與黑夜、夏天與冬天、生命與死亡等自然節奏上的時間。現今，我們正好能針對這點指出一些差異。印度安達曼群島上（die Andamanen）的原住民有一種日曆，是根據哪種樹或花的香味在何時最突出顯著而制定的。比起在手機上看時間，這種曆法更仰賴人類的感官。

奇怪的是，不管我們與「時間」共存了多長的時間，時間似乎仍與我們的經驗脫鉤。多數人無法培養出對時間流逝速度的感受。針對時間之誤判的程度以及誤判的方向，每個人都各有不同。舉例來說，躁鬱症、反社會人格障礙症（dissoziale Persönlichkeitsstörungen）和妄想型思覺失調症患者的內在時鐘似乎走得更快；焦慮症、憂鬱症和非妄想型思覺失調症患者的內在時鐘則跑得比較慢[30]。

多份實驗結果顯示，多數人的傾向為憂鬱而非躁狂。我們認為時間走得比實際上還慢，同時也做出非常嚴重的誤判。例如，法國地質學家米歇爾・希弗雷（Michel Siffre）很早就做過一次自我實驗：在地底一百一十五公尺的洞穴中待了兩個月。實驗結束時，他在日記裡寫道，自己已經失去所有時間感。同事告訴他兩個月已經到了的時候，他以為才剛過三十四天[31]。

在其他實驗中，我們也能看出受試者對時間的感知比實際上還慢。在一項實驗中，受試者被安置在沒有窗戶的隔離室中一到四週，研究人員會定期詢問他們認為目前已經經過多少時間。受試者對一小時的平均感知為一小時又二十八分[32]。

由於時間是個抽象的量，我們需要利用工具來感知時間。我們再也不會從自然界中判讀時間的流逝，而是利用身邊的螢幕或錶盤來得知時間。雖然一天的節奏和季節等週期性元素仍反映在時間與日曆中，我們已無可避免地習慣於時間的抽象性。

透過線性的時間概念，未來在我們面前延伸，如同一條不斷變化、由可能性和風險構成的直線，而一切都取決於我們的決定。

對抗未來的鬥爭

伊莉絲找到一條出路。她離開之前的伴侶，展開新生活、有了全新的未來。現在，她終於又有值得期待的事。但她同時也注意到自己建構時間的方式跟父母一樣。她說每天被切分成「四等份」。如果她遲到，就會感到焦慮，不管是她太晚出門還是火車誤點都一樣。

「這是一種真實的感受。只要遲到，我就會掉入一種幽閉恐懼的狀態，好像被困在時間裡，絲毫無法掌控個人生活。」

即便是放假休息的時間，她也會做好萬全規畫。她說這是因為她想盡可能善用時間。只要她哪天沒有妥善安排時間、沒有照計畫走，一到傍晚她就會覺得自己浪費了一天的時間。不過，偏離原先的計畫還是能帶給她相當奇特的滿足感。

「我很喜歡改變計畫，這樣我全身就會湧起一股非常柔軟、溫暖的感受。但改變計畫必須是由我作主。要是計畫改變是因為公車誤點或我遲到，我只會覺得壓力更大。」

無論時間對我們的生活有多大影響力，我們都渴望能從中解脫。

許多跡象顯示，這種衝突打從一開始就存在。人類學家詹姆斯．斯科特（James Scott）指出，人類在開始刻意栽種作物之後，有很長一段時間都沒有真的定居下來。從人類最早開始刻意播種到全球化農業，這之間大概經過了四千年。在這段漫長的過程中，許多人反對、逃離定居生活，或是以其他方式拒絕定居在一個地區[33]。

這種抗拒持續了好長一段時間，而這並不是因為當時的人類不曉得如何耕種作物來養活自己。在針對桑族的研究中，受訪者反問研究人員：「世界上有這麼多蒙貢果（Mongongo），我們為什麼還要刻意去種？」[34]

在工業化前的社會，這種問題或許會引發更熱烈的討論。一七五三年，班傑明．富蘭克林（Benjamin Franklin）指出，被美國原住民綁架、撫養的白人孩童，再回到原本的生活環境時會感到不自在：「他們很快就開始漠視我們的生活方式以及伴隨這種生活方式而來的優缺點。然後，他們一逮到機會就立刻逃回森林。」[35]

現在，多數人沒有能在森林中生存的體力或手工技能，更不用提林地變得越來越稀缺。我們與一個被迫得去面對的未來共存，眼前是關於工作、家庭生活和飲食方面的無盡選擇。即便想逃避這些議題，我們還是得做出選擇。

假如選擇是以荒謬的形式呈現在我們面前，讓人覺得這些根本是**不可能的抉擇**，而我們的個人決定只能對抉擇的結果發揮細微影響的話，做出選擇或許會沒那麼困難。但事實並非如此。由於決定應該是**理性**的，而且還得來自**個人意志**，不安全感也連帶變得更強烈。這也讓思想的旋轉木馬開始轉動，因為如果要做出理性、發自個人意志的決定，我們得先知道自己是誰。

某些文化開始出現與此趨勢相對的發展，藉此制衡以未來為導向的科技。其中一例是卡比利亞（Kabylei）社群，位於阿爾及利亞北部（Nordalgerien）的一個沿海山區。法國社會學家皮耶·布爾迪厄（Pierre Bourdieu）在一九五〇年代末於當地從事四年的實地研究。雖然這個社群的成員都以定居型態為生、得面對各種與農業相關的未來規畫與風險，但是當地人卻對過於周密的前瞻性計畫非常懷疑，甚至可說是敵視。關於計畫的理性談話會讓當地人非常不悅。假如有人太費心規畫未來，說得好像自己能影響甚至是控制未來，他們就會說：「他以為自己是上帝。」[36]

任何想藉由計畫來消除未來之不確定性的人，都會被視為是軟弱或傲慢的。任何形式的盤算都是可疑的，而這種態度不僅適用於提升作物收成方面。他們不會事先確定會議的參加人數、不會去量要播多少種子，也不會去數有幾隻小雞或幾顆雞蛋。

那這些人是如何成功種植作物的？他們是如何做出會影響收成的重要決定？根據布爾迪厄的說法，當地人因為文化傳統而懷抱某種「自信」。飼料的儲存量是根據準則而非理性經濟考量而定。藉由這種自信，當地居民都很尊重由前幾代人傳授下來、整個社會都認可的教條與準則。而那些在精心盤算之下無視傳統的人，行為舉止完全沒有展露半點自信。那些指望未來收成能增加的人，不僅沒有用謙卑的態度面對未來，甚至還欺騙了整個社群[37]。

這種對未來的開放態度或許是不理性的。不過，我們也在連貫一致的理性中看出固有的不理性，哥德爾就是最佳例證。或許我們必須接受未來不確定的事實，並遵循既有行動指南的「傳統」，而不是去承擔風險，因為我們沒有足夠時間替自己預計做的每件事提前擬定計畫。

不過，每個社會接受不確定性的程度都各有不同。在一個認同人類不該試圖去盤算或控制未來的社會，卡比利亞人不願影響未來的作法就更容易被採納。在一個主張風險最小化與機會最大化的社會，人類自達成各種農耕成就以來所懷抱的未來視野就會不斷擴張。

西方歷史中也可見類似卡比利亞人的作法。比方說，第一批僱傭勞動者認為累積大量錢財是很沒意義的一件事。幾世紀以來，普遍原則是努力賺取足夠的錢來維持生活，就這麼簡單。

十四世紀，瘟疫在歐洲肆虐，這種工作態度造成明顯的勞動力短缺，這就是為什麼勞動者的自由在某種程度上與中產階級的自由相似。在人類歷史後期，這種例外狀態確保勞動者能談到更高的工資。不過在十四世紀，大家著重的是擁有更多休閒時間。宗教在勞動者階層繁花盛開，因此有越來越多諸聖節變成休假日[38]。

話雖如此，在工業化開始前，歐洲勞動階級對未來似乎抱持近似於卡比利亞人的沉著態度。德國社會學家馬克斯・韋伯（Max Weber），就詳述傳統勞動者對資本主義的抵抗，抗拒資本主義對勞動力增加的永恆渴望。

他寫道：「女性勞動者往往體現出倒退的傳統主義勞動形式，尤其是未婚的女性勞動者。然而，『倒退』指的未必是負面發展。」

> 「尤其是她們徹底沒有能力和意願，去放棄傳統、曾經學過的工作方式，來採用其他更實際的工作方法。所以雇用未婚少女的老闆，尤其是德國女孩的雇主，幾乎都會發出這種抱怨。各種針對能讓工作更輕鬆、可提升收益利潤的討論，這些少女通常都無法理解。計件工資率的提升，只會無效地從習慣築成的牆上反彈回來。」[39]

沒辦法透過工資增加來鼓勵勞動者多工作，這點實在非常有趣。韋伯還觀察到，傳統勞動者對高工資的興趣不比擁有更多休閒時間：「對他們來說，減少工時比提升工資更吸引人。」[40]

具體而言，這有時代表當勞動者認為自己已經賺夠接下來的工資時，工廠就會暫時空出來。

韋伯寫道，我們能在各種資本主義擴張形式中得出這種觀察：「人的本性並不是想賺錢或賺更多錢，而單純是想生活、過著像他或她習慣的那種生活，並為這種生活賺取足夠的必要資源。無論是在何地，只要現代資本主義開始藉由提高勞動強度來增加人類勞動生產率，前資本主義經濟勞動力的這種首要概念就會永無止境地抵抗。」[41]

韋伯所謂的這種「本性」如今怎麼會出現如此大的變化，大到我們現在都很難想像有人不會去想到即將失業的風險。

在這個問題的答案中，傳統歐洲勞動者與納米比亞桑人（目前仍以狩獵採集為生）之間的最大差異也變得清晰可見：無論歐洲勞動者的抵抗有多猛烈，程度都不夠強。

除魅

那些會回顧過去、想著過去或許能有什麼不同，以及展望未來、思考未來可能會發生什麼事的人，都替人生方程式額外加入兩項因素：原因與結果。

因果關係是屬於自然科學，也就是屬於科技的術語。因果關係協助人類了解細胞分裂與數百萬年前大陸板塊分裂等所有現象。因果關係讓我們得以計算風險，而擔憂通常也是伴隨我們對因果關係的分析而生。

有時候，我們會覺得生活只不過是一連串殘忍無情、由因果關係隨意排列而成的骨牌，彷彿一切都遵循一套無人能控制的機械規則。假如我們只不過是生物機器，被鑲嵌進大自然這部規模更大的機器之中，那人生還有什麼意義？這不是讓一切失去意義嗎？

沮喪之餘，我們想起自己小時候感知的世界有多麼大、多麼神祕。現在，世界怎麼會變得如此疲憊、沒有靈魂？

大約一百多年前，社會學家馬克斯．韋伯就在思考這件事，而他的想法也被納入社會學對當代社會的診斷中。這項廣受討論的診斷，就是韋伯所謂的除魅。

除魅的生活

首先，我們必須了解韋伯本身就是個焦慮的人，他為了控制私人生活奮鬥到人生盡頭。不過，這也不全然是件壞事。身為一位年輕教授，韋伯和妻子瑪麗安（Marianne）跟某戶人家租了一層公寓，屋主就住在他們樓下、好奇地觀察夫妻倆的一舉一動。韋伯晚上一回到家，就會用鞭子抽打沙發靠墊，瑪麗安則站在一旁大叫。在天主教氛圍濃厚的弗萊堡（Freiburg），韋伯家暴妻子的謠言慢慢傳開，而這顯然讓這對年輕夫妻樂不可支[1]。

許多提及這段婚姻故事的傳記，都略去了這類夫妻生活中的軼事。由於韋伯有勃起障礙，在二十七年婚姻中「無法完全與妻結合」，外界都認為韋伯夫婦的婚姻生活是不快樂的。

乍看之下，再去探究另一位神經質學者的胡思亂想或許很沒必要，但在韋伯的案例中，最有趣的並不是問題本身，而是他處理及面對問題的方式。我們已在前段聊過哥德爾的偏執，但與哥德爾的偏執不同，韋伯是一位自我省思大師。無論經歷什麼事，這些經歷總是有辦法進入他對焦慮的探究中。他的解釋總是長篇大論，其中充滿擔憂，而且還深受十九世紀末學說所影響，也就是所有精神問題都是神經因素引起。

對當今的史學家來說，各種涉及神經問題的說法，都清楚顯示當時的民眾急欲抹除某些擔憂或性格特徵。例如，瑪麗安就曾替自己不接受訪客的態度辯解，表示這是她的神經作祟：「遺憾的是，先生們的神經很少允許這種事。」[2]

韋伯有時會在信中提到「惡魔」而非「神經」，但惡魔與神經的用途類似，唯一差別在於「神經」比較沒那麼負面。神經不像惡魔那樣擁有個人意志，只不過是較微小的自然災害罷了。

將不舉歸類為神經問題，韋伯夫婦就能將其視為家庭常態規範量表中一個令人遺憾的小偏差。他們一起記錄韋伯晚上的射精狀況（韋伯都稱之為「遺精」〔Pollutionen〕）。他們深信這與睡眠問題和疲軟的陰莖相關。針對韋伯的勃起障礙，我們能在他妻子與他母親之間的密切通信中讀到最詳細的描述。多年來，瑪麗安向婆婆講述韋伯的困擾，兩人之間的話題百無禁忌[3]。

參考各種精神醫學的相關經驗，他們夫妻倆有一陣子還討論到是否能靠閹割來解決問題。連韋伯也認真考慮過這件事（當時，他將在十八世紀執行自我閹割的俄羅斯閹割教派〔die Skopzen〕視為一種救贖方式）。不過，經過深思熟慮，他們還是跟這個想法說再見。瑪麗安在寫給婆婆的信中表示：「因為這樣一來，遺精可能會被其他邪惡的東西取代。」[4]

隨著時間推移，韋伯的困擾開始影響身為年輕教授的他。他發現說話越來越困難，妄想也隨之而來。此外，他認為自己在講課時，有張猴子面具蓋在臉上。父親去世後不久，韋伯在三十四歲時經歷精神崩潰。他有長達五年的時間無法工作，不得不辭去教職。整整過了二十年後，他才得以恢復教授身分。

精神崩潰讓韋伯對「禁慾主義」（Askese）有了全新見解。從那時起，他便不斷在著述中以社會診斷的角度提及禁慾主義。有很長一段時間，他認為放棄生活中的樂趣、全心全意投入科學研究就是他的救贖。他在寫給瑪麗安的信中提到：

「多年忍受令人厭惡的折磨，我擔心自己會出現嚴重的抑鬱症狀。但這並沒有發生，我認為這是因為我馬不停蹄地工作，完全沒有讓神經系統和大腦休息。除了其他原因，例如工作的自然需求之外，這就說明我為何如此不願在工作時碰到明顯的中斷。」[5]

學期一結束，韋伯就陷入精神崩潰，代表他所言不假。不過，靠工作來讓自己遠離惡魔，這種作法是否真的有益身心？韋伯的想法後來其實也有所轉變。他在精神崩潰後這麼說：「一隻冰冷的手將我放開，因為近年來，我的異常狀態已經演變成對學術工作的極度依附，將學術研究當成護身符那樣巴著不放……讓自己被工作負擔壓垮的需求已經熄滅了。」[6]

對韋伯來說，精神崩潰成為一種覺醒。突然間，他意識到無所不在的痛苦，尤其是伴隨學術上的自我折磨而來的痛苦。在所有和韋伯同期的學術界人士身上（都是男性），神經問題相當常見。哲學家海因里希・李克特（Heinrich Rickert）有幽閉恐懼症，隨時都要有人陪在身邊。精神醫學家卡爾・雅斯培（Karl Jasper）有臉部抽蓄的困擾，雖然他在一段時間後學會如何控制抽蓄，他的臉部表情依然長期緊繃。藝術史學家卡爾・諾伊曼（Carl Neumann）患有重度憂鬱症，因為反覆自殺未遂而一再被送進精神病院。在大西洋彼岸，威廉・詹姆士徹底顛覆現代心理學，但他本人跟韋伯一樣被診斷出患有無法治癒的「神經衰弱」（Neurasthenie，這是當時相當流行的診斷，症狀包含沮喪和焦慮）。

私底下，韋伯開始猛烈批判工作。在幾封寫給友人的信中，韋伯告誡朋友要小心過度消耗智力，因為這必然會導致崩潰。他還寫道，這種狀況通常會以自殺告終。

在寫給社會學家羅伯特・米契爾斯（Robert Michels）的信中，韋伯詳述如果要好好活著，日子該怎麼過：「空出一年的時間，把**所有**外地演講邀約跟繁忙的工作推掉，每天晚上（每天！！）九點半就上床。每逢夏天，**長達數週不要帶**半本書（**所有**書都不准帶！）到孤獨的德國**森林**（施佩薩爾特〔Spessart〕，小旅館費用三到四馬克）裡放鬆。一年後，您**就會**知道自己還剩下**什麼樣**的勞動資本。」7

隨著時間推移，這番覺醒讓韋伯對控制有越來越極端的需求。他愈發執著地認為：在白天，任何形式的刺激都會導致夜裡失眠。任何東西都有可能造成刺激，例如快速吸一口新鮮空氣或是跟朋友碰面聚會。韋伯的計算相當精細。到森林散個步會干擾他四分之三的睡眠時間；在妹妹的婚禮上敬酒會讓他失去三個晚上的睡眠（所以他謝絕妹妹的邀約）。每當德國進入漫長的冬季，他就會溜到羅馬去。每次有人到羅馬拜訪他，他就會開心地跟妻子分享，同時又會抱怨說：「要是朋友來訪的刺激不要影響晚上睡眠就好了。」[8]

透過這些精密計算、大量安眠藥，還有在那個年代用來穩定情緒的溴化物，韋伯才勉強能應付日常生活。不過，正如他後來所感嘆，包含情緒在內的一切生理現象對他來說都是陌生的。他唯一仰賴的是「冰冷的大腦」：「這個冰櫃常常是我的最後救贖。多年來，我的大腦終究是『純潔』的，能協助我對抗那些在我生病時（生病前大概也是如此）為所欲為的惡魔。」[9]遺憾的是，他還是花了很長一段時間才明白，原來大腦欺騙他的時間遠超過惡魔或神經。

這番體悟會在他的社會學研究中留下痕跡。現代人作為大腦機器人，狂熱地信奉所有科學認為正確的事物，這就是韋伯在社會分析中反覆提及的理想型（Idealtyp）。

不過，韋伯並不是科學的敵人。直到生命最後一刻，他都將科學視為自己的天職，尤其是價值中立的科學；但他同時也認為科學「毫無意義」。雖然科學聲稱能解釋世界，但科學終究沒有回答人類最關切的問題，例如：「我們該做些什麼？我們該如何生活？」[10]

在人生最後一場演講中，韋伯問道：「除了自然科學界的幾位大孩子，現在還有誰天真地相信天文學、生物學、物理學或化學發現，能讓我們學到世界的意義，或甚至是體會這個世界的真諦：如果這種『意義』確實存在，我們又能透過哪些方式來追尋？」[11]

在這場演講中，韋伯表示現代社會讓人與世界逐漸脫節。史上第一批農民將自己視為一個循環的一部分，認為自己出生時就被賦予生命的意義；現代人在所處的環境中，面對的是不斷增加的財富、知識、風險與問題，而他或她永遠都無法應付。他有可能會「厭倦生活」（lebensmüde）[12]，但永遠不會「對生活感到滿足」（lebensgesättigt）[13]。由於永遠無法到達滿足的階段，永遠無法獲得一種實現意義的感受，現代人必然會朝著所謂的無意義死亡邁進[14]。

這種意義的喪失不僅涉及生存問題：我們該做些什麼、該如何生活？在更深的層次，世界讓我們更無法捉摸，作為個體的我們對世界的了解越來越少。韋伯舉汽車駕駛為例：除非本身是機械技工，不然一般汽車駕駛對汽車的運作原理所知甚少，而且也根本不需要去理解。我們轉動方向盤，需要協助時仰賴專家的幫忙，而我們同時也在自己專精的領域中協助他人。但實際上，我們知道的只不過是一小部分中的一小部分。

韋伯說：「相較之下，野人知道更多。」[15]

許多人都忽略了除魅的這個面向。除魅不代表我們能夠得出單一真理，並根據這個真理來推翻所有神的存在，或抹除萬物有靈的想像。除魅根本就沒有解釋何謂生命的意義。

基本上，除魅指的是「知道或相信：**只要**我們**想**知道，隨時**都能**知道，所以原則上沒有任何神祕、不可估量的力量在其中干擾；原則上，我們能**透過計算來掌控**一切。」[16]

所以，除魅是源自以下信念：世界是可計算的、是由因果律控制的，是由決定一切的機械法則所主導——從重力場、白蟻的社會行為到人類行動皆然。

原則上，我必須再次強調：以這種方式來理解世界確實可行。在天體物理學或神經生物學領域做研究的學者，都會主張我們必須進行「深入研究」，才有辦法說明平行宇宙的運作方式，或是解釋不同的意識狀態是如何在人腦中生成的。儘管在實證經驗上捉襟見肘，但除魅的概念讓我們相信因果關係**基本上**能解釋一切：因為就連所有至今仍無法解釋的事物，甚至是意識或自由意志，都無法在沒有機械定律的情況下存在。

沒錯，在一個除魅的世界裡，即使是人類的內部齒輪，也是按照宇宙的因果律來轉動的。然而，人類同時還能透過科技來超越因果律。這讓情況變得更複雜。將自己當成機器時，人類偶爾會意識到一種除魅的感覺。韋伯的生活方式就是最清楚的證明，例如他試圖透過精密計算來控制自身焦慮。但正如韋伯夫妻在信中反覆提及的，科學似乎也不曉得該如何幫助韋伯這樣的人。話雖如此，韋伯夫婦還是記錄自己每天接收到的刺激，並據此計算該服用多少安眠藥，然後再將遺精跟失眠的現象考慮進去。

很可惜，許多批評韋伯的人都沒有注意到，就是在機械主義的世界觀，以及認為一切都由因果律控制的假設中，除魅的概念才有立足之地。許多研究都繞著「復魅」（Wiederverzauberung）

這個主題打轉，而這些研究著重的主要是世界上那一大群有宗教信仰的人口。不過嚴格來說，除魅跟宗教一點關係也沒有。

反之，韋伯認為世俗化只是除魅的眾多表現形式之一，不過宗教確實是除魅的起點。更確切來說，除魅始於新教中偏向決定論的思潮。在韋伯對歷史的分析中，這點受到最多批評。簡言之，批評者認為韋伯的思想史起點太晚。

彷如時鐘

機械論的世界觀與天文鐘緊密相繫，就像現代人對時間的理解一樣。為了妥善記錄天體運動，史上第一批天文鐘於中國和阿拉伯國家誕生，之後又過了數百年才傳入西方文明。當時，民眾將天文鐘當成行星運動的**象徵**。等到歐洲人也開始製作天文鐘，他們馬上就被手上的模型給迷住，認為宇宙的運行方式就跟自己做出來的模型一樣：機械式地運作。

這番轉折於十七世紀現身。一六〇五年，德國天文學家克卜勒（Johannes Kepler）寫道：「天體機器並非神聖的生命體，而是像鐘錶那樣。」[17] 這種新的世界觀必須得到證明。為什麼克卜勒要區分生命體和機器呢[18]？

從本質來看，差別在於一個人認為自然是活的還是死的。生命體是活的，擁有自己會主動去追求的目標。十七世紀以前，人類理所當然將宇宙視為有生命的東西。根據亞里斯多德（Aristotele）的說法，星星是生命與行動力的一部分。直至十六世紀，電磁學先驅威廉．吉爾伯特（William Gilbert）依然認為：「我們假設宇宙是有生命的，所有行星、恆星甚至是壯麗的地球，打從一開始就被它們的靈魂和自我保存的意志所支配。」[19]

哥白尼（Kopernikus）宣告宇宙的中心是太陽而不是地球，從而顛覆整個天文學界，他也認為宇宙是有生命的。為了證明這個觀點，他同時使用科學及神祕主義理論，例如：太陽的中心地位解釋了為什麼這麼多民族將太陽理解為神。在機械論時代，有些哲學家對代表因果律的機器模型提出質疑，大衛．休謨（David Hume）就是其中一人。

「排除所有可能源自於這個觀點的異議，我堅信宇宙中有其他部分（除了人類發想出來的機器）與世界的構造更相似。針對宇宙這套系統的基本起源，這些部分有利於我們做出更精確的推斷。這些部分就是動植物。比起時鐘或織布機，世界顯然更像是動物或植物。」[20]

儘管批評四起，機器還是從象徵變成模型，其中原因並非科學進步，而是科技進展。同一時期，第一批真正壯觀宏偉的機器正式問世。藉由機器，科學成功展現力量；透過機器，我們能以自然所不能及的精確度，來進行抽象的數學運算。機器證明科學定律的效用，顯示出時間、力和運動是可計算的，從而開發出各種全新科技。要是將時間回推個幾十年，這些科技根本就是不可能的奇蹟。

在已被工業化改變的社會中，這些傑出成就創造出必要的溫床，讓大眾慢慢相信宇宙的運作跟機器沒兩樣。在太陽系層面，這種觀點幾乎沒有遭遇任何阻力；在動植物方面，也就是我們目前所謂的「生物體」，情況則較複雜。

在這種情境下，我們絕對不能不提一個人，那就是提出「我思故我在」的哲學家笛卡爾（René Descartes）。克卜勒提出行星機械運動說後不久，笛卡爾就替地球萬物創造一套機械系統。身為一位傳統科學家，他以實證經驗為基礎來做研究。他對心臟、消化和呼吸的自動化流程特別感興趣。這些流程不就證明人體固有的機械性嗎？

為了找出答案，他發展出一套令人咋舌的技能，就是將活生生的小狗開膛剖肚、觀察小狗的內臟器官。這種活體解剖法聽起來相當殘忍，但笛卡爾卻不認為這當中有什麼道德困境。笛卡爾的其中一項見解為：如果我們複製猴子或其他沒有理性思考能力的動物，打造出具有相同器官以及身體構造的機器，我們也無法斷定這些機器跟動物在本質上有所不同[21]。他用類似論述來證明動物的痛感與機器的痛感是相似的，簡單來說，就是完全不會痛[22]。

由於機械唯物主義幾乎是自然科學的同義詞，在此我們必須追溯其宗教起源。始終身為基督徒的笛卡爾，指出機械主義世界觀在一六一九年以啟蒙的方式呈現在他面前。在他的理論中，他明確將身體和血肉簡化為機械式、無生命的事物。但除了實體物質之外，還有所謂的人類心靈。「這種理性的心靈」（rationale Seele），正如他所說，是僅為人類所保留。透過這種身心二元論，笛卡爾證實基督教的觀點：人類比其他動物優越。理性的心靈究竟是如何驅動機械式的肉身，這他也說不上來。不過他的假設是，在松果體這個如豌豆般大小、位於大腦中心附近的器官，身與心會交會相遇[23]。

至今，機器仍然是生命體的模型，但機器多年來也得接受多次修改調整、從各種危機中挺過來。自天文學家佛萊德·霍伊爾（Fred Hoyle）提出宇宙不斷膨脹的理論以來，天文鐘的問題也逐漸浮現。基於類似原因，笛卡爾的機械生物論無法抵擋達爾文（Charles Darwin）的演化論。根據演化論，動植物會去適應不斷變化的環境，並產生新的物種。

而且，上帝創造機械生物的想法，跟達爾文在自然中發現的創造力相互衝突。雖然機器總是由別人來創造，但生物體終究會自我創造。機器無法自我修復。機器並不是由細胞構成，所以無法成長、成熟，也無法形成新的結構和繁殖。動植物卻能做到這點。此外，動植物還能發展出新的特性，有時還會因而增生出新的物種。

達爾文還明確指出，意識並非人類獨有；他認為，人類與高等動物的意識雖然差距懸殊，但這些差距是漸進式而不是絕對的[24]。

與同期生物學家相同，達爾文認為行為也會代代相傳。達爾文略舉幾例，顯示親體確實會將適應環境的方式傳遞給後代，從而得出結論：習慣、意圖與目標，這些能歸結為意識的東西也存在於動植物身上。

一九四〇年代，科學家發現除非發生隨機基因突變，不然生物體會原封不動繼承親體的基因，演化論的相關論述因而出現改動。此一理論（後來又因為表觀遺傳學而變得更複雜）將創造性生物體的概念從演化論中刪除。

比方說，諾貝爾獎得主賈克．莫諾（Jacques Monod）在《偶然性和必然性》（*Le Hasard et la Nécessité*）一書中寫道：「在活生生的自然界，**只有**偶然才是所有創新、所有創造的基礎。」全能的工程師大神被幸運女神取代，生物體再次成為受制於外部力量的機器，只不過這次主導的是反復無常的偶然[25]。

在人類史進程中，這種機械論的世界觀被宗教和無神論者來回複製。而且，人類和動物意識之間的差異也讓思想家反覆思索。

卡爾．馬克思（Karl Marx）就是其中一例，他堅信只有人類才會從事創造性勞動。馬克斯認為，除了最早、最原始和本能的特性之外，人類勞動是一段以意識為起點的過程。人先有一個想法，然後再依照想像來塑造世界。

相較之下，動物的勞動則是奠基在牠們繼承的本能之上：「蜘蛛的操作近似於織布工的工作；蜜蜂用蠟打造蜂巢的能力之靈巧，讓許多建築工人自嘆弗如。但最差勁的建築工和最優秀的蜜蜂之間的差別在於，工人在用實際的素材建造房屋時，已經在腦中構思出房屋的模樣了。」[26]

這就說明為什麼人類有辦法脫離自然，動物卻辦不到。在人類勞動變得不自由的情況下，人就逐漸失去個人自由，而自由是人類物種的關鍵特徵。換言之，真正**不自由**的其實是動物，因為動物必須遵照本能，人類則相對**自由**，能按照自身想法來建構世界[27]。

自二次世界大戰以來，越來越多研究人員投入研究動物認知，這個領域至今也已相當健全。我們現在能十拿九穩地認定，馬克思關於動物不自由的說法是錯的。

例如，跳蛛科蜘蛛就符合馬克思對創造性勞動的標準（「在腦中」構思事物），因為這種蜘蛛顯然能想像其他動物的思維流程。這種蜘蛛將同類引到網中捕食的動作，就清楚顯示這項特徵。為了做到這點，跳蛛科蜘蛛會想辦法讓其他蜘蛛的網子震動起來，測試其他蜘蛛會如何反應。並不是所有跳蛛科蜘蛛都精通此道，這項技能必須透過練習才能越來越上手。擅於使用這項技巧的蜘蛛就能持續進步[28]。

針對馬克思舉出的第二例，學界也提出全新見解。現在我們都曉得，蜜蜂和其他膜翅目動物不僅會嘗試用新的材料來打造巢穴，甚至還會互相學習。達爾文早就推測，蜜蜂從大黃蜂身上學到很多東西。這個推斷正確無誤。一隻蜜蜂發現更好獲取花蜜的新方法後，會將新知傳給整個蜂群，然後再交接給後代[29]。

在澳洲，研究人員發現在他們以非自然方式破壞短頭蜂的漏斗狀巢穴後，短頭蜂都有辦法進行修補。舉例來說，他們將巢穴從中間切成兩半、在上頭戳洞，或是將其他短頭蜂建的蜂巢塞進原本的蜂巢裡。每一次，短頭蜂都會放下手邊的工作來修復巢穴，或是將新增的部分與原有的蜂巢相互銜接整合[30]。

靈長類動物學家弗蘭斯．德瓦爾（Frans de Waal）提供更多令人震撼的案例。他的實驗說明動物能在實驗室裡解決問題，或是能學習操作機器，而這些都不可能是歸因於遺傳本能。德國民族學家卡斯坦．布倫辛（Karsten Brensing）發現，在同一種物種中，生物會發展出不同作法。舉例來說，在世界上的某些地區，烏鴉會將堅果丟在馬路上，等到汽車開過之後，趁紅燈時將裂開的堅果撿回來。還有，殺人鯨也已發展出在危險情況下優先採取的新行為，這些行為的重要性甚至還超越生存策略[31]。

我之所以提這些例子，並不是要反駁機械論世界觀，而是想提醒大家：以除魅的方式來看待自然界，這並不是科學證據得出的邏輯結果，對人類的機械式理解更不是如此。

機械人（Homo mechanicus）

在各個文化中，民眾對人類行動遵循機械規律這個說法的認同程度也不盡相同。跟中國、日本或韓國相比，西方國家更相信人類行動是因果律造成的。此外，西方人傾向用比較少的原因來解釋某一件事。幾項社會心理學實驗都已證明這點。另外，我們也能從歷史課的授課方式來看出此種傾向。例如在日本，歷史課的重點在於將歷史人物放回原本的時空背景中，讓學生了解歷史人物在不同情況下會採取什麼行為。美國學校比較偏向列出事件成因：「鄂圖曼帝國滅亡的三大關鍵原因是……。」[32]

回顧歷史時，要討論這類成因並不難，但大家也知道這類成因根本沒辦法事前預測出來。這就說明為什麼我們雖然都對經濟和社會危機有比以往深刻的理解，危機發生時大家還是會感到無比驚訝。所以，歷史學家和社會學家越來越少提及機械模型理論。不過，要是我們越來越不去關注個體與其意識，科學方法就會越來越機械化。

找出方法去解釋物質如何獲得意識，這就是澳洲哲學家戴維・查爾莫斯（David Chalmers）所謂意識哲學的「難題」。現在我們唯一確知的，是沒人曉得意識是如何產生的。

探究這個問題非常不容易，因為我們只能透過意識來執行。舉例來說，我能感覺到自己不只是個機器人，畢竟我能以一種隨機自發的方式來行動，不要按照腦中那預先決定、神經骨牌式的制式方法來行事。假如我讀的一篇論文指出這種感受只不過是幻覺，是神經骨牌讓我覺得自己不只是機器人，那我可以選擇是要相信自身經驗或是論文。然而，經驗和論文都是透過意識來中介的。幾位哲學家都明確指出，那些選擇相信論文的人，都展現出對權威的極端信任。跟某人靠意識寫出來的機械主義論文相比，我認為自己不只是機器人的那種清醒而直接的體驗，為什麼就比較虛幻、不真實[33]？

回顧人類歷來開發出的人類機器模型，會發現這些模型都相當近似於當時的主流技術。我們能從自我在機器中的位置清楚看出這項趨勢。在笛卡爾身心二元論蔚為主流的年代，身體被視為一個環環相扣的工廠。有一位小人（homunculus）坐在我們的腦中，操作槓桿來控制這座人類工廠。來到一九四〇年代，這個小人常被描述為大腦中的電話總機；人類發明飛機後，小人更被比擬為一名飛行員。不過，腦中迷你飛行員的類比就沒那麼適切，因為迷你飛行員還是需要靠他腦中的迷迷你飛行員來控制他，以此類推、沒有終點。不過，我們今天還是很常聽到腦中**小人**的比喻。

十八世紀，電力進入科學，神經成為人類機器的核心要素。神經是有知覺之自我的觸角，主導人類的感知。我們目前都將錯誤、無精打采和挫折歸咎於大腦，好像這個「大腦」是自外於我們的東西；神經也是如此，正如我們在韋伯夫婦的案例中所見，神經也履行類似的外化角色。而且，大眾認為神經會因人而異：上層階級的神經特別纖細，而且經過精細的校準，所以他們更擅長從事藝術、科學與商業活動[34]。

現在，我們理所當然會用電腦來比喻人類機器。多數人都注意到人類記憶跟電腦不同層級的記憶體極為相似，也認為遺傳編碼可以被理解為事先寫好的程式。與迷你飛行員的類比相似，我們腦中現在又有一群新的行動者，這群行動者有行動自由，而我們認為他們的行動自由對我們來說是不利的。理查．道金斯（Richard Dawkins）就在他的「自私的基因」（das egoistische Gen）理論中闡述這個觀點。為了確保基因的存續，基因建構出身體（道金斯稱之為「生存機器」〔Überlebensmaschinen〕）。所以說，猴子是負責讓基因在樹上持續存在的機器，魚是使基因得以在水中保存的機器。道金斯寫道，人類只不過是「笨重的機器人」，而且還是特別複雜的那種[35]。

認為人類是機械式且受到外部控制的觀念，在當前的影響力遠大過於韋伯所處的年代。參考人工智慧支持者的論述，就會發現這種臆測已遠超過我們歷來所見的各種推斷。

比方說，腦科學研究員亨利．馬克拉姆（Henry Markram）在二〇〇九年的ＴＥＤ演講中宣稱：「複製人腦並非不可能，再過十年我們就能達成此目標。」馬克拉姆的願景是在不遠的將來爬進兒子的大腦，用患有自閉症的兒子的視角來體驗世界。

基於這個理念，他從歐盟委員會獲得十億歐元的資金，用來推動一項研究方法獨樹一格的計畫。二〇一三年起，「人腦計畫」（Human Brain Project）希望能在十年內創建一個人腦的電腦模型。但短短兩年後，大家發現這項計畫顯然是個僵固的想法，馬克拉姆也因此被解僱。不過大眾依然相信我們有一天能成功建立人類大腦，或是打造一台能輸入人類意識的電腦、讓意識能在虛擬世界中生存[36]。

將自己當成生物機器人來感知世界，這就意味著巨大的除魅，而這種除魅不僅會影響我們周遭的世界，更會影響我們自己。

在這種背景之下，我們到底有多近似於生物機器人的問題，並不是那麼重要。這種觀念很有可能會在某一天得到證實，畢竟人類幾世紀以來的座右銘都是「這個議題需要更多研究」。或許有一天，我們有辦法用鋁、塑料、銅、錫、矽和電腦所需的一切材料來打造人類意識。這些想法有多符合現實，依然有待觀察。

相對而言，我們能肯定地說：將意識視為大腦機械運作的副作用，這種想法某種程度上會影響我們對自身及世界的感知。

大約在韋伯點出現代人除魅的論述時，皮埃爾・簡奈特（Pierre Janet，比佛洛伊德更早提出「潛意識」〔das Unterbewusstsein〕理論的精神醫學家）就發現，在硝石庫精神病院（La Salpêtrière）中，有越來越多患者認為自己是牛頓擺球中的球。

簡奈特寫道，所有患者都使用相同術語。「機器、機器人、機械」等詞彙一再出現；「我只是一台機器」或「這是我的身體，但不是我的意志」等語句也時有所聞[37]。

擺球運用哪些基礎力學概念，這點並不重要。奧地利精神醫學家和大屠殺倖存者維克多．弗蘭克（Viktor Frankl）指出，任何科學學科，甚至是社會學，都有可能導致除魅。弗蘭克認為人類機械論的觀點會助長這種「宿命論」，但這個想法的前提是多數人都缺乏堅若磐石的概念。在韋伯的個案中，我們清楚看到他有時會覺得心智被凍結成某種陌生、不屬於他的東西。但他沒有如同臣服宿命般地向這種不可掌握、無法理解的東西投降，而是想盡辦法馴服它。遺精、理智思考計算、溴化物和安眠藥，這些都是他為了征服自己的魔鬼而採取的手段。

在生命的最後幾年，韋伯得出結論，他認為自己在最簡單的事情上失敗了，那就是參與生命給他的一切。他讓算計和理論干擾、破壞了個人生活。他對西方人的批評也同樣適用於他自己：「沒有靈魂的專家、無心的享樂者，這種虛無之人竟自以為是萬物的霸主。」[38]

機器的附屬品

我想將一生奉獻給什麼職業？面對這個極其深奧的問題，我早就找到肯定的解答。早在升上中學前，我就知道自己想成為一名心理師。我已經看出焦慮與憂鬱能帶來哪些危害，內心很期待成為能世俗心靈療癒師大軍的其中一員。

在高中階段，我曾設想自己會有一間裝潢極簡的診所。在這間診所中，成年的我會協助失去理智、絕望的群眾找回生命的意義。我確保在校成績高於最低門檻，還意識到早在取得學位前，我就有足夠的生命經驗能治療吸毒者、剛分居的伴侶，以及受戰爭創傷的流亡者。接下來，我要做的是取得心理學學位。

不過，當時在瑞典讀心理學的人都必須滿足一項條件。光有優秀的在學成績是不夠的。如果想進入心理學系就讀，申請者必須有至少一年的工作經驗。我試著拼湊各個暑期打工的時數；最後，我發現自己還是得到工廠上班來補足時間。遺憾的是，我馬上就發現沒有工廠要請我。想盡辦法動用身邊人脈（我爸媽）之後，我找到另一份工作：當旅館大廳的服務生。

長達一年的時間，我在大廳幫人端馬丁尼跟愛爾蘭咖啡，在桌間來回穿梭。接單、倒啤酒，送上塞了胰臟雜碎的豬腳。這次社會服務結束後，我不確定自己是不是還真心想當心理師。不過，這次並不是因為我心生焦慮；我每天都累到完全沒心思去擔憂。

又經過一年擺桌、倒酒、清潔、盛盤、擦桌、收桌的勞動，我已經失去信念，不覺得人類的問題能靠諮商治療來解決。所以我成為一名社會學家，花很多時間研究從事勞動工作的民眾。

幸運的是，多年來我訪問數百名勞動者與失業者，受訪者形形色色，我也不得不修改自己在研究初期擬出的假設。有些受訪者熱愛自己的工作，其他則痛恨工作、為工作燃燒生命、認為工作無聊到死、工作多到必須帶回家做，或是下班時總是精疲力竭。幾個月以來，我坐在辦公室裡觀察其他人勞動的模樣。有些人壓力大到連上廁所的時間也沒有，有些則得找事做來填補上班時間的空白。

職場生活如此多樣，我們很難明確描述工作對我們造成何種影響。讓相關討論變得更加複雜的其中一個因素是，幾乎只有記者、研究人員和政治人物會公開談論工作在他們生活中扮演的角色，而這些都是擁有高度自主權的職業。所以，我們常耳聞或讀到工作對創造意義與社群來說極為重要的論述。

另一項常見的假設為，有償工作有助身心健康。畢竟，有工作的人通常比沒工作的人活得更好。但這是否真的代表工作讓我們更健康？還是說，政治和政府當局設計出來的失業讓人生病[1]？

針對這點的一些想法：

- 流行病學研究顯示，人退休後身體會更健康，身體狀況甚至還會年輕至多十歲[2]。
- 雖然罹病者與失業者的生活條件越來越苛刻，但跟完全被排除在勞動市場外的人相比，工作不穩定者更容易罹患精神疾病[3]。
- 歷史學家早就指出，會造成多數人失業的重大經濟危機，通常會讓預期壽命快速增加、心血管疾病的死亡病例減少[4]。
- 根據探討工作時間與健康之關係的社會醫學研究，工時高於平均值的民眾，罹患心臟病和憂鬱症、焦慮症、強迫症等精神疾病的風險更高[5]。

所以說，有償工作讓人更健康的說法令人存疑，但我們也難以判定有償工作對健康到底有何負面效應。多數情況下，工作危害健康的原因是「壓力」和「疲憊」。但這些詞彙其實涵蓋各式各樣的生活問題。

舉例來說，假如看護沒辦法照顧好安養院裡的所有院民，他或她可能就會有壓力；假如保全人員工作時沒事做，但陪家人的時間又太少，他或她也可能會覺得壓力大。或者是，中級主管在度假時驚恐地發現，家庭生活對他或她來說實在難以忍受。

任何形式的勞動，都將我們從**做什麼**及**為什麼做**的問題中解放出來。所以，工作不僅讓我們意識到除魅的感受，更主導我們的日常生活模式。在持續增長的合理化現象中，這點尤其顯著。在這段合理化過程中還有另一項影響因素、一種氛圍、一種無以名狀的感受，或是像艾芙琳納（Evelina）所說：恐慌。

跟艾芙琳納碰面時，社會安全局才剛判定她的身體狀況相當健康。雖然她處於失業狀態，但她說自己已經很久沒有感覺這麼好過了。問題就從她到一家廣告公司擔任插畫師開始。經歷好一段財務狀況堪憂的階段後，她欣然接受這份工作。畢業後，她接過各種藝術方面的工作來維生。現在她終於有份穩定、高薪的工作，能讓她過中產階級的生活。這份工作一方面消除財務方面的擔憂，另一方面卻引發一場與恐慌拉扯的多年抗戰。這種矛盾現象或許能用「壓力」來解釋，但當我問艾芙琳納她的工作是否壓力大時，她表示工作內容其實滿輕鬆的。

問題在於人。她沒有被同事霸凌，也沒有人對她不好。時至今日，她也無法清楚說明問題到底出在哪。

「在這個產業工作的人都屬於某種特定類型。」她說：「這是我在廣告公司最大的問題。工作環境中有種很特殊的能量。」

跟許多其他形式的焦慮症相比，恐慌症會引發生理反應。艾芙琳納以前從未有過這種情緒波動。最糟的感覺是她覺得身體太緊繃。

「而且只會發生在特定部位，例如腹部、胸口，還有脖子。有段時間，我覺得我的舌頭太大，而且緊接著就有一種恐慌感，覺得要是把舌頭吞下去就會窒息。現在恐慌的部位是兩隻腳。開車的時候，我好怕這種恐慌感會出現，因為我已經有在車裡恐慌發作過了。而且恐慌是來自體內而不是外在。這實在讓我難以接受。」

第一次恐慌發作是在市區的一個多車道十字路口。艾芙琳納突然無法呼吸、全身發熱，幾乎無法集中注意力。她在死亡的恐懼中設法將車開到加油站。在加油站內，她的焦慮引發極為強烈的恐慌，嚴重到她覺得自己要死了。

這次事件後，她有八個月的時間沒有開車或搭公車。她先是請了病假，不久就辭職。

艾芙琳納表示她比較喜歡過不穩定的生活、在失業和短期案子間搖擺不定。「我的生活又變回原樣了嗎？」這個問題感覺起來不再像是個沉重的審判。現在她不得不繼續為金錢擔憂，她也用各種心理和實際策略來控制憂慮，但憂慮有時還是會占上風。

剩餘與貧富差距

艾芙琳納的故事並不具代表性。對多數人而言，失去長期工作時，焦慮就會來敲門。讓我們來參考安妮（Anne）這個個案。就像我為這本書所採訪的其他人一樣，安妮的其中一個災難情境是擔心錢不夠用。在她的案例中，財務方面的擔憂最為顯著。由於她目前失業，這種擔憂沒什麼好稀奇的，但她在當銷售員時就已經被這種擔憂所困擾。

「我變得超健忘，嚴重到沒有準時打卡上班、在收銀台值班時算錯錢，為此感到非常羞愧。健忘都是焦慮造成的，我的思緒不斷互相抵抗對戰，搞得我沒有餘力去想其他事。」

她清楚知道這場思緒之戰有一天會讓她無法動彈，但焦慮造成的焦慮已經伴隨她好一段時間了。長達十年的認知行為療法完全沒有幫助。現在，將滿六十歲的她對就業市場來說已經年紀太大，她的擔憂和焦慮也開始轉移。現在，她害怕熟人可能會對她投以異樣眼光。

「有時我會掉入精神上的無限循環。我現在有個女性朋友，我很喜歡跟她在一起，但有時我會被她說過或做過的事所困擾，還會回過頭來分析她的一言一行。她到底是什麼意思？她為什麼會這樣說？或者，為什麼**我**會說出某些特定的話？我做錯什麼了嗎？我的表現很愚蠢嗎？我講話聽起來很死板僵硬嗎？」

經歷漫長的憂鬱期，她被安排休病假。這對她來說很有幫助。但經過一段時間，社會保險機構跟她聯絡：她必須償還十萬克朗（將近一萬歐元），因為她在空閒時間裡太有創造力，這被列為「藝術活動」。

「我告上法院，後來贏得訴訟，但信心也深受打擊。經過這種事，人會變得憤世嫉俗。」

為了判定她該請多少病假，安妮不得不去接受工作能力檢測。檢測時，她的思緒像個抑鬱的幽靈不安地徘徊。

「我一直提醒自己不要被胡思亂想牽著走。只要說『謝謝』跟『祝您有美好的一天』就行了。但是我又想，天啊，他們現在已經注意到我了。現在他們覺得我不太對勁，認為我只是想要他們或者我瘋了。我覺得大家一直對我品頭論足，一直都是。」

安妮跟伊芙琳納的生活水平，都比近幾世紀以來的多數民眾還高。不工作還是有可能帶來風險，但失業與否已不再危及生存。這裡所指的風險是另一種：活在焦慮中。

無法繼續過跟朋友一樣的生活。我還有辦法留住這間公寓嗎？我會不會被登記成債務人？夏天還有辦法去度假嗎？

突然間，個人價值岌岌可危。其他人會如何看我？他們會瞧不起我嗎？認為我很懶？很蠢？覺得我病了？覺得我無能？

群眾的思路很有可能一直是往這個方向前進，並且拿自己跟別人比較。但這些比較大概跟資源供給沒什麼關係。

我們又怎麼會走到這一步？

由於人類有辦法將農作物留到日後再來消耗，再加上儲存物資的需要，歷史上出現相對新穎的現象：剩餘（der Überschuss）。透過剩餘，我們終於意識到人類當前面臨的貧富差距。農業效益越高，社會各部的貧富差距就越大。

最早證明這種貧富差距的考古學發現，已有八千年的歷史。早在當時，社會上就有分級嚴明的軍事結構、中央集權的集會場所，以及富裕家庭裝飾豪奢的兒童墳墓。在針對北美兩百五十八個原住民族群的研究中，學者發現地位和權力方面的不平等，幾乎只出現在那些有生產剩餘的社會中[6]。

即使是在前資本主義時代，貧富差距有時也會在經濟成長階段明顯增高。一四五〇年，在義大利北部的皮埃蒙特（Piemont），前百分之五富有的人擁有約百分之三十的財富。三百年後，此比例已上升到百分之五十。雖然很高，但跟今天相比還是算不了什麼：世上最富裕的百分之五人口，擁有約百分之七十五的財富[7]。

這種不平等對自我形象與心理的影響，取決於各種文化因素。舉例來說，在以貴族階級制度分層的社會中，所謂「成功」或「失敗」的勞動市場並不存在。經歷工業化資本主義危機及高失業率的階段後，社會對個人承擔的責任有了全新見解。

剩餘越大，自然需求就越小。這個時候，社會就得想出另一套說詞來解釋為何窮人依然繼續餓肚子，這就是為什麼此時出現一套新的工作倫理。在這套倫理中，個人**做什麼工作**已經不重要，最重要的是**他或她有在工作**。而維繫這套觀點則成了國家機器的首要任務[8]。

安妮覺得自己不斷被品頭論足，這個感受確實是現實的一部分，不是她自己憑空想像出來的。跟安妮處於相同處境的大概有數百萬人，這些人都有類似感受。世上最貧窮的五分之一人口，比最富裕的那五分之一更容易出現精神健康問題，風險為三倍之高，這絕非巧合。還有，那些透過個人資產賺取被動收入的人，比沒有被動收入的人更不容易罹患焦慮症，風險整整低了十倍左右，這也不是偶然[9]。

財務困境與貧窮相伴而行，但焦慮症不僅是財務困難的副作用。我們認為自己比別人成功還是失敗，這份感知也同等重要。儘管基本工資持平，但只要公務員的級別往上升一等，他或她罹患憂鬱症的統計風險就會大幅下降[10]。

在特定背景下賦予個人價值的身分地位，跟空洞的象徵主義極為類似。然而，地位影響了我們看待自己的方式。如同脆弱的自我，我們的地位同樣受制於命運的變化。無論爬得多高，多數人還是擔心自己會再次從高處跌落。所以，在明顯不平等的社會中，最富裕的人還是會心懷憂慮。比較各國狀況後，研究發現在最不平等的國家，最富裕的那十分之一人口，比平等國家中最貧窮的十分之一人口還要擔心[11]。

這種擔憂就像自卑感、自大妄想、自我厭惡和其他與地位相關的狀況一樣，並不是普世皆然的現象。擔憂的先決條件，是社會中的群眾被細分成贏家和輸家，而其中的基本觀念為：被別人羨慕，這樣人生才有價值。

手工的瓦解

經濟不安全感持續增加的事實（失業率上升、定期合約、沒有勞動法規的工作合約），讓許多人得出結論，認為群眾越來越擔憂是因為勞動情況改變所致。確實，許多案例都證明這兩者之間有所關聯。但整體來看，我們面對的卻是一種矛盾：**一方面，我們處在一個製造不安全感的金融世界；另一方面，工作生活讓我們暫時得到安全感**。

財務方面，多數人都沒什麼安全感。我們隨時都有可能失去工作、被迫失業。早上出門上班時，多數人都對接下來一天的模樣有相當清晰的想法。工作量或許很大，有時甚至大到無法承受，不過我們都知道自己該做些什麼。我們不必也不該去質疑它。只要遵守規則，結果自然會有其他人來負責。從這個角度來看，工作讓我們得到安全感。

雖然工作這個主題被不安全感包圍，工作本身卻能消解不安全感。早在還沒踏入社會之前，大家就就清楚接收到這項社會訊息：**只要過著沉悶無趣、計畫周全的生活，就能控制財務與**

地位方面的憂慮。

此時出現了一些相互交會的平行發展。某種程度而言，在歷史進程中，工作占據的時間越來越多，但另一股相反的趨勢也相應而生：於二十世紀問世的工時法案。當時的每日工時約為四小時，之後就逐漸增加，如今已成長超過一倍。如果將做家事和消費的時間算進去，就能更清楚看出增加的幅度（這種算法相當合理，因為探討史前社會工時的人類學研究，也沒有將做家事和消費的時間分開計算）。連古羅馬與古希臘人的休假期間也比我們長。在中世紀，群眾每天工作八小時，但由於工作與季節相關，所以工作日較少，每年約一百二十至一百五十天[12]。

多年來，不斷延長的工作流程經歷無數次切分，造就出各式各樣的專業化工作，這就是社會學中所謂的分工（Arbeitsteilung）。所以，工作本身對個人的技能要求越來越低。每個人開始遵照既定規則和模式來完成工作。群眾透過訓練來學習，而我們的創造力則在訓練過程中遭到漠視。同時，經過指導與訓練後，我們有能力操作工作上需要的機器，但幾乎不曉得機器背後的原理與運作方式。

狩獵採集者社群或卡比利亞的農民只擁有最基本的技術，或者都受到傳統的限制，這點無庸置疑。但作為個人，他們能自由安排工作。雖然不確定因素更多，但他們同時也更有信心能靠雙手來存活。即便是在前現代時期的工匠身上，我們也能看出一種來自經驗的精準工藝。這些工藝的門檻遠高於目前工作環境的要求。

在工業化國家，全新科技讓工作變得更有效益，但技術開發者並沒有實際去應用那些技術。一小群工程師凝聚出的創造力，基本上使多數人的工作失去創造力。

在鋸子、鑽頭和磨刀石變得越來越機械化的過程中，從事手工的民眾起初都沒什麼明顯的感覺。這種形式的技術非但沒有限制工匠的自主權，反而還提供更多可能。不過，假如我們觀察目前的鑽探平臺、移動軌跡已預先寫進電腦程式的精密車床、工作節奏由機器速度決定的離心調節器，或是計算勞動者產量的單位計算器，會立刻發現專業技工不再親自操作機器，而是在一旁監督機器[13]。

勞動力在上個世紀初迅速非人化，這都是工程師弗雷德里克・溫斯洛・泰勒（Frederick Winslow Taylor）一手促成的。他經常強調，像他這樣懶惰的工程師讓勞動市場有了組織架構。標準化工業勞動造就大規模生產，而大規模生產是手工遠不能及的，製造業產量每日持續增加的事實就完美證明了這個說法。

不過泰勒跟今日的管理顧問不同，他的政治意圖相當直接，就是消滅手工勞動者對其工作抱有的傳統權力。對泰勒來說，讓英美勞動人口感到最困擾的苦難，就是勞動者放任工作不管。如果要防止這種狀況發生，消解勞動者對工作的權力絕對是必要之舉[14]。

如我們所見，不懂規矩的前工業化時期勞動者，是最讓早期工業家頭痛的問題。舉例來說，身兼教師與最早的組織研究者的安德魯・烏爾（Andrew Ure）寫道：「基本上，我們沒辦法讓農業或手工藝出身的人，在青春期後成為有效益的工廠工人。你花了好長一段時間，試著改掉他們無精打采的態度或嬌生慣養的習慣，他們最後也只會自動辭職，或是因為粗心大意被工頭解僱。」[15]

早在十八世紀，亞當・斯密（Adam Smith）就明白他所追求的高度分工，必須將這種任性頑固的心態及早轉化成全新、但未必比較美好的事物：

「人只要一輩子只做那幾件簡單、每次成效幾乎都一樣的工作，他或她就沒有理由去運用智力或施展發明才能，來設計出解決難題的辦法，因為難題根本就不會出現。自然而然，人就會放棄去努力，變成最愚笨無知的人。」[16]

就連泰勒似乎也意識到，他心中設想的那種勞動，需要對人性的涵義進行大規模修剪。但與斯密不同的是，他認為社會中已經有一群可被雇用的次等階層[17]。

因此，人類史上最迅速的勞動結構調整就此展開。群眾間接耳聞年輕的馬克思擔心勞動者成為機器的附屬品。不過，這三位思想家都不認為自己有必要去參觀工廠、詢問工人對工作有何感受。

勞動作為立足點

我們能在美國新聞記者斯杜茲斯．泰克爾（Studs Terkel）的作品中，讀到針對工業時代生活最深刻的描述。泰克爾在一九七〇年代初進行採訪，當時工廠勞動仍是美國經濟的心臟。有數百名勞工向他講述個人經歷，而最常見的觀察是工人覺得自己像台機器。

「上班的第一件事，」一名鋼鐵工人說：「就是手臂開始移動，然後把頭腦關起來。」[18]此話完全體現了亞當．斯密的概念：勞動者彷彿被強致昏迷。

「你按下一顆按鈕，然後就跟著機器走。」一名倉庫工人說：「你就變成一個廢人。晚上喝幾瓶啤酒、躺下，到半夜一兩點，老婆突然說：『喂，喂，不要這樣。』因為從機械馬達的角度來看，我還在工作。」[19]

有位接待員則說，她不知道工作有何意義與目的。

「其實我什麼也沒做。我的工作一點意義也沒有，因為我實際上只是台機器。」[20]

與機器的類比頻繁出現，泰克爾本人也在序言中提到這種現象：

「多數受訪者都無法隱藏內心的不滿。勞動者的藍調聽起來跟職員的詠嘆調一樣苦澀。『我是一台機器。』電阻點焊工說；『我被困住了。』銀行職員和旅館業者說；『我是一頭騾子。』鋼鐵工人說；『猴子也能做我的工作。』接待員說；『我的價值還不如一台農場機器。』外籍移民臨時工說；『我是一個物品。』模特兒說。無論他們穿的是工作服還是襯衫，說法都別無二致：『我是機器人。』」[21]

我們是機器，只受制於因果律的機械原理，這種除魅的想法具體呈現在日常勞動中。當我們像機器人一樣日復一日工作時，我們和它們之間的差異可能就沒那麼大。

由於婚姻是深植於社會肌理中的制度，再怎麼不幸福的婚姻還是能發揮效用，所以就算是最無意義的工作也同樣能帶來安全感。在一份傳記中，法國工廠勞動者夏利．博亞吉安（Charly Boyadjian）表示，雖然他的工作殘酷、單調、毫無意義，但多年來工作已成為他生活的安全港。純粹從財務角度來看，他去上班的頻率已高過他實際上需要上班的量了。他的同事也是如此：週日加班的額度很快就被同事分完了[22]。

只要進入不斷循環的流程，每個擔憂都變得多餘。規則很清楚，你只需要記住兩件事：盡可能多工作，然後找到自己能買的東西。

「朋友曾開玩笑跟我說（大家都曉得每個笑話中都藏著一點真理）：『如果我不工作，就不知道自己要做什麼。整個人會陷入一片茫然，所以我最好處於工作狀態。』工廠成為你的人生。」[23]

博亞吉安說，性也）會對工作造成威脅。人為了性行為而犧牲的睡眠，對工作來說卻是不可或缺。他估計光是性交跟後續的親密接觸就得花上一個小時，但這一小時原本可以拿來睡覺。其他人，包含那些跟他親近的人，都讓他感到煩躁不安；儘管他是反種族歧視委員會的成員，但他覺得自己越來越有種族主義傾向。

環境越不友善，職場就越讓人感到欣慰。博亞吉安發現工作讓他的存在更容易，因為工作讓「我該如何經營人生？」這種問題變得多餘。家人與朋友逐漸淡出視線之際，我們將注意力投注在手邊的工作上，而這些工作根本就不需要我們去操控。再也沒有比這更安全的狀態了。「工作時，一切都是安穩妥當的。你不需要做其他事，一切都已經替你預先安排好了；你不需要主動採取行動。你拿到該拿的錢，在能力所及範圍內購買大量電器產品……這就是真正的安全感，因為你不再背負任何責任，幾乎就像回到童年那樣。」24

將這種生活與狩獵採集者的生活相比較，現代人已經往前跨了好大一步。活在這個年代的人，未必過著比較「和諧」的生活。每天都得面對不確定性（這種不確定性取決於個體行動，跟經濟系統的不確定性不同），代表我們必須學習與不確定共存。對廣大群眾來說，現代勞動則帶來徹底相反的效果：我們越來越不習慣與不確定共處。

從工業化時期開始，工資的算法有好長一段時間為論件計酬制，但勞動者的薪水後來就改成按工時來計算。實行統一時間制之後，人類對時間的感知變得更強烈。富蘭克林（Benjamin Franklin）的座右銘「時間就是金錢」，顯示時間即將成為衡量績效的重要指標。科學管理在工廠和辦公室蔚為主流，連最瑣碎的工作步驟都會被測量並記錄到百分之一秒的精確度；準時被推崇為最高美德。

比方說，在系統與程序協會（Systems and Procedures Association）的概述中就有這樣一份表格：「打開和關閉檔案櫃，沒有選擇：〇・〇四秒；桌子，打開中間抽屜：〇・〇二六秒；打開側邊抽屜：〇・〇二七秒；從椅子上站起來：〇・〇三三秒；在椅子上坐下：〇・〇〇九秒……。」[25]

很多人會反駁說這種工作日常已是往事，跟現代人一點關係也沒有。這種批評完全站得住腳。在全球勞動分布中，服務業大概占百分之五十，代表有近半數的雇員在這個部門服務。世界各國對教育的要求越來越高，這或許顯示勞動正往「知識密集」的方向邁進[26]。

然而，就算是在服務業，勞動也逐漸被合理化、工作時間被塞得滿滿滿。確實，研究人員不會再拿著碼錶在旁邊測量待命，但這只是因為他們的存在變得多餘罷了。現在，電話接線員受到的監控比工廠工人還多，而這些都是由機器自動完成：通話次數、談話長度、對話內容，以及員工到底在電腦螢幕上做些什麼，這些都會被記錄下來。

當然，有些工作需要更多創造力，但仔細探究這類工作流程的研究都發現，勞動對創造力的需求並沒有上升。除了受過良好教育的菁英必須在日常勞動中運用廣博的知識外，我們的工作其實都沒有要求我們發揮百分之百的專長和技能。不過，教育對受教者提出更多要求，而這都是**證書主義**所致：以前，很多工作就算沒有大學學歷也能做，但現在民眾都得提出正式的知識證明。不過，數位化和自動化對知識的要求其實相當低。各種半自動化流程讓當前的工作程序變得更精細複雜，對於一位只需要注意燈是否顯示綠色的雇員來說，知識與學歷其實沒那麼重要[27]。

舉例來說，社會學家理查・森尼特（Richard Sennett）就提出一份在波士頓一家麵包店進行的研究。一九七〇年代初，森尼特首次造訪麵包店，那時麵包師在正式上工前會接受幾年培訓。麵包師整天得在溫度極高的烤箱旁作業，用雙手混合麵粉和水，是一份讓人汗流浹背的工作。雖然偶有抱怨，但麵包師基本上都對自己的工作感到自豪。畢竟，不是每個人都有辦法烤麵包。

二十五年後，森尼特回到這家麵包店，眼前是一幅截然不同的景象。麵包師基本上已經不會直接面對麵團了。他們只會在電腦螢幕上點擊各式各樣的符號。他們已經不曉得要如何揉麵團，也不知道烤箱溫度該調多高、麵包該烤多久。這些機器都知道，而麵包師的工作就是啟動機器、處理機器從另一端生產出來的東西。如果有任何一個環節出問題，他們會打電話聯絡對烤麵包所知甚少的機器技術員[28]。

越來越依賴系統、實際操作物質的機會越來越少，工作讓個人接受另一種全新的考驗。靈巧的手工技藝不再重要，重要的是大腦功能。而且，我們還要盡可能避免大腦罷工。但是，當代勞動正好會讓大腦進入休眠狀態。

維持精神穩定、不要脾氣失控、從崩潰中恢復——在人類歷史持續演進的過程中，這些逐漸成為勞動日常的主導要素。

步伐落後的生活

時間壓力、能力不足、罪惡感，這些是勞動日常中最大的挑戰。對多數人來說，工作本身的要求各有不同，而社會上有極少數人得為了工作效益掙扎到極限。

在我的博士論文中，我採訪了大約四十名職員，他們大概都用一半的工作時間來從事私人活動，我將其稱為空洞的工作時間。紀錄保持人是一位銀行雇員，他每天的工作時間大概只有十五分鐘。在形形色色的勞動日常中，有人工作過量、有人工作量極少，多數人則介於兩者之間[29]。

無論我們在這道光譜上的什麼位置，都有辦法預期自己在工作中會碰到什麼事。職場上有所謂的規則與準則，在家和家人或朋友相處時則沒有。這就說明為何很少有人用「複雜」來描述工作，但**人際關係**卻常被冠上複雜這個形容詞。

對此，孩童往往有相反的感受。發展心理學家和教育學家長期研究的一個問題是，為什麼孩子到一定年紀後就不想去上學，這個門檻大概落在十幾歲這個區間。這種「拒絕上學」的心態會透過各種方式表現出來。長年坐在教室裡，做老師要我們做的所有事，光是這個想法就讓許多人心生抗拒。同時，孩子也得出非常正確的結論：他們的命運掌握在老師手中。跟自由自在的童年相比，要受制於一套相對不自由的體制，這種認知沉重到令人難以承受[30]。

觀察了退休者的生活後，心理學家與社工得出截然不同的發現。許多退休者都有種空虛感。退休後，人會有一種不知道如何「消磨時間」的感覺，生活徹底失去支柱與結構。由於男性長期以來在勞動市場上占主導地位，這種現象對男性來說尤其普遍。雖然多數人的健康狀況都會受到退休影響，但只要男性越晚退休，罹患憂鬱症的風險就越低[31]。

在童年與老年之間，起初看似如此難以忍受的東西，竟變成一種提供安全感的存在。人的習慣有所改變。孩童會自己去找事情做的能力，被打壓馴服到極致，以至於一想到要自己安排一整天的行程，人完全不會感到雀躍，而是滿心不情願。

這種心理上的轉變，恰如其分地反映出勞動集體的歷史變遷。前現代的勞動者在累積足夠金錢後，就會放鬆自在地休息；當代勞動者卻充滿憂慮，甚至願意主動降低工資來拯救公司。不管我們有多成功，對於被解僱以及成為輸家的恐懼永遠都纏著我們。勞動的責任讓我們得到安全感。工作是消除財務憂慮的手段，但它同時也創造一個受保護的空間，讓人在這個空間中失去自由選擇的必要[32]。

在勞動這種社會體制變得如此強勢的情況下，社會生活的其他領域必然會受到影響。例如，為什麼家庭生活變這麼緊繃？為什麼戀愛關係變這麼複雜？為什麼孤獨這麼正常？共同生活這麼簡單的事，怎麼會變這麼難？

其中一項解答是，我們有實際去做的事，就會越做越好，沒在做的事就會逐漸生疏。如果我們一輩子都努力在職場上求進步，工作表現就會越來越好。但是，其他與生而為人相關的行為和活動又該怎麼辦？

暫時擺脫工作的枷鎖、進入短暫休假期間，我們就會開始暴露自己的無能。沒有人幫忙安排一天的計畫與行程，我們只好赤裸裸站在彼此面前。我們不得不面對自己到底想要什麼的這個問題，但未必能找出解答。研究一再顯示，休假節日後離婚率急劇上升，這不是沒有原因的。許多人建議縮短休假時間，這也是其來有自。在美國這個全世界對假期最不友善的國家中，只有半數雇員把合約中明訂的休假日給請完。為什麼？在我們從雇主那邊得來的短暫「喘息期間」裡，究竟發生了什麼事[33]？

為研究此議題，社會學家亞莉．霍希爾德（Arlie Hochschild）找來一家美國公司，針對公司員工進行為期三年的追蹤研究。在研究中，她用愛美可（Amerco）這個假名來稱呼這家公司。這家公司經營成功、聲譽良好，有辦法提供員工縮短工時的選擇。員工能選擇兼職、請育嬰假，或提出休假的要求。大家或許會認為這是頗受歡迎的政策，畢竟員工常抱怨自己沒時間。平均來看，員工的每週工時為四十七小時，其中還有不少是連續十小時甚至十二小時的輪班。

不過，善用這項政策的人非常少。在兩萬一千名雇員中，只有五十三人減少工時，目的是為了多花時間陪孩子（都是女性員工）。多數人直接讓沒有試使用的休假日直接失效；縱然公司積極鼓勵，申請居家辦公的員工也只有百分之一。

儘管抱怨時間不夠，但有意識地決定不接受任何以上選項，這種行為可不能用收入減少或怕被解僱來解釋。在採訪中，霍希爾德發現這些原因都與家庭有關。正如多數受訪者所言，工作「比家庭生活有趣」[34]。

「我工作是為了放鬆。」有位受訪者說[35]。

早期研究就已證實，男性更偏好工作而非家庭生活。但霍希爾德發現，對愛美可的女性員工來說，這點也同樣成立。

她為此找出一個簡單的解釋：職場上的社交生活是有規範的，而且在權力更大的職業群體中，人際互動是有禮貌且相互支持的，但家庭生活卻充滿壓力、混亂，還有各種醞釀中的衝突與罪惡感。

霍希爾德描述一種合理化家庭觀的發展歷程。在這種觀點中，花時間陪孩子的父母還算不上是好父母，只有在孩子成功的情況下，父母才算成功。孩子每天都得在不同的課後活動之間趕場，而他們對親密的需求最好也不要超過每天傍晚剩下的那一小時。在行程臨時改變或孩童可能出現不當行為的情況下，父母會雇用褓母或諮商師，但這還不夠。越是逃避家庭，地雷區就越密集。疏遠的伴侶、煩人的孩子、更加惱人的繼子女或試圖報復的前任伴侶，這都讓私人或家庭生活不得安寧。霍希爾德的描述如此生動準確，所以當一位受訪老闆坦承他覺得比起照顧親生子女，照顧「辦公室裡的孩子」（員工）還更有價值時，我們聽了也完全不感到意外[36]。

從職場的庇護看來，世界似乎混亂失序、難以理解。一踏出開了空調的辦公室，失敗就會從四面八方趁虛而入。與風險共存，將風險視為人類存在的一項歷史要素，這原本是條可行的途徑。但工作與勞動已讓我們脫離這條路徑，所以，最好在風險剛冒出頭時就猛力打壓。

世界作為一種風險

兩名醫生走進診間。真的是這樣，海倫娜（Helena）心想。如果是癌症，就會一次來兩位醫生。

「我猜你們有事要跟我說。」海倫娜說。

但他們沒什麼要說的。檢查結果看起來不錯，比較年輕的醫師只是在一旁觀摩學習而已。資深醫師問有沒有人陪她來。之前就有人建議她這麼做，以便聽到壞消息時有人能在旁邊給予支持。

「沒有，我自己來，但沒關係，我是疑病症者。」海倫娜回道。

「哦，原來是這樣。」醫生說。

醫生在她胸部塗抹凝膠，擺上超音波探頭。他一邊移動探頭，一邊向她解釋女性乳房的結構。他深吸了一口氣、露出一抹微笑。

「他把手放在我胸部上，」海倫娜說：「但因為旁邊還有助理，所以這不是什麼性暗示的動作。他把手放在胸部上，對我說：『好消息，您沒有癌症。』我馬上哭了出來，哭個不停。整個人開心到極點。」

海倫娜沒有癌症。這次依然沒有。

經過幾個美好的星期，下一批症狀又出現了。她開始胃痛。這有可能是胰腺癌嗎？她請男友上網查一下。不是，他說。如果是胰腺癌，妳的排泄物會是黃色的。同一天，她拜託已成年的兒子去洗手間。她的糞便看起來是不是很黃？亮黃色，她兒子回答。

她男友又上網查了其他症狀。據說，如果患有這類癌症，糞便會油通通、漂浮在水面上。兒子不得不再次跟她到洗手間去。他覺得她說得對，她的糞便確實看起來油油的，而且浮在水面上。

她絕望地打了好幾通電話，預約到其他縣市的醫院就診，花大筆費用到私人診所看診、做檢查，最後再次從醫生那邊得到身體健康的診斷。

「每次一有新的症狀出現，我都已經知道接下來會發生什麼事了。唯一有幫助的，是醫生跟我說身體一點問題也沒有的時候。這背後有種非常奇怪的感覺，就像一顆引擎。幾乎像是突然陷進急性憂鬱症那樣。」

胰腺癌之後是長期發燒和淋巴癌。

然後是下巴疼痛與咽喉癌。

再來是胃痛跟結腸癌。

那年秋天，她總共在私人醫院的看診費上花了兩萬克朗（接近兩千歐元）。為了跳過那一長串等候清單，她費盡唇舌請院方讓她插隊做檢查；她讓醫生替她做腹腔鏡檢查、在沒有麻醉的情況下照胃鏡、把痣送去化驗，還查出做檢查的實驗室是哪一間、一直透過電話詢問檢驗結果，直到對方直接在電話中透露檢驗結果才停手，而這一切都違反醫療規定。

再來是瘀青跟血癌……海倫娜自己打了個岔。

「這就是一切的開始！天啊，發生了這麼多事。」

八歲大時，她對疾病了解甚少，也不怕死。後來她學會閱讀。

「我記得有一次在報紙標題中看到癌症這個詞。但我不確定焦慮是不是從那個時候開始的。因為大約在同一個時期，我晚上會清醒地躺在床上，意識到永恆的存在。然後我就慌了。連續好幾天，我的情緒都在谷底徘徊。不知道為什麼，我總覺得這兩件事是有關連的，癌症跟永恆。」

她躺在床上，用手指壓臉。她走進浴室，看著鏡中的自己。有瘀青嗎？白血病患者很容易出現瘀青，搞不好她應該要按大力一點。

現在，海倫娜得積極自我克制。只要聽到或讀到跟癌症有關的事，她就連一個字都沒辦法忘。

「我的大腦變成一塊海綿，吸取所有可用的資訊。大腦好像整個被打開那樣。」

一年前，她替自己設立一道界線。她說自己疑病症太嚴重，所以不會親自上網查資料。如果自己去查，她只會忍不住衝到醫院。

「如果我發現哪裡不對勁，會請男友或兒子幫我上網查，因為我做不到。」

海倫娜跟我一樣，都不明白為什麼她會特別擔心癌症。其他疾病的症狀她都不屑一顧。談話過程中，她提到有位醫生曾說她心律不整，請她再約時間來做檢查。她還說自己曾在一週內每天暈倒，因為她的平衡器官出現機能障礙。接著她拿起手機，拿一張最近拍的照片給我看：上半身布滿深紅色的濕疹。

這一切都不會讓她感到焦慮。

「為什麼癌症會讓妳這麼恐懼？」我問。

「關於癌症的某些事情就是很討人厭。我猜這就是原因……對，癌症就是種骯髒的疾病。」

早在第一次碰面前，海倫娜就說她患有疑病症。但每次一有新的症狀出現，她就對這個診斷產生懷疑。她曉得疑病症確實存在，但癌症也是如此。畢竟，她母親就有去接受焦慮症治療，但最後還是確診肺癌。癌症確實存在。如果她在胎記中發現惡性黑色素瘤，這有可能是疑病症作祟，同時也有可能是癌症。她該怎麼分辨？

她根本沒辦法判斷。

有妄想症的人還是真的有可能被監控；想像會發生最慘烈災難的人，也是有可能會真的遇上災難；患有疑病症的人，依然有真的生病的可能。

風險的理性

研究風險的社會學有兩大重點：第一，風險如何產生？再來，民眾如何看待風險？在這兩個層次上，我們都能看出文明的影響。

例如，史前遊牧民族不像現代人得面對傳染病的問題。部分原因是他們都以小組形式來遷移，只有在特殊情況下才會加入規模較大的社群，所以他們可說是以小組形式進行自我隔離。另一項原因，是除了狗之外，他們不會跟其他動物密切生活。多數大規模傳染病，例如鼠疫、肺結核還有ＳＡＲＳ，全都是起源於人畜共患病，也就是人類和動物之間密切接觸所致的疾病。基於相同原因，農業也帶來健康風險，導致預期壽命縮短[1]。

歐洲開始殖民其他國家時，也帶來相當慘烈的後果。殖民地的原住民之所以大規模死亡，就是因為殖民者將疾病引入殖民地。光是在北美洲和南美洲，原住民的人口數在短短幾世紀內就減少超過百分之九十[2]。

文明消除舊有風險，同時也帶來新的風險。不過，最大的變化體現在社會學聚焦的第二個重點上：我們如何界定風險，以及面對風險時做何反應。顯微鏡、Ｘ光機和腹腔鏡，這些工具都讓我們看到從前看不見的東西。科學發現讓我們知道該注意些什麼。

海倫娜很警覺。她遵循因果律的除魅原理來看待世界。她的觀點清明透徹，她沒有去考量神的旨意。任何時刻，無情的法則都有可能將無生命物質轉換成全新、可怕的存在。任何事物的結果都與神無關。糾結交纏的因果律，都要靠她一個人來解開、診斷、操縱、支配以及重新校準。

風險評估是如此理性，這點對海倫娜來說尤其棘手。一碰到問題，她會立刻尋求科學協助。針對每項症狀，她會提出風險分析的兩大首要問題。首先，可能性有多高？再來，危害有多嚴重？

每個人都有可能在生命的某個時間點罹患癌症。在瑞典，約有三分之一人一生中會罹患一次癌症。癌症也確實有害。在高收入國家，癌症是致死主因之一[3]。統計數據證明她的擔憂是對的。問題是，為何面對其他風險評估時，海倫娜沒有展現相同理性？醫生發現她的心電圖結果堪憂，她卻沒有展現類似的反應，為什麼？長期以來，心血管疾病一直是瑞典致死率最高的疾病之一[4]。

海倫娜也很清楚這種矛盾的現象。她曉得自己其實也能替其他各類問題擔憂，但她幾乎沒想過那些事。

每每掀開報紙，海倫娜都會在各版面讀到所有可能會出錯或已經出錯的事：恐怖、虐待、傳染病、住房短缺、肥胖、難民危機、失業、種族歧視、環境災害、謀殺、股市崩盤、通貨膨脹、暴力、極端主義與戰爭。

這些都是真切存在的風險，不是媒體憑空捏造的。但這些事並不會讓海倫娜擔憂。這就是前後矛盾的地方：在她每天接收到的所有可能災難中，她只關注其中一項。從這個角度看來，她已經稍微偏離群眾認知中的常軌。不過，針對疾病的真實風險，多數人的觀念都是錯的。一項關於風險評估的研究就點出此現象，以下舉出三例：

- 百分之八十的受試者認為意外是比中風更典型的死因，但死於中風的人數幾乎是事故身亡者的兩倍。
- 受試者認為，事故造成的平均死亡人數和疾病相當，但疾病死亡人數其實比事故高出將近十八倍。
- 受試者認為死於龍捲風的人比死於氣喘的人還多，但氣喘死者卻是龍捲風事故亡者的二十倍。[5]

所以，就算我們清楚意識到風險的存在，也不代表我們能準確判斷不同風險的高低差距。某種程度上來說，這是因為某些風險特別受到新聞媒體與政治的關注（當然還有其他影響因素）。

比方說，恐怖攻擊**有可能**發生在我們身上，但這個風險在高收入國家相當低。平均而言，每年有一百萬人因恐攻身亡。美國是砸最多錢來預防恐攻的國家，但在美國恐攻的風險甚至更低。在一九七〇至二〇一三年間，平均每四百萬人只有一人死於恐攻（包含九一一事件受害者）。這麼看來，在浴缸中溺斃的風險為兩倍。另一項統計數據顯示，跟鹿相撞後死亡的風險也是恐攻的兩倍[6]。

那麼，為什麼大家幾乎都不曉得這類風險？跟恐攻相比，在浴缸中溺死的人數高出許多，難道新聞不該多報導這類事件嗎？

這兩類事件的差別不言自明。

首先，以**敘事**的角度來看，恐怖攻擊比較精彩。恐攻事件裡有邪惡的加害者跟無辜的受害者。另外，恐怖行動通常是祕密進行，而且還涉及許多政治因素。相較之下，突然在浴缸裡溺斃是荒唐的死法，故事中沒有所謂的加害者。就連癌症病例也比較扣人心弦，因為患者必須經歷漫長的治療，最後還有可能得跟親朋好友道別。如果能挹注更多教育資源、提升大眾的安全意識，藉此避免各種發生在浴缸中的意外，我們能拯救的生命或許比將同等資源投到反恐行動中還多。但是，社會大眾依然會認為死在浴缸裡是更自然的死法。

另一方面，恐攻事件會立刻喚起群眾腦中的各種畫面：災難場景、血腥、爆炸的建築物、被炸飛的肢體、死亡的孩童。雖然我們難以想像恐攻的全面影響，但透過電影與電視畫面，多數人腦中都有豐富想像素材來勾勒出恐怖的場景。就連要想像瀕死的癌症患者也不是難事。在家中浴缸溺水是相對抽象的狀況。當然囉，要去描繪這類事件並非不可能，但問題是誰會費心去寫這種故事？誰會從中受益？

恐怖事件與社會權力相關。恐攻創造財政資源跟工作需求，也能帶來成長。我們有一整套研究體制來探討如何預防恐攻，還有隨時能削弱敵方破壞力的軍事工業、能揪出敵人的監控設備，還有能自我防禦的武力裝置。此外，政治人物也將反恐行動當成關鍵選舉議題來操弄。

浴缸裡的死者既不會帶來經濟推力，也不會提升社會動力。

無論仔細觀察哪一種流行風險，每種主流風險都是由**故事**、**圖像**和**權力**密切交織而成。我想要表達的，並不是風險意識完美反映出社會的權力結構，而是進入我們意識的風險其實是鬥爭的結果，其中也涉及機率和現實。

風險經常被對立並置，而且還展現出更激烈的形象，所以更容易被誇大。原本平淡無奇的事突然就攸關存亡了。

五十多年來，針對兒童學習閱讀的方式，教育工作者始終爭執不休。有一派主張字母策略（聲韻覺識），也就是讓孩童依序按照發音拼字來學習單詞。另一個陣營的人則提倡正寫法（視覺處理），換句話說就是讓孩童一次就把完整的單詞學起來。兩派人馬互相批鬥，他們認為另一派的作法會產生負面影響，不僅有可能妨礙兒童的閱讀能力，更會影響他們的健康。

比方說，有位美國神經學家寫道，第一種方法會對孩童構成「情感傷害」，使他們面臨「所有可想而知的情感與心理壓力」。相同陣營的一位教育工作者將第一種方法描述成「幾乎是種虐待」。對立方的研究人員認為，第二種作法是「傷害無辜孩童」的教學法。如果太快速學習整個單字，就有可能「讓希望破滅，而那些成為閱讀障礙流行病受害者的孩童，也有可能發展出精神健康問題。」[7]

這種鬥爭和討論有時會讓某派人馬取得「勝利」，使民眾將實際上已知的風險拋諸腦後。近年來，這種變化逐漸加速。某些活動的風險不斷放大。以吃飯為例：某研究隨機從一本食譜中挑出五十樣食材。研究發現，其中有四十樣在學術論文中被標明為致癌物[8]。

如此詳盡的風險計算絕非偶然。這是除魅世界觀造就的局面，這種世界觀在四百年前讓人類相信生活中的許多事物完全取決於因果律。

風險的倫理

只要因果律顯示出我們不樂見的結果，風險就會起作用，而風險挾帶著不確定因素。我們無法像機器那樣精確計算生命的風險。通常，我們將風險定義為不樂見之情況的**發生機率**。各種不樂見的狀況是來自許多未知的成因以及結果，所以我們必須尋求統計學而非機械原理的協助。雖然奇蹟或不為人知的自然法則有可能會影響事情的走向，但統計數據顯示凡事幾乎都有風險。那麼，聽到有風險時，我們會做何反應？

只有兩種可能：要不與風險共存，要不就努力減少風險。

「風險」一詞源自義大利文的動詞「risicare」，意指「敢於行動」。敢於行動就代表去冒險，而在歷史上有好長一段時間，冒險是種英雄行為。比方說，大狄奧尼西奧斯國王（Dionysios von Syrakus）就覺得自己命懸一線。朝臣達摩克利斯（Damokles）問起當國王是什麼心情時，大狄奧尼西奧斯將一把劍固定在寶座上方的一根馬鬃上。雖然頭上掛著一把達摩克利斯之劍，大狄奧尼西奧斯還是強大到有辦法挺過每一天。這種強大的力量自古以來就一路被傳唱。更精確來說，自羅馬政治家和哲學家西塞羅（Cicero）寫下這則傳奇以來，這種力量就不斷受到歌頌。

英雄的理想某種程度上來說依然存在，但這種理想也受到另一種理想的挑戰。

例如對馬格努斯（Magnus）來說，**責任**比**勇氣**更重要。從他臉上，我們看不出這點。他看起來相當開朗。無憂無慮、快意自在。不過馬格努斯心中一直有股罪惡感，他怕自己會奪走別人的生命。

「如果我是最後一個離開公寓的人，我就清楚知道自己要對接下來發生的一切負責，直到有人回家為止。我會把所有房間巡過一遍，直到我真的覺得放心了。現在我只會檢查電視、充電器跟全部的燈是不是都關掉了。以前我會把所有插頭拔掉，甚至還會把燈泡轉下來。」

馬格努斯是被電子產品有可能自燃的認知所驅動。許多人都碰過這類不幸事件：手機充電器過熱、電視莫名其妙燒了起來。他經常在新聞中看到類似事件。

自家電視突然起火並危及鄰居的性命，這個想法他完全無法接受。他該如何將風險降到最低？如果他真的忘記把插頭拔掉該怎麼辦？才剛出門又馬上折返回家檢查，這種事他常做。有時他還得回家好幾趟。這種出了門又回家的行為可能得耗上一個小時，直到一切如願為止。但即使如此，他還是無法百分之百安心。

「有段時間我會在公寓裡來回走動、四處拍照，只是為了確定一切安全。這就像一種癮，好像我的海洛因一樣。我只會一直看手機。拍下照片的那一刻，我心想終於能感覺好過一點了。」

馬格努斯知道，他必須以某種方式面對焦慮。但要是直接忽視電線走火的風險，就會讓其他人面臨火災的威脅。對他來說，承擔責任很重要，而負責任代表不讓自己跟其他人活在風險中。不過，逃避風險的同時，他也增加自己的風險：將生命浪費在毫無意義的檢查儀式上。針對這點，他跟海倫娜的問題很相似：我要選擇哪一種風險？

擔憂和焦慮的來源很少是單一風險。我們經常權衡各種風險。有時風險又多又矛盾，讓我們不知所措。

一個來自英國的案例，就清楚顯示這種手足無措的悲劇。有名兩歲大的女童擅自跑出幼稚園，這讓一位砌磚師不知所措。他看到小女孩站在路邊，但沒有停下來協助她，而是繼續把車往前開。「她沒有直直往前走，」他後來回憶道：「而是跌跌撞撞地走。整個過程我都在想：『應該回頭嗎？』」

不久之後，女童被發現淹死在水池裡。

後來接受警方審訊時，男子解釋自己為什麼沒有停下來幫忙：「我怕有人看到我，會以為我在綁架她。」[9]

這很容易理解。碰到這種狀況，許多男性都會猶豫不決，不曉得是否該要求不認識的孩子上他們的貨車。這個例子清楚說明**風險規避**如何進一步增加風險。

假如整個社會不斷透過風險規避來創造新的風險，我們最終會在其中窒息。在這種情況下，德國社會學家烏爾利希・貝克（Ulrich Beck）談到**風險社會**，英國社會學家弗蘭克・富里迪（Frank Furedi）則提出**焦慮文化**。兩者的概念大同小異。

根據富里迪的說法，焦慮已經藉由風險意識從少數幾個焦點擴散到整個人類存在。世俗的擔憂比宗教的擔憂擴散得更遠更快。對上帝的敬畏已被對災難的焦慮取代，道德顧慮被風險分析擠下。在以前，擔心害怕失去個人生命完全說得過去（因為「敬畏上帝的威能」），但焦慮文化從以下想法找到一種矛盾的力量：只要有足夠的風險規避，我們就能將焦慮完全拋開。

正如前面案例所示，風險規避這件事根本永遠沒有盡頭。在馬格努斯那種比較「利他主義」、擔心別人有可能受到傷害的擔憂中，風險規避這個詞的延展空間也特別大。例如，有份早期研究就顯示，在人口較多的家庭中，最常見的擔憂是孩子可能會出事。

叫小孩不要相信別人（例如不要跟陌生人說話），可以解讀成關心照顧，同時也讓小孩習慣以批判的角度來看待他人。我們能從孩子的能動性看出父母的擔憂程度。更精確來說，孩子能在未受監督的狀況下離家多遠，就反映出父母有多擔憂。經過短短幾世代，孩子能自在步出家門的距離，已經從幾公里縮減到自家院子的柵欄。在一個被認為是危險、應該保持距離的世界中長大，其實無法讓人變得勇敢[10]。

富里迪還發現，意識到焦慮的源頭其實幫助也不大。打從他出第一本書探討焦慮文化以來，「焦慮文化」本身已成為一種社會風險。多數情況下，相關討論都聚焦於傳播媒體大幅報導危險與災難的現象。這種針對媒體的批評確實站得住腳。舉例來說，在所有群體中，五十五至七十四歲的民眾最害怕被搶劫，但他們其實是最不容易碰到這種犯罪手法的群體。除了媒體大規模報導外，我們找不到其他說法來解釋這種現象[11]。

媒體與傳播研究已清楚顯示，透過報導與影像，大眾傳媒尤其讓風險中與機率無關的非理性部分廣為流傳。其中，最根本的影響是使我們對風險的認知有所轉變。我們對災難發生的機率通常會有個模糊的概念，而透過殘酷恐怖的影像，災難發生的**可能**會徹底吸引我們的注意[12]。

為了影響這種風險分析，挪威哲學家拉爾斯．斯文森（Lars Svendsen）提出以下論點：孩童被陌生人謀殺的可能性之小，以至於這種擔憂應該被忽略：「有時會有孩童被陌生人謀殺，這是令人不寒而慄的悲劇，但由於這種情況極不尋常，兒童與陌生人的關係不該因此受影響。」[13]不過，許多人在教養過程中仍將這種風險放在心上，這就顯示我們已對這種災難形成完整的想像。

在這個階段，我們通常會開始自我省思。我們知道自己在風險評估方面的合理性有待加強。這段思考過程並非無意識的。正好相反。因為意識到自身憂慮、想像和強迫性思維不怎麼合理，痛苦不已的我們向外求助。經過短暫搜尋，我們在規模越來越龐大的專家群體中找到依靠。

問題是，專家也有可能出錯，從他們意見不合的現象來看就能發現這一點。在新冠肺炎大流行期間，許多瑞典與他國專家都猛力抨擊瑞典政府的寬鬆防疫政策（包含不關閉學校的決定）。不過對瑞典來說，針對新冠肺炎的防疫措施已經算是歷來最嚴格的了。亞洲流感在一九五七年於世界各地蔓延時，瑞典並沒有採取與二〇二〇年類似的防範措施。當時，亞洲流感稱得上是相當殘酷的傳染病，許多年輕人都染病，全球估計有五百萬人染上此病[14]。

新冠肺炎持續傳播，民眾也開始思考該如何在疾病和防疫措施之間取捨。專家意見彼此分歧。許多人強調，宵禁或強制關閉等禁令會造成經濟危機。由於失業和貧窮總是與酗酒增加和失業率上升密切相關，有些人擔心打擊新冠肺炎的激進措施只會讓死於其他因素的人增加。

其他人則強調，危機與高死亡率之間的關聯並非永遠都這麼理所當然。如前所述，研究已顯示在重大經濟危機期間，壓力跟意外事故隨之減少，群眾的死亡率也跟著往下掉。根據一些研究，繁榮反而會對健康造成負面影響，因為污染會隨著工時增加而變得更嚴重。然而，這種關聯並不適用於所有危機，那專家又該從何得知這種關聯何時存在、何時不存在[15]？

通常，相關性只有在回顧歷史時才能清楚判別。例如，九一一事件後，為了保護生命，世界各地的機場安全措施都強化升級。此趨勢的直接影響是讓機票變貴，航班也經常誤點。這讓許多本來要搭短程航班的人選擇開車或搭車。由於汽車比飛機更危險，道路事故的數量也因而增加。九一一恐攻發生十年後，據估計，有兩千三百名美國人因為機場安檢升級而死於交通事故，這跟直接在恐攻中喪生的人數差不多。風險管理的慘烈後果甚至有可能更直接立即，例如一九九一年秘魯的霍亂疫情。秘魯政府在得知氯氣帶有輕微的致癌性後，決定停止用氯氣淨化飲用水，結果造成七十萬人染病、數千人死亡[16]。

這種後果還沒有讓我們改變應對風險與危險的方式。在學術界，學者時常以批判性的角度來探討風險的護身符效應，但政治對風險監控的要求依然相當高：我們沒有找出其他探索世界與生命的方式，而是被迫持續強化風險管理能力，並使自己暴露在因風險規避而衍生的風險中。我們「不得不」這麼做，並不是出於精密計算或科學，而是出於文化規範。

對風險的認知

我們對風險的感知會連帶影響對世界的感知。對胖子來說，肚子上的脂肪不只是物質的集合，還會影響我們的身分認同。在許多面向，脂肪都帶有象徵意義。不過，我們必須先判斷有哪些風險與脂肪相關，才能理解人們目前看待脂肪的方式。

光是脂肪的存在，就足以讓親人、醫生和街上的陌生人有理由去評論你的生活方式。脂肪決定別人對待你的方式以及你看自己的角度。脂肪塑造你的認知[17]。

某件事的機率或危害程度有多高其實沒那麼重要。回顧歷史，會發現每個時期的群眾最擔心的事物，對後人來說都是笑話一場，因為那些事其實根本不危險。

在十九世紀末的瑞典，社會上有各種非常值得擔心的現象與事物。群眾因貧窮而死亡；平均年齡不到五十歲；流行病肆虐；五個幼兒中就有一個活不過五歲；最貧窮的階層死於「飢餓潮」；只有最富裕的階級能投票；當時社會上出現越來越多無業遊民，而他們也被迫去從事勞動；在那個年代，最重的刑罰是用斧頭斬首[18]。

不過，困擾當時民眾的卻是其他問題。

在一九〇五年的暢銷書《男人的家庭生活》（*Mannens släktlif*）中，瑞典醫師兼議員威爾海姆．維特林（Wilhelm Wretlind）轉載數封男性向他徵求意見的信。這些男人似乎都對身邊頻傳的死亡事件渾然不覺。他們的思緒圍繞著其他迥然不同的主題打轉。有名男子因他十七年前做的事而困擾不已。他擔心這種「惡習」會對健康造成負面影響，他看到許多症狀，例如：「頻繁遺精」、「暈眩和消瘦」、「腸道蠕動遲緩」以及「神經刺激」。

他在信中表示自己已經快三十五歲，但依然未婚，也沒跟女性發生過性行為。他跟那個時代的許多男性一樣，擔心自己會因為年少時不負責任的行為，而再也找不到伴侶一起生活。他想洗淨自己的身體，但不知該怎麼做。水療法？溴化鉀？體操？內科手術？他幾乎無法用言語來描述自己的罪惡。他腦中最適切的說法，是「手淫惡習」（Onanielaster）[19]。

為什麼比起當時許多奪人性命的疾病，手淫可能產生的後果更讓他擔憂？為什麼他從一個定點開車到另一個定點時，不會擔心自己有可能出車禍身亡？為什麼他沒有更害怕冬天時跟破爛的雪橇一起被困在森林裡？為什麼他沒有更怕自己被生鏽的鐵釘弄傷然後得破傷風？真實存在的擔憂難道不該壓過想像中的擔憂嗎？

此外，來信者還有一位盟友，那就是科學。而且不只是科學。兩百五十年來，無論是基督徒還是啟蒙時代的哲學家，包含伏爾泰、盧梭跟康德，所有人都譴責手淫。與其說是出於敬畏上帝，不如說是出於保健因素。

跟其他醫療風險相比，自從學者在十八世紀展開研究以來，手淫的副作用根本就沒那麼糟。但是，與手淫相關的理論絕不是最荒唐的。例如，直到十九世紀，人類一直認為污濁、潮濕的空氣會導致疾病爆發、帶來傳染病。直到二十世紀，有個遺傳學分枝專門研究所謂的「種族混合」（Rassenmischung）。當時的學者推測，種族通婚混血會帶來各種問題，例如精神疾病以及犯罪率上升等。在二〇〇〇年，在阿拉巴馬州（Alabama），還有百分之四十一的議員投同意票，想讓阿拉巴馬成為美國最後一個禁止異族通婚的州[20]。

在圖像與敘事的影響下，民眾特別將注意力擺在手淫的風險上。在此領域享譽國際的維特林醫生於書中列出所有可能出現在男性手淫者身上的症狀：臉色慘淡灰白、雙眼無神、眼圈暗沉、姿勢攤軟、手腳冰冷、面皰、冷汗、心律不整及睪丸萎縮。他還強調：「就連肢體也有可能萎縮。」但作為嚴格的實證主義者，他駁斥手淫可能導致脊髓萎縮的這項來自十八世紀的理論[21]。他用無可挑剔的數據來證實自己的論點，因為在瑞典精神病院的所有「新入院的瘋子」中，最多有百分之十一點二八是因手淫而發瘋。他提到那些已經死去的男子，還描述那些在絕望中用刨刀將睪丸切除的人。

來信的男子問：「我未來還有可能會結婚嗎？」

不會，他不可能結婚。維特林答道。至少「在未來十二個月內」不會。在這十二個月，男子必須拒絕所有可能刺激神經的東西。換言之：一切性行為，還有酒精、夜晚放縱享樂與暴飲暴食。此外，他還建議以下常見的應對措施：坐浴、冷水療法、做體操及冰敷，藉此預防夢遺[22]。

顯然，在上世紀初，馬克思・韋伯不是唯一為此擔憂的男子。

不過，最有趣的一封信是來自一名沮喪的母親。她發現自己剛生下的男嬰竟然是手淫患者。根據這位母親所言，兒子在五個月大時開始手淫。維特林秉持科學家冷靜沉著的態度，描述剛出生的嬰兒是怎麼辦到這項在肢體協調方面極具挑戰性的任務：

「男孩一躺下，就迫不及待將右腿甩到左腿上，不斷摩擦兩腿間的器官，直到那個部位變得僵硬。同時，他呼吸加速、雙頰通紅，眼神射出奇異的狂喜，表情神采飛揚。」[23]

在成人身上，這種疑慮也時有所聞。最眾所周知的指控來自作曲家華格納（Richard Wagner）。在他與尼采的友誼即將畫下句點時，華格納聯絡尼采的醫師，和他商討應該用哪些方法來治療尼采的偏頭痛和日益退化的視力。由於他已在其他人身上觀察到這些問題，華格納在信中指出：「我幾乎能斷定這是手淫的後果。」

回信時，醫生也認為尼采應該是手淫患者，尼采則嚴正反駁。醫生還說因為「這種罪惡難以根除」，要協助尼采實在不容易。

許多跡象顯示尼采知道這封信的存在。雖然華格納是抱著善意寫信，內容卻令人難堪。有些研究尼采的學者指出，華格納和尼采的友誼之所以會變質，原因大概不只是兩人在美學上觀點分歧[24]。

在維特林這類醫生收集的症狀中，手淫最大的風險八成是擔憂。維特林在描述他的觀察時寫道：「患者會發展出一種最高層次的**自我蔑視**。憂鬱的情緒變得如此極端，以至於患者只希望能擺脫生命的重壓。」[25]

昨日的墮落，今日的美德——一九六八年，「手淫」從美國的診斷手冊中消失，不再被視為精神障礙。同時，醫學界達成共識，認為手淫有益健康（尤其因為手淫能防止各種性病傳播）。一份流行病學研究還表明，手淫有強化免疫系統之效，能降低罹患前列腺癌的風險（根據這份研究，每月要射精二十一次才能達到這種效用）[26]。

風險能讓世界永遠除魅，即使風險根本就與現實脫節也無礙。圖像和敘事就已足夠，就像機率更高的風險一樣，例如肥胖或幼兒疾病會導致死亡。

但我們也能用另一種方法來面對風險。確定風險確實存在並找出應對方式，這未必得成為主導生活的要素。讓風險占上風的是kufungisisa（想太多）。換言之，我們讓自己消失在反事實的思維世界裡，而不是留在現實中、留在此時此刻。

這其中就藏著解脫的關鍵。

我們想在人生中成就什麼的這個命題，被必然性的風險所取代。個人意志被排除在行動之外。我們不再需要去思考這個問題了，而在政治範疇中，這是特別受歡迎的作法。

風險政治

巴黎解放後不久，沙特在《大西洋》（*The Atlantic*）這本美國雜誌上描述二戰的經歷：「在德國占領下，我們感受到前所未有的自由。」[27]

他的意思是，被占領代表法國人再也不需要去決定該如何過生活。抵抗是唯一正確的道路。這麼一來，每個個體都是好人。占領是來自外部的必然性，讓人將注意力集中在操作實踐上：重點是**怎麼做**，而非**為什麼做**。

不過，唯有在例外情況下，生活才會如此簡單。是非對錯並不是那麼黑白分明。要不是沒有規則可循，不然就是規則互相矛盾。個人意志像位於北極的指南針那樣找不到方向。我們在生命中掙扎猜測，有時這種未知會伴隨我們直至死亡。

要能承受這種未知，力量和忍受不確定性的能力不可或缺。但是，假如你從未發展出這種能力，那該怎麼辦？

因為受到外部制約，我們認為職場的壓力比相對混亂的家庭生活還要小。出於相同原因，我們發現自己處於一種狀況：幾乎每種形式的政治都需要一個來自外部的必然性，替我們的決定提供方向。我們對理想社會的想像，幾乎不曾是政治辯論的核心議題。現在，政治的焦點是如何應對風險、預防可能出現的問題。這就是為什麼比起未來可能發生的災難，已在地球上肆虐的大火較不受重視。

在政治上，其實我們也能採取另一種作法。「我們過得好不好」理應是做出改變的理由。在美國或瑞典等國，每七人就有一人服用抗精神病藥物，還有許多人過得不快樂，這應當是政策的重點。當然，偶爾會有政治人物出來說社會上有越來越多人在服用抗精神病藥物，指出這是非常嚴重的現象，但也沒有人真的進一步推動改變。為什麼人類過得這麼不快樂？這個問題在社會辯論中鮮少出現，這點實在令人意外。

幾年前，有份研究發現促使政治人物採取即刻行動。由於鎮靜藥物和抗憂鬱劑在人體中循環後會被排出體外，幾位瑞典研究人員就突發奇想，想了解藥物濃度是否會影響水生生物。研究結果相當震撼。就算是濃度相當低的緩解焦慮藥物奧沙西泮（Oxazepam），也會讓鱸魚變得活躍貪婪；西酞普蘭（Citalopram）等抗憂鬱劑會讓三叉戟魚和斑馬魚的食慾與繁殖能力下降[28]。

現在，世界各國都努力挹注大量財政資源來解決這個問題。不過，政治人物想解決的，不是越來越多人焦慮憂鬱到需要尋求化學物質協助的難題。不是，一旦野生動物受到威脅，生態平衡就會有危險。而針對這個問題，政治能根據風險做出必要反應。

風險政治的核心正是：永遠都作最壞的打算。

生態平衡受威脅，我們的生存基礎就會出現危機。當然，避免環境災害絕對是必要之舉。但是，我們竟然能忍受人們過得不快樂這種已經發生的災難。政治行動的重點顯然是預防未來的災難，而手段是裝設過濾器，將飲用水中的殘餘化合物給過濾掉[29]。

無論辯論的主題是什麼，不管信譽卓著的政治人物回答哪些問題，當前的主流操作都是用風險來作為反駁。正如德國哲學家尤爾根．哈伯瑪斯（Jürgen Habermas）所說，政治已經變得「消極」。這是一種逃避策略，用來閃避不斷出現在體制內的問題。去設想**有可能發生什麼事**的反事實思維，只會讓我們在原地踏步。

我們能去設想無數種社會崩潰的場景，但是針對一個高度發展的民主制度是什麼模樣，我們的想像力卻付之闕如。有時大家口中所說的「後政治」（Post-Politik），指的其實就是這種現象：以官僚主義的方式來管理**現況**。由於風險管理的目的是預防未來的災害，政治徹底變得保守封閉[30]。

保守政治的存在並不新奇，但這種保守作風的盛行卻是前所未見。從前，規避風險的政策曾受到較願意面對風險的反對派挑戰，但這種對立目前幾乎已無處可尋。右翼民粹主義政府也選擇踏上風險規避之路。現在，「右」和「左」的唯一差別，只是他們如何評估不同風險與設定優先順序罷了。

較為激進的政黨在呼籲推動政治改革時，提出的論據也變得越來越保守溫和。逐步擴大選舉權，讓婦女、窮人、低工資者、社會福利接收者，以及認知功能障礙者（瑞典於一九八九年落實）等族群享有投票權，就是不顧風險推動改革的例證。每次投票權、勞動法和社會福利國家一有擴張，保守派反對人士就會出面警告，表示會出現政治崩盤與管理不善等後果。不過，改革者還是落實這些變革。這並不是因為他們將其他風險拿來當成反面論述，而是因為**不管需要付出多少代價**，推動者都認為這些改革本身具有道德倫理上的價值[31]。

隨時間推移，哪怕是對未知的「非地方」（Nicht-Ort，**烏托邦**一詞的來源）的渴望，也得屈就於對厄運的焦慮。屈就程度之高，以至於這股渴望也被風險的陰影所籠罩，並被視為對抗未來危機的唯一手段。烏托邦主義者就經常表露這種態度。這種傾向早在馬克思身上就已出現，特別是在生命後期，他滿腦子想的都是資本主義固有的自我毀滅特質。根據馬克思，共產主義不僅只是烏托邦，更是「歷史之必然」（historische Notwendigkeit），就像從前的資本主義那樣[32]。

後來，環境毒素、迫在眉睫的核戰以及人類的自我毀滅，都替烏托邦披上所謂必然的華服。目前，多數烏托邦式的社會願景，都從全球暖化的眾多真實效應中，找出至少其中一種來作為論述基礎。

認真看待風險並非壞事。世上確實存有風險，而我們正採取行動來應對多數風險，這也是好事。就連這本書也承認社會上存有各種風險，例如得到精神疾病的風險。但在某些情況下，回應群眾的焦慮比點燃他們對變革的渴望還更有效[33]。

但令人震驚的是，實際影響我們如何組織社會的風險，其實不太會真正威脅人類存亡。地球正在暖化，而群眾沒有採取任何措施來加以阻止。這是成千上萬份報告與科學論文分析並陳述的事實，而不是一個被掩蓋的風險。地球暖化是震撼人心的敘事，還帶有效力極高的圖像（北極冰山崩解、海岸被上漲的海水淹沒、乾旱、饑荒）。為何人類至今尚未發動群眾運動，這在社會科學界依然是個謎，同時也是一個不斷發展的研究領域。不過，從風險規避的政策為出發點來看，我們至少能推斷出三種風險。

風險一：災難變成一種誘因。在許多關於災難的警告中，風險假設引起群眾共鳴，讓災害的前景誘發焦慮和恐懼。這個問題該拿到檯面上來討論。在本書開頭，我回顧全球憂鬱症與焦慮症的統計數據，包含那些認真考慮過自殺的人數。有辦法誘發焦慮和恐懼，就代表群眾在某個時間點曾是快樂滿足的，但如果事實並非如此呢？在當代，世界末日是一種有利可圖的敘事。世界末日的概念常出現在娛樂產業中，特別是那些適合闔家觀賞的電影裡。世界末日是木偶戲、芭蕾舞碼和歌劇的主題。雖然犯罪和恐怖只會引發恐慌，世界末日卻發揮某種魅力。多位社會學家與哲學家推測，沉淪與毀滅性災難似乎是種值得期待的大結局：像把惱人的石膏拆掉那樣，將最終的邪惡給撕毀，好讓期待已久的變革能夠成真（不管變革是什麼樣子）[34]。

風險二：倫理道德被精密計算取代。才剛發現風險，就立刻發出行動訊號，立刻尋找合適的對策。這種應對方式未必關乎政治，也不一定會帶動大規模社會變革。為阻止地球暖化，可再生能源與核電廠都有可能成為技術解決方案。那些認為唯一解方是建立一個全新社會的人，就承擔巨大的舉證責任，包含資本主義允許哪些技術進步，以及國家干預能提供多大協助。這些討論依然停留在技術層面。這也直接帶出風險三[35]。

風險三：風險對抗風險。計算如何應對迫在眉睫的災難風險時，每項建議都會引來另一套風險計算。不追求保守政策的人很難說服其他人，因為每一場重大結構性變革，都代表社會又往未知領域跨出一步。從數學的角度來看，保守措施的成效較佳。國家經濟學家威廉．諾德豪斯（William Nordhaus）的數學模型，就能清楚闡述這點。他用這套模型，來評估阻止全球暖化的政治干預手段，有多大的機率會抑制經濟成長。讓諾德豪斯獲得二〇一八年諾貝爾經濟學獎的這套模型，基本上純粹是用數字來模擬不同氣溫造成的損害。不過，這套論述成立的前提是：比起擾亂經濟成長，我們寧願海岸被淹沒、物種死亡。這麼看來，道德倫理上的討論被簡化為純粹的數字遊戲，而在這場遊戲中，維持現狀永遠是贏家。

自我生成的風險

海倫娜（Helena）正在吃起司三明治。她成功說服這家高級餐廳的廚房替她做一份起司三明治。這種溝通談判她早就習以為常。她每次都會直接點菜單上沒有的餐點。「我發現疾病復發其實也有一些美好的地方。」她說：「在復發期，我整個人非常憂鬱沮喪，對任何事都不感興趣。」

在風險的中心生活其實也提供了喘息的機會。你只需要熬過各個階段，直到醫生將手放在你胸口、說你是健康的就行了。絕望蛻變為解放，就像一場冒險。

不過，海倫娜擔心的有時是另一種疾病，一種解放感比較沒那麼鮮明的疾病。「過去幾年來，我兩度被一些白痴說是精神病患。他們只是說好玩的，而且他們的腦袋也不是很清楚。這真的很傷人，超級傷。我幾乎沒辦法去想這件事。」

根據常見的精神疾病症狀，精神病患很少會意識到自己的精神錯亂，所以海倫娜四處詢問。你覺得我在情感上很冷淡嗎？我有沒有做出一些卑鄙的事，但自己卻沒意識到那件事是卑鄙的？

精神疾病檢查跟肺癌檢查不同。假如海倫娜去找心理師，把自己做過的所有糟糕事說出來，心理師有可能會同意她的說法，證實她是一位精神病患。但在無法用X光或血液檢查證實的情況下，我們又該如何篤定判斷一個人是否為精神病患？如果我們只能憑她的說法來判斷，這樣準嗎？

海倫娜就有過這種感覺。她把自己養的天竺鼠翻過來、盯著天竺鼠兩腿中間看時，一段類似的插曲就此展開。

她說：「我這麼做是因為好奇，想知道她長什麼樣子。」她說：「想看她的私處。我這麼做的時候，天竺鼠露出一種難為的表情。」

她模仿天竺鼠不安的神色。

「她看起來像是在問**我到底在做什麼**。」海倫娜突然有種自己冒犯天竺鼠的感覺。經過這件事以及其他相關聯想，她花了一整個夏天的時間，執著地認為自己是變態。直到她滿懷焦慮地向一位密友傾訴後，種擔憂才煙消雲散。

不過，她並沒有在心理師那裡得到這種解脫。她去找心理師，想尋求針對思覺失調症的協助。如果她真的思覺失調的話。

「每次看診，我劈頭就問她是否覺得我思覺失調。心理師都說：『沒有，海倫娜，您沒有思覺失調症。但您很困惑迷茫。』每次門診都是這樣開始的。」

海倫娜並沒有隨時間經過而好轉。無論心理師如何說服，她依然克制不住心裡的強迫性思維，認為自己不管怎麼樣就是思覺失調症患者。她無法控制體內的疾病。但她內心有一種疾病，這種疾病將風險區從物質肉身擴展到一切思緒和感覺上。

六個月後，海倫娜一如往常地問：「我有思覺失調嗎？」

心理師絕望地看著她。

「我不知道，海倫娜，我不知道。」

她彷彿被發瘋的恐懼逼瘋了。

自我作為一種風險

「愛不存在。只有伊底帕斯情結、閹割、吸引力、本能衝動跟強迫。」

安妮（Annie）的聲音透露許多悲傷。她已經帶著這個事實生活四十年了。

「我很明白世上沒有愛，尤其是無私的愛。不會去壓抑、操控、傷害個人意志，而且也不只是為了得到性滿足的真正的愛，這種東西根本不存在。」

童年時的安妮是孤獨的。孤獨到她寧可跟父母待在家，也不願跟其他孩子一起玩。她偏好孤獨是有原因的。原因並不複雜，只是她不想對外人透露。

父母操心了好一陣子，決定在十二歲時將她送到精神病院。回頭看，安妮認為這是正確的決定。

「他們做了不得不做的決定。」為了讓我跟上，她用法語慢慢說：「他們讓我跟治療師對話，讓我不要那麼擔心。很可惜，那個時候幾乎都是精神分析師。」

在安妮的案例中，當時指的是一九八〇年代的巴黎。第一次面談，有三個人坐在她對面。她馬上就注意到他們的說話方式很不一樣。

「那就像一種祕密語言。他們說的每句話，跟我說的每句話，其實都有言外之意。」

大家認為她應該去接受精神分析。因為她還小，每週兩次就行了。

安妮記得第一次面談很痛苦尷尬。她的精神分析師年紀在三十至四十歲之間，是個漂亮的女人。身材苗條，秀髮柔軟筆直。安妮徒勞無功地等這個女人開口，或至少等她主動問她過得怎麼樣。但她什麼也沒說。

漫長的沉默把安妮給封鎖。她喉嚨好像卡住了，手掌直冒汗。

經過幾個月的試探，安妮知道自己該說些什麼。她替每次診療做足準備：整理在學校觀察到的現象，聊聊課堂中發生的事。同時，談話間要預留一些空檔，好讓分析師發表意見。她越來越期待與分析師交談。精神分析就像智力訓練。她喜歡反思、喜歡反問自己，喜歡學習理解他人的行為。隨年齡增長，她開始閱讀更有挑戰性的文學作品，分析師對她來說是非常理想的對話者。她借了幾本佛洛伊德的著作，讀到的內容都讓她覺得很有說服力。當然，她不是什麼都懂，但分析師運用到書中的所有理論，這點就夠讓人肅然起敬了。

「當時，用精神分析的視角來看世界很理所當然。甚至在治療以外也是。哪怕是今天，我們也能在日常語言中找到精神分析的遺產。我們都知道伊底帕斯情結、閹割情節，還有兒童的心理變態。我還記得在學校裡學過兒童是變態、是多形的，因為有口腔期、肛門期等不同階段。」

現在，安妮找到能夠揭開所有謎團的源頭，但她對孤獨感隻字未提、任由孤獨感變本加厲。她不斷發現能讓自己擔憂的新事物，這些事物最後也發展成她的恐懼。其中就有當時所謂的社交恐懼症。她不僅沒辦法與同學一起玩耍，更沒辦法直視他們的雙眼。

她的精神分析師對這些事一點興趣也沒有，至今她也從未開口問過安妮的狀況。整體而言，這位美麗的女子對她的患者越來越不感興趣。目光飄忽出神的她，每點一支菸，診療室就變得更朦朧不清。

從某個時間點開始，安妮意識到自己是來這裡尋求協助的。難道她不該好好把握機會嗎？

經過三年治療，她鼓起勇氣透露自己真正的問題：她的血液恐懼症。安妮非常怕血，所以從來不曾參加體育課或運動場上的任何遊戲活動。三年級那年，生物老師在課堂上播放一支長一小時的心臟移植紀錄片，安妮的恐懼持續了好幾分鐘，那幾分鐘感覺就像好幾小時那樣漫長。她處於昏厥的邊緣。從那刻起，一想到生物課她就焦慮害怕。

即便如此，她依然無法勾起精神分析師的注意。她看起來好像很不耐煩。不過，在她不得不評論安妮的自白時，她突然展現一股安妮從未在她身上體驗過的能量。安妮依然記得精神分析師說出口的每個批判性字詞。

「妳早就知道自己為什麼怕血。妳難道還沒搞懂困擾妳的問題是什麼嗎？這非常簡單。」

她問安妮有沒有拿鏡子檢查過自己的性器官。聽到安妮說沒有，分析師表示這對她這個年紀的少女來說很反常。分析師說安妮有所恐懼。不過，她是在恐懼什麼？

「妳其實心知肚明，妳害怕充血膨脹的男性生殖器，害怕那種血管跟靜脈飽脹的勃起陰莖。妳體內也有東西會膨脹，因為外陰唇會充血。妳對血液的恐懼，其實就是對性的壓抑恐懼。」

這時的安妮十五歲，從來沒見過勃起的男性生殖器。她雙頰通紅發燙，尷尬到不敢抬頭，這場會議也在無言的困惑中畫下句點。

血液恐懼症的話題在此告終。由於安妮從從佛洛伊德的讀物中意識到夢境的重要性，她開始回放自己夢到的所有東西。起初，這看似是個相對安全的領域，但精神分析師認定自己已經分析完安妮的個案，所以找出各種驚人的證據來佐證自己的發現。

舉例來說，安妮就描述了一場發生在醫院的夢。在夢中，她被幾個人包圍，其中她只認得出一人：她每年都要見幾次面的精神科醫師。精神科醫師提著兩個裝滿牛奶的桶子四處閒逛，問她想不想要一些牛奶。那場夢就這樣。

這場夢讓精神分析師印象深刻。

「妳說桶子裡有牛奶，」她說：「桶子裡裝的，有沒有可能是別的東西？」

安妮不明白精神分析師的意思。

「除了牛奶，還有什麼是白色的？」精神分析師追問。

因為安妮不曉得精神分析師到底在暗示什麼，所以精神分析師又幫她上了一課，介紹男性生殖方面的知識。另一種白色的液體是精液。如果那兩桶液體是精液，這個夢的寓意就不言自明。安妮想要那位精神科醫師的精子（當然囉，是在潛意識中），所以安妮想跟那名醫師做愛。

「這就像一片過濾網，把一切都變成負面的。」安妮對我說：「尤其是愛情關係。」很快，不管安妮說什麼都不重要了。條條大路通陰莖。

她身上昭然若揭的問題被分析師視為「症狀」而不予理會，而這些問題則惡化到安妮幾乎不敢離家。因此，她在大學的頭兩年過得非常糟。她停止搭公車和火車，這也導致她錯過越來越多會診面談。所以，分析師建議她能隨時騎腳踏車出門。

安妮試圖向她解釋問題不在交通工具，而是她太害怕踏出家門，她怕別人會看出她有問題，因為她可能會恐慌發作、卡在半路上。她其實也很希望能騎腳踏車，她小時候最愛騎腳踏車了，但現在她就是辦不到。

針對安妮不想騎腳踏車的原因，精神分析師還有另一套解釋。腳踏車上有一個坐墊，坐墊底下有一根桿。而這根桿子，以及這根桿子的擺放方式，肯定就是讓安妮焦慮不安的原因吧？

經過七年的精神分析，安妮開始出現睡眠障礙。醒來時，她總覺得心跳加速、心神不寧。這真的是她的青春年華嗎？其他同年紀的人都在體驗人生、征服世界，她卻是這個樣子？父母協助她到圖書館去借閱有關其他療法的書籍。她把這件事告訴精神分析師時，分析師顯得很不悅。

精神分析才是唯一有效的治療方式，其他療法都是騙人的。

不久後，她又對安妮不想離家的現象提出解釋。

「妳之所以不敢離家，不只是因為妳對自己的性慾感到恐懼、不敢接近男性。說到底，妳母親又重新回去上班了，所以妳想靠拉近跟父親的距離來取代母親。」

安妮人生中最黑暗的時期就此展開。自我厭惡的情緒將她籠罩。她再也不敢直視父親的雙眼。她避免拿鉛筆，甚至連走廊的火箭海報也不敢瞧。無論往哪裡看，她都能看出男性的生殖器官，這讓她無比焦慮。

精神分析師似乎打從一開始就是對的[1]。

內在

在一九三〇年代於烏茲別克山村進行的考察中，俄羅斯心理學家魯利亞探查前現代生活環境會如何影響反事實思維的傾向。除此之外，在總計五十多場訪談裡，他還試圖了解農民如何看待自己、了解他們的「自我分析」能力到哪裡。

面對能夠閱讀的受訪者，訪談多少能順利進行。他們有辦法談論自己是否心情好、是否真誠開放以及是否擔憂，也能說出自己是否容易發怒。碰到沒有閱讀能力的人，盧利亞幾乎無法進一步探討這個話題：他們要不是拒絕指名正面或負面的特質，就是在被問及此題時描述生活中的具體、物質面向[2]。

與十八歲農婦努爾瑪特（Nurmat）的對話如下：

魯利亞： 您有哪些弱點，您想改變哪些行為？

努爾瑪特： ……就我而言，我只有一套套裝跟兩件衣服，這是我的弱點。

魯利亞： 不，我不是這個意思。請告訴我您是什麼樣的人，以及您想成為什麼樣的人。您現在的自己跟理想中有哪些差距？

努爾瑪特： 我想當個好人，現在我很糟。我衣服太少了，所以沒辦法到其他村莊去。

魯利亞： 「當個好人」是什麼意思？

努爾瑪特： 擁有更多衣服[3]。

受訪者從經濟狀況或行為特徵來描述自己的性格。五十五歲農民希拉（Shiral）就是如此：

魯利亞： 您覺得所有人都是一樣的嗎？還是人與人之間有所差別？

希拉： 不是，每個人都不一樣。有差別（舉起手指）：這是土地擁有者，而這是農民。

魯利亞：所以每個個體之間都有差異，那麼，您認識的人之間有差異嗎？

希拉：這只有他們自己知道了。

魯利亞：您會如何描述自己？您的性格？

希拉：我很親切。就算有個年輕人站在我面前，我也會用敬語來跟他說話，我很有禮貌……

魯利亞：這個村里還有其他人，您跟他們像嗎？

希拉：他們有自己的腦袋、使用不一樣的字詞。

魯利亞：請將您自己跟他們比較一下，然後描述您的性格。

希拉：我這個人很親切和善，我跟大人說話時像個大人，跟小孩說話時像小孩，跟青少年說話時像個青少年……就這樣，沒有其他什麼好說的了。[4]

希拉跟努爾瑪特顯然對自我都有一套概念，不過在盧利亞的詢問下，他們都用外在境況或行為來描述個人性格。他們的內在世界可能是什麼模樣，這對他們來說是個截然陌生的想法。時至今日，文化差異依然顯而易見。比方說，有些社會心理學實驗證實，美國人喜歡以絕對、明確的方式來思考人**是**什麼樣子，而中國、日本和韓國人則傾向透過外在境況與行為來感知自我與他人。[5]

這是非常顯著的差異。活在十九世紀的人，會因為自己有**手淫的習慣**而擔憂，因為這種行為會招致各種風險。而針對**性變態**的擔憂則來得較晚。

針對自己是什麼樣的人（而不是對自己**做了什麼事**）的擔憂，究竟從何而來？

近三百年前，歐洲醫生針對某種現象提出警告，而此現象很快就被當成流行病看待。我們能將其稱為焦慮的流行病，不過從那時起，針對各種型態的擔憂與焦慮，新的稱呼如雨後春筍般不斷冒出。英國醫師喬治・切恩（George Cheyne）提出的神經衰弱（Nervosität），在學界稱霸了好一陣子。在一七三三年出版的《英國病》（*The English Malady*）中，他就介紹這種診斷及其所有變體[6]。

切恩跟當時多數的醫生一樣，受到笛卡爾的人類機械論觀點影響。在笛卡爾的二元對立模型中，心靈的本質是神聖的，所以不能把心靈上的問題說成精神疾病。切恩的術語，讓精神問題源於神經的假設變得更普及。哪怕是在現代，這種概念仍深植於「神經質」（Nervosität）或「神經耗弱」（Neurosen）等說法中。

切恩讓社會大眾有了擔憂的醫學理由。

> 在所有可能降臨在人類身上、跟人類肉身苦難相關的慘況中，型態最極端激烈的神經紊亂，是最悲慘可憐，也無疑是最糟糕的那種[7]。

他不只在分析中提到神經。神經方面的問題，不只是因為人類機器意外磨損而產生。更富足的生活資源、放縱的生活方式、不斷增加的消耗，以及過剩的腦力勞動，這些社會條件都引發各式各樣的神經問題，這在英國上層社會尤其清晰可見。

切恩表示，神經衰弱像流行病那樣傳播開來：在英國，幾乎三分之一的患者都有神經紊亂的現象。這或許是人類史上首次將流行病的概念套在心理學診斷上[8]。

在十八世紀，許多醫生都強調精神衰弱流行病的存在。在荷蘭的烏特列支（Utrecht），甚至有人發起徵文活動，募集「神經疾病越來越普及的原因」。「如今，在十九世紀初，」後來還有位醫師寫道：「我們堅決相信，神經紊亂就跟熱性感染一樣普遍。」[9]

各式各樣的焦慮症狀如同傳染病在社會上散播開來，群眾也對人類精神生活有了全新見解。由於重要的公部門職員也會受到瘋狂的影響，尤其是那些神經特別敏感脆弱的上層階級，群眾開始相信人不會**徹頭徹尾**陷入瘋狂。那些緊張的、瘋狂的、恐懼的和神經質的人，還是有辦法正常運作。他們能住在有傢俱跟裝潢的房子裡，通常也能在職場上發揮專業能力，有時甚至還會因其傲人的成就而名留青史。這就說明當時的醫生為何強調瘋狂只會干擾人類機器的**一部分**。

精神分析有所突破後，此假設也成為理論基礎。精神分析以一種更動態的「潛意識」（das Unbewusste）觀點，來取代笛卡爾對人類身體的關注（早在佛洛伊德用他所向披靡的詮釋主張讓此術語普及化之前，「潛意識」的概念早就存在於心理學界）。不過，無論是從身體還是心智出發，這兩派的基本認知還是將人類視為分成**兩個部分的個體**。根據法國醫師菲利普．皮內爾（Philippe Pinel）的說法，人類是「部分精神紊亂」的個體；更重要的是，在此個體中，**健康的自我能針對生病的自我進行反思**。

此外，認為外在環境對個體健康或疾病影響甚少的觀點也成為主流。社會大眾在短時間內集體出現類似困擾，這無疑彰顯出社會分析的重要。然而，當心理學界開始從意識層面、人格解剖、認知模式和神經傳導物的角度，來看待有精神方面困擾的民眾時，內在世界的邊界無限擴張，外在環境在分析中再也找不到立足之地（除了被當成「壓力源」之外）。如此一來，群眾很快就在反射性思考循環這個棘手的領域遊蕩，分析關於思緒的思緒、關注關於感受的感受，並學會留意來自內在的凶險；同時，他們逐漸忽略外在環境對思想的影響。但是，外在環境無疑仍是一大關鍵因素。

在一起孤獨

時至今日，安妮依然不明白為何精神分析師未曾主動提及最昭然若揭的問題：她的孤獨感。

「這很明顯啊，我很孤獨。她也知道，但她從來就不想知道原因。」

這其實不難理解。安妮喜歡她的父母。跟他們住一起、陪在他們身邊，她都覺得很自在幸福。跟她最親的就是父母了，而她也是家中的獨生女。他們家的公寓只有四十平方公尺。這就是為什麼她從來沒邀朋友回家過。她不希望將生活環境暴露在別人面前，也不喜歡別人問為什麼她爸媽沒在上班。

安妮的父母過得不好。他們有憂鬱症，而且時常焦慮到接連幾天足不出戶。安妮清楚知道父母有多悲痛。陪父母到醫院時，她常常得獨自坐在精神科等候室，身旁則是陪著孩子來醫院看診的父母，想到這點她就夠難過了。她也曉得要找個合理的解釋、向外人說明父母白天都在幹嘛，這是極其困難的一件事。

五歲時，她立下承諾，她想保護父母、不讓他們受這個世界干擾。因為不管怎麼看，這個世界對他們一點也不友善。她不想讓父母受到羞辱，也不希望製造無謂的開支來增加父母的負擔。這就是為什麼她不想上電影院或去馬戲團，也不想參加其他孩子的生日派對，免得同學反過來要求要到她家慶祝她生日。

為了謹守承諾，她讓孤獨感不斷蔓延。接受精神分析後，她也切斷最後的社會連結。分析師提出理論、認為她可能有戀父情結時，她與父母的關係也因而惡化。在佛洛伊德的論述中，戀父情結指的是女兒對父親懷有性慾。

「異端邪教裡也有非常類似的過程。邪教會把人孤立起來，甚至把那個人跟家人的關係斬斷。在我的案例中，我跟父親的關係越來越疏遠。我開始用懷疑困惑的角度來看待我爸時，我就不想繼續下去了。他們把你拉進**他們**的幻想中，拉進**他們**扭曲的形象裡，想讓這些扭曲的思緒成為你的意念。」

不過，安妮的孤獨並非單一個案。從解剖角度來看，個體被視為孤立單位的觀點，跟人類在歷史進程中越活越孤立的現象相應而生。不過，這是一段緩慢的演進過程。我們身邊的群眾越來越稀疏。遊牧群集、鄉村與宗教社區還有大家庭都逐漸解體。如今，群眾之間唯一的聯繫（如果還有的話），只存在於工作與核心家庭中。

在二十世紀，人類獨自生活的情況愈發普遍，這在前工業化社會裡幾乎是聞所未聞。來到二十世紀下半，這項發展逐步加速。目前在德國有百分之四十二的家戶是由單身者構成，而在斯德哥爾摩與巴黎，這個數字已超過百分之六十[10]。

當然，獨居不代表個人完全沒有家庭以外的社會接觸。美國社會學家羅伯特・普特南（Robert Putnam）就表示，俱樂部、社會運動、政黨團體與其他集會場所逐漸式微的趨勢，也是單身家戶日漸普及的原因之一。即便是在家庭內部，孤立的現象也持續擴增。普特南寫道：「在二十世紀的最後二十五年，家庭成員聚在一起的時間越來越少。」大家越來越少一起吃飯、慶祝還有過節，單純坐在一起聊天或看電視的情形也變得相當少見[11]。

一九六〇年代以來，高收入國家有百分之三十到五十的人表示自己感到孤獨，而百分之十到三十的人甚至透露自己活在極端孤獨的境況中。美國有項研究想探討每個人有多少親密摯友。

一九八五年，常見的答案為三位。經過二十年，多數人都說自己沒有親密好友[12]。

孤獨感與精神疾病間的連結，清楚顯示我們的生活方式與幸福快樂程度緊密相繫。長期研究的結果證明，民眾在出現精神健康問題前會先有孤獨感。孤獨感之後則是絕望，然後是焦慮與憂鬱。後果實在不可輕忽。那些沒有朋友或伴侶支持的人，很有可能會陷入憂鬱[13]。

我們還能從網路成癮的角度來看待這個問題：目前，許多人認為社群媒體的運作方式太邪惡、沒人性，以至於用戶深陷其中、頻繁使用這些平台，最後忘了去與人實際接觸互動。不過，研究卻點出兩者間的交互作用。通常，會靠網路來分散注意力並尋求連結的，都是那些孤獨的民眾。他們一旦掉入所謂的社交網絡，就更不會費心去與人面對面互動接觸，而這只會讓他們的孤獨感更根深柢固[14]。

不過，並非所有進步都是壞事。綜觀歷史，有許多舊時的壓迫和限制都被現代性逐步瓦解。但是，與日俱增的孤獨感也替人類帶來新的問題。我們不僅因此過得更糟，還變得更不堪一擊。由於我們相信有辦法靠治癒內在問題來緩解精神痛苦（有時是透過正確的精神科藥物），在孤獨感作用下，聽到別人告訴我們哪裡出了錯、內心**實際上**出了什麼問題時，我們的耳根子也變得更軟。在許多社會關係逐漸消失之際，一種新的社會關係隨之出現：心理學專家。

內在的評價

理論上來說，只要出問題的東西是可觸可感的，我們應該會更容易接受內在有某個東西出問題的想法。因為壞掉的東西是潛意識的，我們無法自己判斷損壞有多嚴重。只有一群人能找出隱藏在黑暗裡的東西，那就是專家。

只有碰到不認同這種信念的人，我們才會驚覺這種對專家的執念其實很古怪。二〇〇四年斯里蘭卡遭逢大海嘯後的狀況就是最生動的例子。這個小島的海岸被摧毀、許多生命因此消亡，國際救援組織因此向災區派出一整隊的心理治療師。援助組織的目標很明確：透過所謂的「小組會報」（Debriefing，或稱減壓會談），也就是系統性整理、總結創傷經歷，讓罹難者免受創傷後壓力症候群（PTSD）所苦。

有少數專家對這種作法提出質疑，斯里蘭卡裔美國籍心理學家蓋絲芮．費爾南多（Gaithri Fernando）就屬其中之一。早在海嘯發生前，她就研究過斯里蘭卡孩童如何應付長期內戰造成的暴力與失落。雖然西方精神醫學界認為創傷後壓力症候群的診斷具有普世性，她卻清楚知道這種診斷不能這樣生搬硬套。

海嘯過後，她繼續與斯里蘭卡人談論他們的經歷。她發現，那些痛失親友的人或是傷者，並不重視憂思或悲痛等「內在」過程。反之，他們比較強調災難對情緒的影響，以及災難在生活環境中引發哪些衝突。他們最擔心的是社會貧富差距，以及怕自己無法履行在家庭中或鄰里之間的義務。顯然，就像魯利亞訪問的農民一樣，他們對「外在」的擔憂多過於對「內在」的憂慮。

由於這種反應不符合西方的創傷應對模式，救援人員的作業流程陷入一片混亂。「海嘯發生兩週後，當地有數百名治療師根本就什麼事都沒做，只是在那邊礙手礙腳而已。」世界衛生組織的一名醫師這麼說。許多創傷治療師解釋說，這代表災難嚴重到島民依然處於震驚之中。在英國廣播公司的採訪中，一位治療師表示擔憂，因為孩童根本不願談論創傷經歷，只想知道什麼時候能回學校。根據這位治療師的說法，這都是明顯的壓抑徵兆。等經過一段時間，災民才會「了解他們先前處於多大的情緒恐慌中」[15]。

這種解釋如今隨處可見，大家聽了也不足為奇。壓抑痛苦的經歷、對不公不義的事視而不見、否認不適當的慾望，這種思維建構並不罕見。我們樂於使用這種論述，無論是對別人還是對自己都是。我們以某種**實際知識**為出發點：實際上，我們知道一些自己不願承認的事。所以這不僅是個錯誤或一時不注意：有些東西仍停留在我們的內在，但我們不想知道那是什麼。

讓我們仔細研究一下這個問題。治療師有可能是對的。那些壓抑某些東西的人，對他們壓抑的東西不再存有意識。被壓抑的東西是模糊、無法靠表象來清楚辨明的。如果壓抑確實存在，那我們就對它一無所知。不過，要是被影響的人自己都不曉得，其他人又該從何得知？

讓我們舉另一個真實案例來比較一下：佛洛伊德跟他最有前途的學生榮格（Carl Gustav Jung）一起搭火車。搭車途中，榮格熱情洋溢地說起學者在不來梅（Bremen）附近剛發現的史前遺跡。佛洛伊德知道榮格自認為是精神分析寶座的接班人，並將榮格的這番舉動，解讀成他內心戀母情結慾望的展現，也就是想要謀殺佛洛伊德的慾望。然後，佛洛伊德就暈過去了。

根據佛洛伊德的說法，榮格對史前遺跡發現的喜悅是如此強烈，因為這些喜悅讓榮格不自覺幻想佛洛伊德的死亡。榮格則將佛洛伊德的崩潰，解讀成一種反向倒置的戀母情結的展現。榮格認為佛洛伊德執迷於所有男人都想謀殺父親形象的想法，所以將這種想法投射到榮格身上，而榮格只不過是覺得考古發現很新奇、有趣罷了[16]。

誰的論點是對的？

兩者不可能同時成立。要不就是像佛洛伊德所言，榮格之所以對考古發現感興趣，是因為他在潛意識中希望佛洛伊德死。不然就是像榮格說的那樣，佛洛伊德是將自己腦中想像的威脅投射在他身上。兩派理論都顯示對方是錯的。

這個問題清楚闡明美國社會學家約翰・列維・馬丁（John Levi Martin）提出的解釋差別，也就是「第一人稱解釋」與「第三人稱解釋」的差異[17]。榮格表示自己是因為覺得考古發現很有趣，才會開口談這件事，這是第一人稱解釋。這是從榮格個人經驗出發的說法。對榮格來說，這種體驗是通往意識最直接的路徑。當然，他也可以訓練專注力，去反思為什麼這些考古發現讓他如此感興趣，但沒有人能比榮格更直接觸及他的意識。

第三人稱解釋則將個人經驗框限起來，並用第三人稱角度來解釋有哪些潛意識因素在影響當事者的行為。榮格可能會**認為**自己對這些發現感興趣，但**實際上**他是不自覺希望佛洛伊德變成史前遺跡，所以才開口聊這件事。要是榮格不認同這種潛意識思維，就是所謂的「壓抑」（Verdrängung）。

第三人稱解釋的源頭可能是創傷或動力，但也有可能受到社會因素影響。例如，許多社會學家想說明我們會**不自覺**受廣告與企業文化影響。包含我在內的其他社會學家，則以第一人稱的角度，研究我們如何留意到這種影響，以及這種影響會怎樣反映在我們的思想中[18]。

甚至連生物因素也能被當成第三人稱解釋來看，例如切恩認為神經質思緒是大腦部分受損所致。換句話說，切恩用身體**實際情況為何**的視角來解釋這種行為，但對於這種所謂**實際上**的情況，我們卻一無所知。

專家提出解釋、說明他們這麼做的**實際**原因時，有些人會相當感激。這種解釋讓人感到安慰。然而，第三人稱的解釋僅只是基於權威，我們既不能反駁也無法質疑，這就是為什麼會出現權力不對等的狀況。一般來說，對談雙方並非站在權力相當的位置（不像佛洛伊德跟榮格那樣），讓人不曉得該以何種態度來看待第三人稱解釋。

潛在同性戀

目前看來，精神分析對科學與治療的影響幾乎是微乎其微，讀者自然會好奇為什麼我們要在這裡探討這種第三人稱解釋。

原因之一是，雖然精神分析幾乎已從科學界消聲匿跡，我們仍能在社會上和日常用語中找到精神分析的蹤影。舉例來說，有些人可能會語帶諷刺地提及「壓抑」，或是談起「投射」、「昇華」或「佛洛伊德式錯誤」等。另一項更重要的原因，則是精神分析造就一些史上最有趣的第三人稱解釋。

佛洛伊德的第三人稱解釋可能會被當成奇聞軼事記錄在史書中，例如鼠人以及他想跟父親肛交的潛意識慾望，還有朵拉（Dora）之所以咳嗽是因為她在潛意識中想幫父母的一位友人口交。佛洛伊德將這些「個案」全數公開發表，但沒有人深入追蹤他的分析對患者造成哪些長期影響。

美國人霍勒斯・弗林克（Horace Frink）則是較不為人知的例外個案。嚴格來說，弗林克並不是以患者的身分去找佛洛伊德的。他本身是一位成功的精神分析師。他是知名紐約精神分析協會（New York Psychoanalytic Society）的創辦人之一，曾兩度獲選協會主席。弗林克年輕時就寫了幾本關於恐懼症以及強迫症的書，第一次與佛洛依德見面時就讓佛洛伊德印象深刻，佛洛伊德甚至認為站在自己面前的是美國版的榮格。

一九二一年二月，弗林克飛往維也納，與佛洛伊德進行為期五的月的「培訓分析」。弗林克當時三十八歲、已婚十年，是美國前途最光明的精神分析師。

回到美國時，他卻變了一個人。

除了其他分析結論之外，佛洛伊德表明弗林克是「潛在的同性戀」。弗林克本人並沒有感受到任何同性情慾，但佛洛伊德仍在他身上發現一種內隱的同性戀傾向。弗林克本身有意識到的一個問題，就是他已經愛上一位女病患，這跟榮格與許多同期的精神分析師一樣。

雖然佛洛伊德總是堅定地對徒弟說，精神分析師不該得意忘形到給予患者建議，但他自己就在分析弗林克時觸犯這個禁忌：佛洛伊德叫困惑、驚訝的弗林克立刻與妻子離婚，馬上跟那位女患者結婚。

佛洛伊德甚至親自出馬將弗林克的女患者叫到巴黎，向她解釋狀況。這位名叫安潔莉卡・畢尤爾（Angelika Bijur）的患者回憶當時情形，表示佛洛伊德毫不含糊地說：妳現在能做的最大貢獻，就是立刻離婚、嫁給弗林克，而這不只是為了妳自己，更是為了弗林克，否則他就會「恢復常態，還有可能變成同性戀，就算不是公開的同性戀也一樣」[19]。

佛洛伊德的這番話聽來沉重。所以他們跟元配離婚、攜手步入婚姻。

儘管佛洛伊德在一封信中表示，他是從弗林克「被壓抑的慾望」的角度來行事，所以作法合乎倫理道德，但弗林克在新的婚姻中一點都不幸福快樂。他不得不再次接受佛洛伊德的精神分析，並在分析過程中感嘆安潔莉卡已不像從前那般美麗動人。那位美到令人目眩神迷的女子，現在成了一位「像同性戀、像男人、像豬」的人[20]。

更慘的是，弗林克被罪惡感所困擾。他不曉得離開第一任妻子跟孩子是否是正確的決定。他始終對離婚的原因存疑，而更讓他過意不去的，是佛洛伊德曾問他安潔莉卡有沒有要捐款給「精神分析基金」（der Psychoanalytische Fond）。就這麼巧，安潔莉卡是一位家財萬貫的女繼承人[21]。

前妻去世後，弗林克陷入重度憂鬱。幾次自殺未遂後，他被送進約翰・霍普金斯醫院（Johns Hopkins Hospital）的精神病房。大家發現他虐待安潔莉卡後，他也被迫辭去在紐約精神分析協會的職位，他與安潔莉卡也在某個時間點離婚。之後，弗林克又在精神病房裡待了好長一段時間。他總共又活了十年，之間偶有憂鬱期，最後在五十三歲那年，在經歷一場精神錯亂後心臟病發身亡。

在佛洛伊德的所有患者中，唯獨弗林克的個案有充分資料記載，加上我們也知道弗林克的後續發展，所以得以更明確評估佛洛伊德的分析。先不談佛洛伊德將身邊多少人診斷為「潛在同性戀」的行為，不得不提的是，跟元配離婚的決定讓弗林克後悔終生。當時有幾位好友都強調這是個壞主意。另一位曾到佛洛伊德那邊接受培訓分析、因此認識弗林克和安潔莉卡的美國分析師，對弗林克說這段新的婚姻不會持久，因為他們實在是南轅北轍。佛洛伊德則認為這段婚姻是絕配，「因為他們對彼此有強烈的性吸引力」[22]。

這是佛洛伊德的個案研究中最令人咋舌的地方：他的自我肯定。這種深刻的確定性強化了分析的正確性。另一方面，患者的不安則是抵抗的跡象，表示患者正在抗拒被壓抑的真相。「抗拒」和「壓抑」的概念，是精神分析最頑強的遺毒，深刻影響現代人的焦慮與憂鬱。這些術語能將任何形式的不安全感或矛盾塑造成症狀。光是「要是……怎麼辦？」都能變成奇異複雜的兔子洞；而單純將這種想法放下，或是接受人生中本來就會有不安全感的態度，則淪為一種抵抗。所以，跟看待思想與感受的冥想式抽離觀點相比，精神分析儼然站在對立的反面。思想從來就不只是思想，每個思想都塞滿經驗，而這些經驗都與自我中被壓抑的部分相關[23]。

回想起來，安潔莉卡表示在她與精神分析學界密切接觸的那段時間，她碰到的每一位分析師看起來都神經兮兮的，完全迷失在理論中而無法掌控個人生活。透過她的觀察，我們能理解為什麼在這個領域的先驅者當中，自殺率會這麼高。在維也納精神分析協會的一百四十九名成員中，有九人在一九〇二年至一九三八年間自殺。換句話說，每十七人就有一人自殺（目前在國際上，自殺比率為每一萬人中有一人）。維克多．托斯克（Viktor Tausk）也是自殺的其中一位分析師，他在被協會開除後直接寫了一封指名要給佛洛伊德的遺書。榮格的一名助理自我了斷時，佛洛伊德在一封信中談到自殺問題：他認為協會流失會員的比率相當高[24]。

要是我殺了人該怎麼辦？

西碧兒・拉岡（Sibylle Lacan）在她的《一位父親》（*Un père*）中，描述身為知名精神分析師的父親雅各・拉岡（Jacques Lacan），在她出生不久後就將家庭拋諸腦後，一輩子對家人不聞不問。西碧兒表示自己是「在絕望中誕生」，因為父親在母親還沒懷她之前就決定離婚了。此書出版後過了幾年，西碧兒就自我了斷。法國歷史學家與精神分析師伊莉莎白・魯丁斯科（Élisabeth Roudinesco）盛讚這本書，說這是歷來「描述拉岡最優美的作品。雖然西碧兒是一位絕望的女兒，但這無損她對生命的熱愛，愛到她只能自願離開人世」[25]。

魯丁斯科的這段話就是完美例證，說明精神分析師在分析時享有極大的詮釋自由。正如腳踏車坐墊變成陽具那樣，自殺也成為熱愛生命的宣言。

當然，除了精神分析之外，其他領域也有充滿想像的第三人稱解釋。而且，不是每一位精神分析師都仰賴這種「潛在」的概念；少數幾位精神分析師其實都仰賴「清楚明確」的線索，也就是靠個案親口描述的狀況來分析，哈里・斯塔克・沙利文（Harry Stack Sullivan）就是其中一例。

在神經生物學層面，潛意識在某種程度上與未經實證的神經系統損傷相對應，所以目前關於潛意識的說法都是基於假設。如果要對一個人進行診斷，他或她的行為是精神醫學的唯一衡量標準。不過，針對隱藏在大腦中的偏差的假設，有時會讓醫療人員像精神分析師那樣自由發揮[26]。

例如，精神病態（Psychopathie；此診斷有各種解釋，其一是杏仁核與外層皮質活動不足）的診斷，常將患者置於一個無窮無盡的概念循環中。假如他們的行為帶有攻擊性，那就是精神病態的表現；假如他們友善、樂於助人，那也是精神病態的體現，因為他們能操弄身邊的人[27]。

美國社會學家厄文．高夫曼（Erving Goffman）將這種現象稱為「迴圈」（looping），就是指無法破除懷疑的詮釋情況。基於羞恥，這種無限循環的概念迴圈通常是祕密運行，因此不會被第三方察覺。不過在少數案例中，這種循環會展露在大眾面前，有時更會讓全世界目瞪口呆。

在這類個案中，有些留有資料紀錄，其中一例就是斯圖雷．貝格瓦爾（Sture Bergwall）事件，他也被稱為托馬斯．奎克（Thomas Quick）：「瑞典首位連環殺手」。透過心理治療，貝格瓦爾找回被壓抑的記憶。其中一些記憶是關於他被雙親虐待，但更轟動社會的則是關於謀殺的記憶。在治療師協助下，他承認自己犯下三十多起謀殺案，其中有八起後來被定罪。

在被定罪的十年後，法院撤回他身上所有謀殺罪名。貝格瓦爾意識到自己既沒有殺人也沒有被虐待。他的記憶不是記憶，而是幻想，是由強烈的抗精神病藥物和雜亂無章的第三人稱解釋所致。這些第三人稱解釋，始終將不安全感與不確定性視為「抵抗」。

儘管已經有大量分析、書籍與國家委員會的調查可參考，許多未來的研究人員可能還是會透過奎克的案例，來研究第三人稱解釋的力量。這個案件最令人訝異的是，貝格瓦爾的怪誕描述無法得到證人或鑑定人員的支持，警方卻依然無所不用其極尋找證據。在一起應該是發生在挪威厄爾耶斯克根（Örjeskogen）的女童謀殺案中，調查人員數度帶著貝格瓦爾穿越樹林，挪威警方則封鎖該地區，甚至禁止任何飛機在厄爾耶斯克根上空飛行。據說，貝格瓦爾腦中突然浮現一幅景象：他在池塘岸邊將女童分屍，然後裸身游到池塘中央，讓一部分的屍體沉入水底。這番證詞讓挪威警方展開二戰以來規模最大的犯罪現場調查。他們將池塘的水排乾，總共抽出三千五百萬公升的水，池塘基底也挖到甚至已露出一萬年前的泥土層。警方將水過濾兩次，依然沒有發現女童的蹤跡。但是，貝格瓦爾依然在一九九八年判定犯謀殺罪[28]。

有鑑於貝格瓦爾經常改變說法、常犯錯或猶豫不決，法院竟然還能做出這個判決，實在令人驚訝。事實上，我們只能用治療師、調查員、檢察官、律師和記憶專家這群人對身分地位的追求來解釋。這群人都希望能因為揭開瑞典首位連環殺手的面紗而名留青史。這種「群體心態」占上風，不給批判性問題留半點活路[29]。

然而，就思想史而言，很有趣的現象是：貝格瓦爾突然想起先前從未意識到的記憶，法律體制與社會大眾怎麼有辦法接受這點[30]？

雖然針對奎克事件的討論大多圍繞著壓抑記憶打轉，但此案同時也引來許多關於內心抵抗的理論。宣稱貝格瓦爾的描述在科學上站得住腳的記憶專家，是名叫斯文．克里斯蒂安森（Sven Åke Christianson）的心理學教授。克里斯蒂安森不是精神分析師，但他廣納不同學派的論述和影響。在一本探討連續殺人犯的書中，他寫道「某些連環殺手」可能有「腦部損傷」，但對此他並沒有詳細描述。不過，讓檢方決定長途跋涉前往潛在犯罪現場並多次進行審問的，就是克里斯蒂安森積極提倡的「心理抵抗」理論。

由於謀殺這類的有罪記憶會「與其他資訊分離」並難以取得，克里斯蒂安森認為調查人員應該長期、反覆審問謀殺嫌疑犯。克里斯蒂安森就擔任凱文（Kevin）案的顧問。在該案件中，兩名孩童據稱坦承謀殺另一名兒童（總共進行三十一次審訊）；在霍夫舍（Hovsjö）的剪刀謀殺中，一名十二歲的兒童最終被判謀殺一名十一歲的兒童（十八次審訊）。在這兩起案件中，判決也在很長一段時間後被推翻[31]。

在自傳中，貝格瓦爾解釋為何他會坦承犯下這麼多起謀殺案，但這個解釋被多數人忽略。貝格瓦爾的表現確實有可能像個強迫性說謊者，但基本上他也對自身經驗存疑。謀殺的意念最初是以「要是……怎麼辦？」的問題型態出現。當時身為一位精神病患的他，跟另一位患者聊到病院內的治療，以及可能會因為治療而曝光的可怕事件：

「要是我殺了人，那該怎麼辦？」貝格瓦爾曾這麼問：「我也被自己的問題嚇到，然後我就開始焦慮，因為拉斯—英格（Lars-Inge）對我說：『你問自己這個問題，就讓我懷疑你真的有殺人。』」[32]

早在接受心理治療前，貝格瓦爾就一直對思緒保持警覺。在一次採訪中，他回憶說自己對

「精神分析非常狂熱」。住進精神病院不久後，他開始閱讀瑞士精神分析師愛麗絲·米勒（Alice Miller）的書籍。打從第一天起，貝格瓦爾跟治療師就遵循一套既有的描述與詮釋模式。這些駭人的細節證實描述的真實性，因為「沒有一個正常人能憑空想出這麼可怕的事」。

但是，沒有人能憑空想像思考。帶給貝格瓦爾靈感、讓他提供大量細節描述的兩部作品，是布雷特·伊斯頓·埃利斯（Bret Easton Ellis）的《美國殺人魔》（*American Psycho*），和強納森·德米（Jonathan Demmes）的小說改編電影《沉默的羔羊》（*The Silence of the Lambs*）。正是在克里斯蒂安森的推薦下，貝格瓦爾看了《沉默的羔羊》[33]。

「我再也無法分辨真假。」這是貝格瓦爾在自傳中反覆提到的一項認知。懷疑、恐懼，所有可以想像的負面情緒，這都是他心理抵抗的一部分，也因而證實最糟的情況確實為真[34]。

「我把臉上的淚水抹掉，認為自己說的肯定是事實。畢竟，眼淚和焦慮就證明被壓抑的記憶已經浮現。」他如此描述某次前往潛在犯罪現場的經歷[35]。

貝格瓦爾本人也被供詞中的驚人細節嚇呆了。思緒和幻想證明他內心藏有恐怖的記憶，使他的抵抗與反對全數失效。

「我一字一句描述故事，鉅細靡遺描述我認為犯案經過應該是什麼樣子，而我相信這些描繪都屬實。但實際上我根本不記得這些事，因為它們都被壓抑了。」[36]

貝格瓦爾是分析與專業知識的產物，他的個人經驗被第三人稱解釋取代。大家不知為何都已經忘記，一個人，不管他或她是否患有精神疾病，永遠都能直接觸及自身意識。他的自傳標題就總結他學到的慘痛教訓：**只有我知道我是誰**。

消滅經驗

虛偽自白已成為法律心理學的一個獨立研究領域。所謂的林德伯格自白（Lindbergh-Geständnisse）其實比大家想像中更常見，這也經常使警察的調查工作變得更複雜。這個詞源自查爾斯・林德伯格（Charles Lindbergh）兒子的失蹤案。案件曝光後，有兩百多名無辜者承認自己綁架這位知名飛行員的兒子。相同現象也讓奧洛夫・帕爾梅（Olof Palme）的兇殺案變得難以調查，因為目前已有一百三十人自白是犯案兇手[37]。

懷疑自己是兇手的人，都普遍假設自己是在無意識狀態下犯案的，而他們的意識則使他們記不住罪行的發生與經過。十四歲的麥克・克羅（Michael Crowe）在妹妹被刺殺後，被警方帶去審問了好長一段時間。在某個時間點，他開始相信自己有人格障礙症。「壞的」麥克在憤怒與嫉妒之下將妹妹殺害，而「好的」麥克則將這個行為從記憶中驅趕而出。

「我不曉得是怎麼動手的，」他說：「不過我知道是我做的。」[38]

直到警方在另一名嫌疑人的衣物上發現他妹妹的血跡，克羅才獲釋並被排除嫌疑。

我們是體內藏著海德先生的哲基爾博士，這個觀念對克羅的影響大到他差點被判犯下他根本沒做的罪。許多人都跟他一樣有過這類經驗，而他們都是在鑑識證據出爐、原本的描述被推翻後才無罪獲釋。竟然有人會如此質疑個人經驗，這在歷史上絕非巧合。這種心態的基礎，是假設體內有一個扭曲的自我，而這種假設是到十九世紀才在文化上扎根的。

目前，現代風險計算不只包含我們的**行為**，我們的**身分**也一樣重要。這種假設就展現在不同模式中。例如，我們能問自己是否該離婚，並在下一步驟中將這個問題膨脹成一個症狀，顯示我們哪裡不對勁，就跟佛洛伊德的門生弗林克那樣。在詮釋的漩渦中，任何問題、任何擔憂都不會單純被當成是問題與擔憂。光是問題與擔憂存在，我們就會開始認為某些地方出了錯。如果不是世界出了錯，那肯定是我們哪裡不對勁。就像超我那樣（佛洛伊德想將病人從超我中解放出來），自我懷疑（對於我們實際上想要什麼、實際上有什麼感受的永恆憂思）簡直就跟強迫症沒兩樣。

安妮說在某個時間點，精神分析成為一種僵化的想法。「在治療尾聲，我幾乎沒辦法碰門把。」她說：「因為我會將門把看成性器官。」分析師的「性器官辨識濾鏡」出現在安妮眼前，跟安妮合而為一。

如今，經過二十五年的調整與替代療法，她又能將雪茄當成雪茄看待了。作為巴黎焦慮症患者協會創辦人，她認識其他有類似經歷的人。此外，她也將精神分析經歷寫下來，並公開與精神分析師對談。在法國，精神分析的存在與否是常見的爭論議題，但精神分析師與個案卻鮮少起衝突。雖然社會大眾以贊同、具同理心的態度來討論安妮的批評，有些人認為她被操弄了，或是分析師分析錯誤，不過當病人有勇氣站出來抱怨自己被對待的方式時，分析師和社會大眾都顯得很驚訝。

「他們完全沒想到，原來病人也能提出異議、也能針對他們的治療方式舉出實事求是的批評。病人沒有這個權利。畢竟病人是有病的，而分析師是健康的。」

自我懷疑

在越來越盛行的剖析式自傳文學中，我們能看出各式各樣自我強化的憂慮。卡爾・奧韋・克瑙斯高（Karl-Ove Knausgård）在自傳《我的奮鬥》（*Min Kamp*）中，描述許多個人生活的擔憂，其中一項則在某個時期占主導地位：他怕有人（包含母親）會認為他是同性戀。克瑙斯高對男人一點興趣也沒有，而他不希望別人對他抱持錯誤、難以反駁的看法。

這份焦慮引發後續其他焦慮。聽到身邊有人在談論同性戀，例如電視中的人不經意說到同性戀三個字時，他都怕自己會做出奇怪、特別的反應，但他有時確實會因為這個原因而有古怪的反應。

「我們家在追的一齣英國影集裡有個角色是同性戀，每次這個話題出現時我都會臉紅。但這不是因為我是同性戀，也不是因為我無法跟母親坦白，而是因為她有可能覺得我是。更蠢的是，每次聽到同性戀這個詞我都會臉紅，所以她肯定覺得我是同性戀，而這個想法只會讓我臉更紅。」[1]

由於自我強化的焦慮在西方文化中被大幅忽略，克瑙斯高越臉紅就越焦慮，而這也符合佛洛伊德的模板：「最焦慮時，我甚至能想像自己就是同性戀。」[2]

瑞秋・卡斯克（Rachel Cusk）在《畢生心血》（*A Life's Work*）這本書中，也談到成為人母所引發的類似擔憂。卡斯克擔心自己有時會後悔生下女兒。帶著女兒從醫院回家時，她感覺自己被一場悲劇籠罩。所有傢俱和房間都讓她想起自己已經失去的生活。她的想法讓她焦慮。她害怕人母的身分會把她限制住，渴望那種已經離她遠去的無子無女生活，至少這是她內心的感覺。

對犯錯的恐懼只會讓她更不安。但與克瑙斯高不同的是，她的擔心是向外的。她擔心孩子會察覺到媽媽不對勁，擔心小孩會不喜歡她而跟爸爸比較親。女兒胃絞痛時，卡斯克認為這是她缺乏母親的感覺所致。

各種「要是……怎麼辦？」的問題圍繞著她，她總想著自己有缺陷的內在會以各種形式轉嫁到女兒身上：「我不純潔的自我是否會玷污母奶？母奶會傳達某種祕密訊息嗎？女兒的哭喊與尖叫，是否就是在揭露我內心的黑暗騷動？」[3]每個小錯誤，哪怕只是失去耐心、哭個幾分鐘，都被她視為呈堂供證，顯示她內心矛盾的情感讓她變成不及格的壞母親。

「要是……怎麼辦？」的意念占上風時，焦慮就會自我應驗。「要是我是同性戀該怎麼辦？」以及「要是我是個壞媽媽該怎麼辦？」的想法之所以成為事實，全是因為當事人已學會不信任自己，進而萌生這些意念。

那些反思自身意念的人，同時也想著自我。關於思緒的思考就是一種「從前反身到反身」（vom Präreflektiven zum Reflektiven）的轉換與過渡，這正符合沙特的哲學概念。以其他人的說法來描述，這則是所謂的「從認知到超認知」（Kognition zu Metakognition）。如果在「每天都哭不停，煩死了」的想法之後，提出「要是剛才的想法讓我變成一個不及格的母親該怎麼辦？」這個問題，就會賦予原先想法全新意義。

不過，這種想法未必得發展成自我懷疑。你可以問自己：「要是我是個不及格的母親該怎麼辦？」然後不繼續追究下去。在不同文化，自我懷疑的定義和標準也各有差異。憤世嫉俗的悲觀質疑是否就代表父母當得不夠好，在判斷這點之前，我們得先確認整個社會或普遍文化是否將新生兒置於宇宙中心；或更廣義來說，新生兒是否是生命的絕對意義（綜觀歷史，這其實是個剛萌芽的概念）[4]。

除了擔憂的**方式與型態**，擔憂的**主題**也取決於文化社會背景。十七世紀，群眾擔憂自己對被巫術迷惑或被指控施展巫術；在二十與二十一世紀之交，群眾大批湧入心理治療診所，他們害怕身邊的人是如假包換的演員。這兩種焦慮和恐懼都絕非巧合。在電影《楚門的世界》（*The*

Truman Show）於一九九八年首映後，許多人心中的這種恐懼升級為妄想，因為這部電影的主角就處在這種境況中[5]。

某些情況下，我們能清楚理解病態的擔憂和焦慮是如何滲透進文化中。然而，這種擔憂和焦慮往往超乎尋常、與現實脫節，以至於它們似乎是從一個生病的心智中湧現而出。「要是……怎麼辦？」的擔憂和焦慮與文化間的關聯就更有意思了：強迫性思維。由於強迫性思維通常都很荒謬怪誕，最常見的解釋都將其歸咎於基因遺傳與化學物質失衡，認為這些思維不是社會所引發，而是反社會的。

女人無法停止想像自己正把孩子悶死？男人因為怕自己拿刀刺殺妻子而不敢進廚房？難道這是因為大腦區塊分崩離析所致？還是說他們的心靈深受時代精神影響呢？

風險區域

比起沒有焦慮症的人，焦慮症患者基本上對風險更感焦慮。然而，焦慮症總是反映出歷史進程中的主流擔憂。仔細觀察強迫症的現象就能清楚看出這點。

目前，大家常見的強迫症主要是與預防潛在病毒或細菌感染相關，例如迫使患者過度洗手的焦慮。這種強迫傾向在十九世紀前根本不存在。直到十九世紀，匈牙利醫生伊格納茲・塞麥爾維斯（Ignaz Semmelweis）才發現如果護理人員有洗手，產婦感染產褥熱的風險會大幅降低。後來，路易・巴斯德（Louis Pasteur）提出一個想法，認為世界上或許有細菌這種東西的存在[6]。

舉例來說，新的醫學研究在一九七〇年代使石綿成為強迫性思維的主因，而在一九八〇與九〇年代，強迫性思維的原因則與愛滋病毒相關。美國精神醫學家茱蒂絲・拉波波特（Judith Rapoport）在《不得不洗的男孩》（*The Boy Who Couldn't Stop Washing*）書中描述，在一九八九年，她的強迫症患者中有三分之一深受與愛滋病毒相關的想法困擾。基本上，擔憂與焦慮有所增加，但這些抽象情緒都具體呈現在強迫性思維中[7]。

某些強迫性思維在特定區域特別常見，其中一例就是所謂的縮陽症（koro），也就是擔心生殖器會縮小或縮進腹部。有這種強迫症的男性比女性更常見，在中國海南的海南島上更一度蔚為主流。這種強迫症會使民眾反覆測量生殖器長度，而其背後的風險源於此假設：身體器官（包含胸部、鼻子與舌頭）會內縮，從而危及性命。這種觀念如今在中國南方依然存在，這也與當地人普遍不願意談論性有關[8]。

在每種文化中，焦慮和擔憂都找得到蓬勃發展的養分。在此，我想將這些養分稱為**風險區域**，並介紹其中四種。在這四種區域，「內在」的角色在文化層面都特別顯著：**宗教信仰**、**性**、**侵害**以及**人際關係**。細心的讀者肯定已注意到，我已在書中多次提到性和宗教這兩大主題。這並不是因為宗教和性本身帶有風險與威脅，而是在歷史因素影響下，這兩大領域特別容易使人焦慮擔憂（就像對恐攻的焦慮比對統計數據上更致命的浴缸還要大）。為理解這點，我們不僅得更仔細觀察社會背景中的個人焦慮與擔憂，還得探討個體焦慮和擔憂透露哪些社會訊息。

風險區域（一）：宗教信仰

法國人亨利．勒格朗．杜索勒（Henri Legrand du Saulle），是史上最早針對強迫症撰寫醫學論文的其中一位醫生。在一八七五年的《疑慮的瘋狂》（*La folie du doute*）中，杜索勒介紹一種他稱之為疑慮病（Zweifelkrankheit）的東西。他明確指出這種病的患者並沒有妄想，他們知道自己害怕的事情不可能發生，但他們依然無法停止擔心：

「這些異想天開、不快樂的病人完全了解自己的處境。他們以絕對清晰的方式判斷自己的狀態，並且對此發出苦痛的感嘆……他們坦承自己的擔憂很荒謬，表示：『我知道這一點都不理性，但擔憂占據我的思緒，怎麼樣都停不下來。』」[9]

後來，許多人認為「疑慮病」的說法有誤導之虞，因為就連杜索勒的患者也想擺脫這種疑慮。「安全感病」或許更貼切，因為他們不斷要求杜索勒講一些能讓他們安心的話。他們的擔憂與苦惱，幾乎都是因為他們認為自己禱告得不夠、信仰不夠虔誠所致。

杜索勒所說的「信仰疑慮」（les scrupules religieux），會以各種奇異的方式表現出來。有位年輕女子飽受信仰疑慮之苦，因為她在第一次參加禮拜時笑了出來、沒有處於恩典狀態中，而且她沒有在告解時向神父透露自己的罪過。她一直思考，到底什麼樣的行為才真正算是褻瀆教會，以及自己是否犯了這種過錯。只吃瘦肉是她對自己施加的懲罰之一。

雖然杜索爾向她保證她沒有罪，但疑慮仍徘徊不散。她非常害怕沒辦法在吐出最後一口氣之前懺悔，所以徹夜未眠，只為不要在睡夢中死去。

杜索爾的病人在敘述自己的狀況時，都提到這種擔憂與愧疚：告解後，他們立刻想起本該提起但忘記說的事。唯一能讓他們更擔憂焦慮的，則是認為自己可能向上帝禱告得太少的想法[10]。

一名四十五歲的男子在信中寫道，即使是小時候，他也覺得自己禱告得不夠：「我會重新開始三到四次；我常常在晚上跪著睡著，跪一整晚。因為我在懺悔時不夠誠實，沒有完全坦露自己的罪，然後我會為自己根本沒做的事責備自己。」由於這種感受，他產生各式各樣的強迫性思維。杜索爾說他用溴化物、冷熱交替浴跟體操治癒這些思維[11]。

跟醫生吉恩・埃斯基羅爾（Jean-Étienne Esquirol）一樣，杜索爾將「疑慮病」理解為「智力病變」。受難者並不笨，反而還滿聰明的。但如同多數精神醫學家，杜索爾沒有仔細分析基督教是如何讓人陷入這種憂慮。據推測，杜索爾不曉得就連有神學知識的人也會有類似疑慮。

最常被討論的個案是馬丁・路德（Martin Luther），他年輕時對自己禱告的適切性懷有疑慮並深感困擾。精神科醫生後來發現，他有關於魔鬼的強迫性思維，害怕激怒上帝和耶穌。他身旁的人，例如他的告解神父，都被他永無止境的懺悔所激怒，因為他根本就沒有做出任何罪惡之舉。他的自我指責從未止息[12]。

最早用近乎心理學的觀點將這個問題寫下來的基督徒，是英國聖公會的主教約翰・摩爾（John Moore）。早在一六九一年，他就寫了一篇文章探討所謂的「信仰憂鬱」（religiöse Melancholie）。摩爾發現，「不快樂的人在祈禱時，思緒會被不適當、有時甚至是褻瀆上帝的想法所占據，這會讓他們責怪自己使聖靈蒙羞」[13]。

不過摩爾也發現，這種想法與褻瀆無關，「因為有這種困擾的通常是好人，而壞人……很少會有這類想法。」所以，他的建議是接納這些想法：「這種想法出現時，不要灰心氣餒……。不要與這種想法纏鬥。經驗顯示，這種想法只會因為我們極力抵抗而更壯大、強盛。」[14]

宗教信仰方面的強迫性思維（英文稱「謹慎強迫症」〔scrupulosity〕），不僅出現在基督徒身上，世界所有宗教的信徒都有可能碰到這種狀況。一般而言，最虔誠的人最容易發生這種問題。信徒越虔誠，就越難接受這種意念。由於他們總認為這種意念與自己相關（雖然佛教的出發點跟基督教截然不同，但這種想法也出現在佛教中），所以必須加以制衡。但正如摩爾所說，刻意去制衡只會讓這些意念更頑強。不信教的人通常不太會去在意思想的純潔性，所以更能去承受「我恨上帝」這種句子。對他們來說，這句話不會招致任何厄運。

正如預期，國家的宗教信仰越普及虔誠，民眾就越有可能出現宗教方面的強迫性思維。研究顯示，美國有百分之五到十的強迫症與宗教信仰相關，而在沙烏地阿拉伯或埃及等宗教色彩較濃厚的國家，此比例則提升到百分之五十至六十。此數字實際上有可能更高，因為許多宗教人士壓根不會去尋求精神醫學協助。例如在穆斯林社群中，強迫性思維可能會成為所謂的「惡魔的耳語」（阿拉伯文為 al-waswas）。這就是一種取代西方診斷與治療的宗教解釋模型[15]。

在所有表現形式中，擔憂其實都是以文化焦慮為導向。然而，宗教未必是個人的風險區域，例如在印度教徒身上，宗教方面的強迫性思維就相對罕見。所以說，面對罪孽、不道德、不純潔與褻瀆，教徒也未必得從中產生強迫性思維。只有在個人認為最微小的偏差（就算偏差只出現在思想層面）會對今生與來生構成影響時，問題才會出現。

這些問題之所以出現，有時是因為信徒對教義的詮釋有誤，但根據思想偏差受到的懲罰嚴重程度，宗教本身多少也會使信徒產生這種思維。馬克思．韋伯對加爾文主義的分析就顯示這點：受到加爾文主義的宿命論影響，信眾特別容易產生疑慮和憂思。根據宿命論，失落者與神選之人之間有一道涇渭分明的界線，而上帝早就選定誰屬於哪個群體了。此外，消除疑慮的唯一方法是「永不停歇的禱告禮拜」、「內心世界的禁慾」、「一絲不苟的態度」，還有其他強迫症診斷表列出的症狀[16]。

時至今日，大家仍在討論信仰虔誠的新教徒是否更有可能罹患強迫症，因為除了其他特點，新教特別強調因信稱義（sola fide），也就是說要得到上帝的救贖只能靠信仰與信心，而不是靠個人的善行。這種觀點尤其會讓人心生無法用理性解釋來抗衡的不確定感[17]。

風險區域（二）：性

性對世俗世界構成的風險，跟宗教對宗教社會帶來的風險旗鼓相當。幾乎只有在性的範疇中，人才會受到如此強烈的譴責、詛咒，或被指控為心思不純潔。當然，擔憂與焦慮未必與羞恥感相關；害怕自己不知不覺中有某些傾向，例如在無意識的狀況下過著錯誤的生活，這種恐懼就足以讓人焦慮。克瑙斯高認為自己**有可能**是同性戀的說法（我們也在本書開頭在丹尼爾身上看到這種恐懼），就反映出佛洛伊德的觀點：人有可能產生強烈的心理抵抗，以至於這種性慾和性傾向被壓抑在潛意識中。但這種形態的強迫性思維也有可能往另一個方向發展：同性戀者也能擔心自己**其實**是異性戀。這麼看來，另一種想法**其實**同樣令人不安：儘管在戀愛中很幸福快樂，也清楚知道自己深愛伴侶，內心卻害怕自己根本不愛對方。

這就反映出一種對於沒有真正做自己、辜負自我的恐懼。不過，這種擔心有時是因為其他原因而生：擔心性向或性慾可能是不好的，甚至是有害的。由於大家普遍認為性變態是件可怕的事，個體對自己有可能**是變態**的恐懼就更強烈[18]。

年輕時，艾薩克（Isaac）覺得世上最糟的事就是身為同性戀。與克瑙斯高不同，艾薩克被厭惡與羞恥所困擾，他還擔心會被同學訕笑。所以，他的擔憂時而帶有恐同症的特質：他不只擔心自己事實上是在過假面人生，還將同性戀視為變態。

如果他發現班上女同學很迷人，他會不確定自己實際上是不是被她隔壁的男孩吸引。如果他在運動時看見一位迷人的少年，他會立刻檢查自己有沒有被挑起性慾：我有勃起嗎？就算陰莖只有微微充血也算。在他聚精會神關注下腹部的情況下，要不勃起也難。他只是不確定這種生理反應是否代表自己受到性吸引。

多年來，艾薩克深受憂鬱症所苦。一回到家，他會躺在床上想著要自殺。他腦中閃過恐怖的情景，例如擔心朋友會發現真相、嘲笑他是假扮成異性戀的同性戀。但是，在艾薩克發現身旁有幾位朋友是同性戀後，情況有所改變。他沒那麼怕被人嘲笑了。艾薩克認為自己之所以不再有強迫性思維，是因為他不再將同性戀視為「最糟糕的事」。

艾薩克的故事顯示拋下擔憂其實不難，但要讓擔憂困擾自己也很容易。只要風險規避的意向夠強烈，迫在眉睫的災難很快就會發生。發生的型態有時還令人出乎意料。

有段時間，艾薩克滿腦子都是針對非自然法性行為（Sodomie，例如口交、肛交或人獸交）

的焦慮，因為這對他來說是「最糟糕的」。打從他有思考能力以來，他就很喜歡動物，而一想到有人竟然能性侵動物，他就覺得噁心。不是嗎？

過沒多久，只要他看到貓狗，擔憂就會排山倒海而來。貓狗搖擺的尾巴就足以讓他質疑自己。眼前的動物讓他興奮嗎？他強迫自己盯著動物的肛門瞧，想像自己將陰莖插進去。這會讓他興奮嗎？但他現在不就在腦中想像這件事嗎？這就是證據，這確實讓他興奮！他問自己，假如這不是他真正想要的東西，那為什麼他一看到貓狗就會立刻想到牠們的生殖器，甚至還想像與牠們性交呢[19]？

當今最普遍的一種強迫性思維，就是那不受歡迎、反覆出現、與性或暴力相關的意念，這甚至比強迫性洗手更常見。在一份普遍問卷調查中，幾乎所有受訪者（確切數字為百分之九十四），都表明腦中有時會出現自己不想要的想法。這些想法未必與肛交或人獸交相關，但內容基本上都是受訪者認為噁心、嚇人或可怕的事物。所以，強迫傾向不單只是來自思維，而是源自於擺脫意念的渴望[20]。

我們能在羅絲・布蕾赫（Rose Bretécher）的書《純粹》（*Pure*）中讀到關於這種問題的生動描述。從書名來看，我們能發現強迫症某種程度上來說只停留在**純粹**的狀態，因為強迫症只發生在精神層面的強迫性習慣中。「那種畫面」第一次浮現時，她年僅十四歲。不過這個想法立刻把她震懾住。

「我用手摀住嘴，靜靜地用唇語一個字接一個字說：『要是我戀童……，怎麼辦？』」[21]

雖然她表面上過著相當正常的青少年生活、日子過得很開心充實，也會跟同年齡的男生約會，但十年來她從早到晚都用這個問題折磨自己：「我是戀童癖嗎？我有戀童傾向嗎？我是嗎？」有一次，她甚至擔心自己已經侵犯一個孩子，擔心這件事被自己所壓抑，想靠自我審問來讓這件事重返意識：

「我小時候有犯下戀童癖的罪行嗎？這種事還會再發生嗎？

那個孩子會想起這件事然後去報警嗎？

我會不會跟家人分開、被關起來？

我的照片會不會被刊在報紙上？

我怎麼能幹這種事？

……

沒有。

沒有。

沒有。

想到我就覺得噁心。

我寧死也不做這種事。永遠不會。我從來沒幹過這種事。」[22]

雙重懲罰也是審訊的一環，因為她會自我批判，責怪自己竟任由這種想法困擾自己這麼久。

「我喜歡這些想法嗎？

沒有。

沒有。

沒有。

但是，為什麼停不下來？這到底代表什麼？

這一定意味著什麼。」[23]

布蕾赫對腦中的意念進行精神分析式的分類：「我一直覺得這些想法來自內心深處的潛意識，它們代表一種被壓抑、佛洛伊德式的慾望。這些慾望想要浮出表面。我一直以為這就是我的意念。」[24]

不過，性之所以成為現代人的風險區域，這可不能完全歸咎於佛洛伊德。社會學長期以來一直在研究這個現象：性已經晉升為用來解釋我們個人身分的事物。我們能探索自己的音樂品味，但性慾可不是這麼一回事。我們不會像嘗試新的運動那樣嘗試性行為。性想要攫取我們的本質，也因此深入我們的自我核心。從某種意義上來說，無論是否有強迫傾向，所有人都必須仔細檢視、釐清自己的性慾和性傾向[25]。

在現代社會，性已經不受社會控制，這點並不新鮮。從前，即便是在最自由的文化，社會控制依然存在。而在當代，性的控制則是來自個體的自我，這才是前所未見的趨勢。

在前工業化歐洲，民眾心中都有一長串遭禁的性行為清單，這些行為都被視為罪惡。不過，罪惡的是人的**行為**，而不是人的**本質**。直到某種特定「性向」（Sexualität，此術語目前的定義是源於十九世紀）的概念出現後，群眾對性的觀點才有所轉變。這種變化可追溯至性科學的出現，而這門學科之所以發跡，主要是因為政府單位想對遺傳基因、性交易與性病進行風險管理。學者很快就將各種性慾與性向的型態，區分為生理或心理疾病（戀物癖、施虐狂、戀屍癖、戀獸癖等），但許多傾向現在已被除病化。英國社會學家傑佛瑞・威克斯（Jeffrey Weeks）總結表示：「在性學中，發現與研究並行不悖，所以『性』才會被賦予全新意涵。」[26]

針對西方社會的性進行歷史分析後，傅柯（Michel Foucault）推斷，沒有其他社會像西方世界這樣，在如此短的時間內發明這麼多新的類別。自性學誕生以來，性向不再受到打壓。傅柯估計，我們談論性的頻率甚至高過談論其他議題。要是理查・克拉夫特・埃賓（Richard von Krafft-

Ebing）沒有發明戀獸癖這個詞，又沒有透過一八八六年出版的鉅著《性精神病態》（*Psychopathia sexualis*）讓這個說法廣為流傳，艾薩克八成不會去擔心自己可能有戀獸癖。要是克拉夫特・埃賓沒有列出戀童慾（paedophilia erotica）這項診斷，布蕾赫的自我拷問也會失去依據[27]。

在強迫性思維中，戀童癖比戀獸癖還要常見，甚至還普及到有了專有說法：戀童癖主題強迫症（pedophilia-themed OCD）。戀童癖是種相當嚴重的罪行，這大概是戀童癖強迫症更普遍的原因之一。此外，戀童癖也具有相當獨特的文化影響力。一九八〇年代以來，無論是在文學還是電影中，戀童癖都是純粹邪惡的象徵。兒童性侵事件具有新聞價值，而且事件越暴力殘忍（戀童癖網絡平台、撒旦儀式、名人），媒體就越用力報導。正如社會學家弗蘭克・富里迪所言，此現象造就相當矛盾的結果，使戀童癖逐漸成為常態[28]。

在一份研究中，受試者需要評論一張男人擁抱孩子的照片。多數受試者認為那位成年男子是戀童癖，而非慈愛的父親。根據富里迪的說法，試圖打擊戀童癖的警告與規範，反而造成反效果、使戀童癖常態化。英國率先提出的「不接觸規則」（no-touch-Regel）就是備受熱議的現象。這條規則禁止教師在幼稚園、學校與運動場所觸碰兒童。在禁令限制之下，教練既不能肢體糾正學員，也不能給學生安慰的擁抱，而民眾在其他狀況中更得面臨荒謬的處境。某次熱浪來襲，一位英國老師被要求替孩子擦臉部防曬乳，但專家建議他最好別這麼做，以免讓自己無端落入戀童癖的嫌疑之中[29]。

在另一份研究中，研究人員想探討教職員如何面對這種不被信任的境況，他們針對研究發現進行總結：「許多受訪教師表示他們害怕被視為性犯罪者，大家都表現得好像互不信任……還說他們沒辦法相信其他人（成人與孩童皆然），不覺得其他人會將他們的行為視為無辜、適當的。」[30]

富里迪寫道，成年人都覺得自己得表現得好像他們不值得信任那樣。最古怪的（最難以想像的）事在別人身上突然變得非常容易想像，而我們也擔心別人會在我們身上看出蛛絲馬跡。信任已經不適用，取而代之的是：在證明無罪之前都是有罪的。這個時候，再加上佛洛伊德式的自我懷疑，布蕾赫的強迫性思維就不再那麼離奇了[31]。

風險區域（三）：侵害

正如性向能被壓抑，我們也知道攻擊性能被深埋在情緒檔案櫃的最底層。大概在《化身博士》這本小說出版後，民眾開始普遍接受這個觀念，而「靜水深流」這個貼切的說法也是在描述相同概念。如果深埋的攻擊性冒出頭，通常會以最畸形的方式出現，例如在睡夢中殺人。

瑪麗亞（Maria）就能跟我們分享這方面的感受。跟她碰面時，她雙手的皮膚又紅又粗。她經常洗手，而且最好是用熱水洗。

「有時候我會把熱水倒在身上，我覺得就像洗碗那樣：水越燙越乾淨。有一段時間，東西都會從我手上滑掉、摔在地板上。我想這大概是神經反應，因為我常拿熱水往身上淋。」

瑪麗亞沒那麼怕自己被感染，反而擔心自己將病菌傳給他人，例如愛滋病毒或肝癌等等。更廣泛來說，她害怕自己傷害他人。對她而言，任何風險都非同小可。她目前的工作是護理助理，專門協助一位無行動能力的婦女。風險幾乎就要失控了。每個「要是……怎麼辦？」背後，都有另一個「要是……怎麼辦？」

要是我違反保密條款，把她的事情講出去怎麼辦？

要是我忘記把她需要的藥給她怎麼辦？

要是我把她抬到床上時不小心把她悶死怎麼辦？

要是我忘了把床欄立起來，結果她從床上摔下來斷了脖子怎麼辦？

如果我忘記把她固定在輪椅上，結果她摔出去骨折怎麼辦？

如果我在她水壺裡裝有毒物質怎麼辦？

如果我在幫她洗澡的時候，以不適當的方式碰了她怎麼辦？

如果她在洗澡時不小心把洗髮精吞下去然後中了毒，那該怎麼辦？

在某個時間點，她想知道自己是不是有精神疾病。

後來還真的出了一次意外：洗澡時，肥皂滑到那名女子的嘴巴上，她伸舌頭將肥皂舔掉、吞了下去。瑪麗亞的心立刻沉到谷底，她暈了過去。

瑪麗亞恢復意識時，發現自己躺在浴室地板上，那名女子仍在浴床上，脆弱而無助。瑪麗亞的第一個念頭是：假如我在暈倒時想謀殺她怎麼辦？

這種經歷只加深了她的焦慮。

「我開始對各種無意識的狀態感到焦慮，就連精神錯亂我也怕。我覺得在所有一個人會碰到的事情中，最慘、最糟糕的就是變成另一個人。」

現在，瑪麗亞最大的困擾是面對姊姊的小孩。每次拜訪他們之前，她都會在造成外甥死亡的內疚與見到他們的渴望之間躊躇。

「我有可能不小心用枕頭把他們悶死，或是直接拿刀把他們刺死。當然，我指的是在睡夢中。在我沒有意識的時候。」

「妳有跟妳姊提過這件事嗎？」我問。

「我從來沒有說過我怕把她的小孩殺死。我永遠不敢講。」

即使孩子沒有注意到，她擔心強迫性思維會影響自己和他們的關係。

「我已經接受治療十四年了，但一點用也沒有。」

「就算去了解這些意念本身是無害的，也沒有幫助嗎？」

「有是有，但問題在於，我擔心的事情理論上有可能發生。我的所有念頭都有可能成真。」

瑪麗亞知道她所想像的一切大概不會真的發生，只是有發生的可能性而已。畢竟，她也有可能會在無意識狀態下撞死人，然後把這件事給忘了。

「有一次我在當地新聞上看到有人在超市門口被車撞死，我就想像撞人的是我。但事件必須要有真實性。對我來說，周遭環境中一定要先發生這種事故，我才能去想像。我常常差一點就要打電話報警認罪了。」

「因為妳真的覺得事情是妳做的？」

「不是，其實不是這樣。我其實更希望聽到警察說那絕對不是我做的。不過對於每一件事，我也給不出肯定的答案。要是他們問我晚上七點的時候人在哪裡，我只會說我不曉得。但如果我這樣回答，那真的就有可能是我幹的。」

她笑著說。

「自首根本不是個好點子。」

強迫症被如此巨大的羞愧感所重壓，這個現象實在引人深省。我們常讀到關於戀童癖、兒童殺手或精神病患的報導，但是關於這類強迫性思維的報導卻少之又少。

我們被少數加害者的新聞報導轟炸，對那些傷害自己的民眾卻一無所知。

這種想法是無害的，這句話其實只對一半。就算你不是「連環殺手」托馬斯・奎克案的調查小組成員，也能理解表面上看來「健康」的人，依然可能對思緒產生天馬行空的詮釋。「我一直思考自己究竟想不想把兒子掐死」，一聽到這句話，我們會立刻陷入兩難。怎麼做比較妥當？是先確認這句話的真實性，還是慢慢退到門口、偷偷打電話求救？

在此，我們能看出文化層面的風險規避，而這種風險規避則讓人產生強迫性思維，認為暴力有可能演變成災難。一般而言，向別人傾吐內心的問題是件好事，但在這種情況下，吐露心事有可能招致厄運。

例如在某次訪談中，專門研究兒童強迫症的心理師比爾．布倫德爾（Bill Blundell）告訴我，唸高中的青少年將強迫性思維跟朋友分享時，情況時不時會失控。有時候，當事人的整個朋友圈會「反應驚恐，而消息則像野火一樣傳開來。看到當事人，大家避之唯恐不及。」[32]

作家奧莉薇亞．洛芬（Olivia Loving）就很了解這種狀況。洛芬一直以來都很納悶，不解為何與性相關的強迫症其實才最為常見，卻鮮為人知。多年來，她因為怕自己會刺傷母親而不敢拿刀。年僅十三歲時，她就有一種反覆出現的恐懼，怕自己會對兒童犯下罪行。讀高中時，她有機會匿名投書到校園報紙上描述自己的問題，她的指導老師通知學校管理者與學務顧問。由於學務顧問不認為洛芬的想法不只是強迫性思維，所以將洛芬退學，因為她「對其他學生構成危害」[33]。

洛芬將這種現象稱為「強迫的黑暗面」。她認為現代人被迫活在一種文化中，而在這種文化裡，大家都忌諱談論那些侵入腦中的思維。只要有什麼東西看起來很可疑，大家就會立刻按下警報按鈕。這種趨勢與心理治療的建議背道而馳，反而會使當事者未能即時尋求專業協助。

賽謬爾（Samuel）跟妻子一起看完《無法無天》（*City of God*）這部血腥的電影，腦中頓時充滿用刀砍殺妻子的畫面。他馬上走進臥室、以胚胎的姿勢躺在床上。他試著將腦中殘忍的畫面刪除，但這些畫面只變得更頑強清晰。經歷漫長的焦慮與困惑後，他轉而向心理治療師求助。但專業協助一點用也沒有。賽謬爾的治療師是佛洛伊德主義者，連她也開始對賽謬爾的意念感到害怕。

「我想她也很怕我腦中浮現的畫面，就像我剛剛說的，殺人、強暴、殘殺的想法。我猜她應該覺得我是個危險人物。」

四次治療後，她再也不接賽謬爾的電話[34]。

佛瑞德．潘澤（Fred Penzel）是一位臨床心理學領域的美國研究員，他描述多位新手媽媽碰到的狀況。一名向他自我介紹的婦女曾被通報到兒童保護機構，因為她對第一位治療師說她怕自己會傷害孩子。另一名個案則不得不從兒福中心打電話給潘澤，因為她的小孩一出生就被帶走了。原因：她曾向醫護人員描述自己的強迫性思維[35]。

傷害孩子的意念是產後憂鬱症的典型表現，目前也已被列為診斷標準。在一份研究中，百分之四十一有產後憂鬱的新手媽媽，都表示自己得跟傷害孩子的念頭搏鬥。令人詫異的是，很少人知道這個現象。接在開頭想法之後出現的畫面，例如孩子被帶走、照片出現在報紙上的想像，也因而變得更寫實[36]。

這些其實都是出於好意。將一個人的想法解釋為內心慾望的展現，這在現代社會是很常見的心態。不過，要把過於侵略以及過於自覺的人區分開來，這並不困難。所以在心理治療中，除了詢問病人的**想法**，還要問他們的**感受**以及過去是否曾有暴力傾向。即使感覺不能定義我們，但是跟思想相比，感覺更能清楚描繪一個人的內心世界[37]。

這些其實不難實行。現代人面臨的誤解與誤讀，只說明我們確實有可能活在一個比以往都更關注暴力的文化中，同時又不曉得真正的暴力是什麼樣子。前幾代人八成無法忍受的生動暴力描述，如今卻是最能吸引讀者與觀眾的題材。

在文學中，犯罪小說仍是市場主流。我們常聽到以下論點：這種類型的文學作品照亮社會的陰暗面，從而發揮社會批判的功能。不過，少數調查此議題的研究已駁回這項假設。文學作品或電影電視中的殺人犯，與現實世界的殺人犯根本相去甚遠，而且因為謀殺本身被大肆當成戲劇素材濫用，作品敘事已經逐漸脫離現實，變得越來越誇張[38]。

雖然無法斷言娛樂產業讓人變得更具攻擊性，但在媒體研究中，很多人都相信這種現象進一步鼓吹所謂的險惡世界症候群（Gemeine-Welt-Syndrom）。我們想像中的世界比實際情況更暴力，民眾也養成一種近乎偏執的觀念，認為每個人心中都埋有暴力的種子。

「是誰幹的？」這個反覆出現的犯罪問題，讓人活在一種焦慮恐慌的雙重生活中。在這種前提下，顯示某人可能有暴力傾向的蛛絲馬跡，就足以成為初步懷疑（或自我懷疑）的依據[39]。

其實每個人偶爾都會有這種想法，這些想法有時還會跟感覺結合。在交通尖峰時段走上街，你心中很快就會升起「謀殺的衝動」。殺害親生子女的恐慌性焦慮，確實有變成實際行動的可能。臨床心理師李．貝爾（Lee Baer）治療的患者，就常有殺死孩子的強迫性思維。他語重心長地解釋，描述父母會在哪些情況下真的去危害兒女的生命。如果行兇動機並非單純冷血地想將煩人的小孩除掉，那無法控制的憤怒、藥物引發的侵略行為，或者是某種形式的幻覺，就有可能是明確的警告訊號，顯示我們應該認真看待當事者的強迫性思維。舉例來說，有位產後精神錯亂的婦女看到孩子的鼻孔冒出黃煙，認為孩子是魔鬼轉世而來，所以決定最好把孩子放進垃圾桶。後來是她丈夫在垃圾桶裡發現小孩子的[40]。

所以這種症狀其實很容易判別，而且由此看來甚至顯得有些微不足道。不過在娛樂產業裡，暴力被改造、蒙上一層神祕的光圈。哲基爾博士和海德先生可說是這類敘事的原型——就算不是意識與潛意識之躲貓貓的靈感來源，那也絕對是兇手與周遭群眾之交互作用的原型。

攻擊性是與生俱來的，這個想法比認為性向是預先形成的認知還要古老。兩百五十多年來，學者一直在研究如何判別攻擊傾向。十八世紀時期的德國醫生弗朗茲．約瑟夫．加爾（Franz Joseph Gall）發現，各種心靈特徵都能從顱骨的形狀判斷出來。來到十九世紀，犯罪學發源者與種族生物學先驅切薩雷・龍布羅梭（Cesare Lombroso），將加爾的顱相學發揚光大。龍布羅梭仔細研究顱骨的形狀與大小，指出天生罪犯（delinquente nato）的神經中樞發展較落後，而這就是文明人與原始人的差別。暴力者比安分守法者更原始，所以應該被歸類為動物而非人類[41]。

這項研究的許多發現至今依然存在，只不過目前的論述是涉及大腦與基因，跟顱骨形狀較無關聯。心理學家阿德里安・雷恩（Adrian Raine）在他的知名著作《暴力犯罪的大腦檔案》（*The Anatomy of Violence*）中，以思想實驗的形式介紹「龍布羅梭計畫」（LOMBROSO-Programm）的構想。他認為所有男性都該在十八歲時進行核磁共振檢查，來判斷他們是否擁有殺人犯的大腦。

雷恩坦率指出後世對龍布羅梭的評價很不公平。雖然他承認科學迄今沒有發現攻擊性生物標記的證據，但他跟所有捍衛自己研究領域的學者一樣，相信只要能持續獲得研究補助，證據遲早會出現。雷恩說，目前我們已經有辦法預測哪些孩童有成為暴力分子的風險[42]。

雷恩跟其他從生物角度來研究暴力傾向的研究人員，都提出一套意向模型。根據這套模型的定義，人並不是「注定」會成為暴力分子，頂多只會有暴力的「意向」。他們還假設環境中有「觸發」因素，這些因素會讓某些人比其他人更暴力。這項理論至少在某種程度上顛覆了「性格與環境」之間有所關聯的假設。同時，此說法也強化另一項假設，那就是人在受社會環境影響之前，內在就存有某種傾向了。這是相當機械主義的模型：「自然加上環境等於個體」。在這套模型中，個人僅有的那一丁點選擇自由，要不是去追隨宿命的安排，不然就是去抵抗先天的意向。這種想法就體現在薩德侯爵（Marquis de Sade）身上，他鄭重其事地歌頌要追隨自己的意向，這完全不令人意外（因為他是以縱慾而聞名的法國貴族）。幾世紀後，約瑟夫・弗里茨（Josef Fritzl）在囚禁、強暴與虐待女兒二十四年後，還聲稱儘管自己幹了這些事，他基本上還是有自我克制，因為他「生來就是有強姦的傾向」（顯然很熟悉這套意向模型）[43]。

有人說這種天生的暴力意向就像空白支票那樣，會讓沒那麼小心謹慎的人犯下各種可以想像的暴行。為駁斥這種說法，雷恩就說自己的安靜心跳率特別低，而且還有連環殺手那種異常的大腦結構。類似說法引起媒體關注，例如神經學家詹姆斯・法倫（James Fallon）在一本書中提到，他某次掃描自己的大腦後，意外發現大腦構造竟跟精神病患相似。法倫說這項發現令他興高采烈，因為這讓他意識到之前的行為有多精神病態：尋仇報復、祕密戀情、醜聞謊言以及對待家人時的冷酷無情。但他也不得不為自己的研究領域辯護，只可惜他的論據是基於相當薄弱的因果關聯與邏輯之上[44]。

正如我在其他段落所說，我認為先天精神病態的假設本身就是一種精神病態，因為這種說法的前提，是普遍存在於精神病態概念中的機械主義人類觀。將精神病患視為無法修理的壞損機器（精神病患一直被描述成對所有療法免疫的個體），我們看待精神病患的方法，就像傳聞中精神病患感知周遭環境的方式那樣，一樣沒有同理心與共感。而且，「明顯誇大的自尊」、「缺乏內疚感」、「不負責任」、「許多短期（類）婚姻關係」，還有其他用來判斷精神病態的症狀，在不同個案身上也有程度各異的表現。說不定那些精神病態特徵最輕微的人，最擔心自己在內心深處是精神病態者[45]。

風險區域（四）：人際關係

羅絲．布蕾赫問：「大腦能將不快樂的一天當成證據，證明強迫性思維是真的；但快樂的一天也可以。根據我的經驗，就算是簡單的微笑，也會讓人忍不住問：我真的快樂嗎？」

這種對自身幸福快樂的憂思，跟她平時不斷指責個人性向的行為差異頗大。擔心自己是不是真正幸福快樂，這似乎是個非常奢侈的問題。「我現在是真的、**真的**快樂嗎？」這幾乎帶著一種挑釁的意味。

不過，主導個人擔憂程度的並非反思的主題。去評斷個人的幸福與快樂，這會讓人以抽離的角度來看待自我以及周遭眾人，並且讓自己變得不快樂。在這種情況下，這個問題特別棘手：「我現在是在對的關係中嗎？」

這個問題極為普遍，連強迫症研究領域也有一個專門探討這個問題的獨立分枝。在該領域，這種症狀的英文名為關係強迫症（Relationship Obsessive Compulsive Disorder，簡稱

R-OCD）。另一個反覆出現的問題是：「如果這段關係有問題，該怎麼辦？」在一篇最早探討這個問題的文章中，作者詳細描述兩名個案。三十二歲的顧問大衛（David）如此陳述個人問題：

「我在這段關係中待了大約一年，但我總是忍不住去思考這段關係到底適不適合我。看到臉書或街上的其他女人，我會一直去想，想說如果跟她們在一起會不會更幸福、想著自己也許會愛上她們。我問朋友他們怎麼想，也不斷問自己我對女友是什麼感覺、是不是記得她的臉、有沒有常常想到她。我知道我愛她，但我不得不一直去檢查、驗證這件事，這讓我很沮喪。」[46]

二十八歲的研究員珍（Jane）則被更具體的事物所困擾。

「我知道我愛我的伴侶，也知道自己不能沒有他，但我會一直針對他的身體進行思考，而且停不下來。他的身材比例不正確。我知道我愛他，也知道這種想法很不理性。他長得很帥。我很討厭自己有這些想法，因為我覺得外表對一段關係來說並不重要，但我就是停不下來。而且我還會忍不住看其他男人，這快把我逼瘋了。我覺得自己沒辦法在這種狀況下嫁給他。」[47]

要將這些憂思歸類為病態並不容易，但這些想法的強度及廣度或許值得我們進一步觀察探討。

蘿拉（Laura）的治療師請她紀錄一天當中的所有思緒。而蘿拉在對感情關係進行三小時的反思後，整個人已精疲力盡。在她提供的節錄中，有一個問題反覆出現：她會不會「其實」是異性戀？這個問題我們早就碰過好幾次，但籠罩蘿拉的疑慮不單如此：

「我想跟誰一起生活？要是她不是對的人該怎麼辦？如果我其實是想跟男人一起生活那怎麼辦？但是，等一等，我之前就跟男人在一起過了……當時的狀況如何？我當時有辦法想像跟他一起生活嗎？那個時候跟現在會不會不一樣？我應該再試一次嗎？我應該這麼做。但是我應該要有什麼感覺？如果我因為沒辦法給承諾而猶豫不決，那該怎麼辦？這樣感覺是對的嗎？跟男人在一起會讓我產生性慾嗎？對我來說，情感層面更重要……不過性方面確實讓我存疑，該怎麼辦？……怎麼樣會讓我更快樂？我應該搬家或是多往外跑嗎？不對，我本來就不是這種人，但我到底是哪一種人？但是，仔細一想，我確實是想跟她一起生活，只是如果我在穩定下來之前需要多做其他嘗試呢？我該怎麼判斷怎麼做才是對的？我想跟她一起生活。我對她的感覺，是以前曾來沒有對任何人有過的。和她相處，我會完全忘了時間，七個小時感覺就像一小時那麼短暫。我從來就沒有和另外一個人分享過這麼多東西，但我的腦袋卻在抵抗！這些感覺對我來說很陌生。舒適、平和、親近，還有，等一下，還有愛。沒有，我從來就沒有過這種感覺！跟一個女人……這是真的嗎？我真的有這種感覺嗎？會不會是我搞錯了？」[48]

蘿拉推測這些想法占據她一天中百分之九十五的時間。

不過，問題依然存在：是否所有人偶爾都會被類似的想法所困擾？為什麼這一類的憂思，會跟是否想謀殺孩子或有戀童癖等痛苦的自我質疑有共同之處？很少有勵志書籍會談論謀殺孩子或戀童癖等強迫性思維，但探討情感關係是否「正確」的勵志書卻比比皆是。

這類書籍的目的，通常是讓我們判斷目前的關係是否有辦法繼續。如果有，我們又該如何讓關係更美滿？針對這個面向，市面上也有海量的勵志書籍幫讀者解惑。

我們到底愛不愛伴侶，這個問題其實滿常見的。我的意思並不是說這是人自然會有的疑問或生命中難以逃避的難題。幾世紀前，許多與感情關係相關的問題其實很少見，原因之一是當時的伴侶並不是由個人決定，而是集體協商安排的結果。

而結束一段感情關係的決定，也是相對近期的歷史發展。在整個十九世紀，瑞典大約有一萬五千對夫妻離婚，這個數字只略低於目前每年的水平。只有從一九一五年起，夫妻才有可能因「長期持續不和」以外的理由離婚。在德國與法國，直到一九七〇年代，離婚的法律規範才逐漸鬆綁。而在印度等許多國家，考慮離婚的人依然得面對法律與規範的強力阻礙[49]。

雖然這種感覺一直都在，但長期以來我們不太會去重視。當然，夫妻對彼此的感覺與看法也很重要，不過直到十九世紀，婚姻似乎始終是種無關愛情的結合。這並不是因為濃情蜜意的伴侶關係是現代人才有的夢想，而是因為婚姻從前其實扮演不同的角色，從經濟上來看尤其如此[50]。

在思緒上將實際感覺與虛幻的感覺切分開來，這才是新出現的發展，而這跟針對「被壓抑的慾望」的擔憂正好有異曲同工之妙。由於幾世紀以來的宗教與文化影響，人類的擔憂不再圍繞著被禁止的慾望打轉；在這個性解放的消費文化世代，群眾反而會為**慾望不足**而擔憂。

馬茲（Mats）很焦慮，因為他覺得自己有的還不夠。以他的長相來說，只要他把自拍照隨便傳到某個交友平台，所有大門都應該向他敞開：灰藍色的雙眼、豐滿圓弧的下巴、金色的捲髮。不過馬茲已經在一段關係中了，但他不曉得自己選擇進入這段關係的決定是否正確，因為在他決定跟現任伴侶交往時，就已經否決另一種反事實的可能了，那就是跟其他對象約會、沉浸在無窮無盡的激情中。

童年時期，他的強迫性思維更明顯。這一切的源頭，都是因為他將思維跟空間性綁在一起。如果他在走出一扇門時，想到家人有可能會死於淒慘的事故，他就必須走回去把「想法想回來」。這並不容易。有時他會在學校或家裡門前停留好長一段時間。

高中時，強迫性想法變得更強烈。馬茲越來越害怕被感染，尤其是被四處可見的針筒感染。只要坐上公園長凳，他就急著想把公園裡吸毒者的注射器都找出來。從對注射器的焦慮開始，他慢慢發展出對自己的焦慮。他的母親在某個時間點發現情況不對，就把他送去接受暴露療法（Konfrontationstherapie）。在治療中，他學會如何面對焦慮與擔憂。

這些意念很快就影響到他的人際關係，這點不令人意外。馬茲很早就意識到自己是個浪漫主義者。在同儕之間，沒有人像他那樣將一夫一妻制看得如此重要。同年齡的朋友在規畫參加下一場訓練營或舉辦網路遊戲聚會時，馬茲則迫不及待想趕快長大、找到生命中的愛人。

但結果並不如他所想像。

「早在認識女友之前，我就想過很多關於感情關係的問題。這種感覺對嗎？我真的戀愛了嗎？還是其實我只是想談戀愛？即使心裡有這麼多疑慮，還是決定跟某人交往，這在道德上站得住腳嗎？」

有些社會學家認為，這種現象是來自晚期現代人對本真（Authentizität）的追求。不過本真有許多含義。對海德格（Martin Heidegger）來說，本真指的是人完全意識到自己的必死性；對沙特來說，一位對自己的自由有所體察，而不會將錯誤與罪過全部怪罪給「天性」的鬥士，就是過著本真的生活。不過在我們探討的主題中，本真與這兩位哲學家的概念無關。不是，這裡指的是探索內在本質的那種本真。這是一種內在的本性：個人會依據這個本性來做決定，並讓其餘的人生照這個本性走。只有當我們在最深層的內在找到並釋放情感的「核心」，找到「我真的戀愛了嗎？」這個問題的答案，人生才能順利開展[51]。

正如馬茲所言，這並不是一種基於享樂主義的自我審視。他對伴侶感到非常內疚，只因為他內心有所懷疑，他覺得自己好像在欺騙她。難道她沒有權利跟內心安穩踏實的人在一起嗎？

「我有稍微跟她透露自己的疑慮，但狀況不是很好，因為這讓人聽了不舒服。一般而言，情感關係對我來說是個很複雜棘手的主題。我發現自己腦中完全沒有其他想法時，就覺得自己不得不做點什麼。所以我開始接受另一種治療，但我馬上又開始懷疑這是不是真的跟強迫性思維有關。我比較像是在問：我到底是誰？」

此後不久，馬茲的女友懷孕了。

「那種療法非常特別。開始接受治療時，我腦中有各種關於這段關係的疑慮。得知她懷孕後，事情突然變得……變得更嚴肅沉重，因為建立家庭是終生承諾。比起決定接下來的幾個月要不要繼續在一起，結婚生小孩更是非同小可。」

許多關係諮商師可能會建議馬茲分手。不管這是否關乎強迫性思維，懷疑跟浪漫本就水火不容。不過，一個經常看著愛人之間的迷戀演變成婚姻恐怖故事的理性者，又怎能不懷疑呢？

焦慮症患者通常會在治療中學到，精神健康者體驗到的安全感，通常只是一種錯覺。事實上，沒有人能真正擺脫不安全感與不確定性。佛洛伊德有可能是對的，所有人都有可能正在壓抑自己的變態行為。我們確實有可能會精神錯亂、將心愛的人毆打致死。不過更有可能發生的，是我們有一天會跟伴侶離婚，最後陷入爭護權之爭，看著最初的烈愛演變成巨大的厭惡。

要是我們否認這些風險，就是在否認我們對世界的認知永遠是有缺陷的。不過，情歌與浪漫電影讓我們相信，在兩人的結合中，有一種超自然的安全感與確定性等著我們。影像與敘事的絢爛煙火，讓我們相信我們能找到一個固定點，而這恰恰是失望的基礎。疏遠、焦慮、憂鬱，只要找到「對的」他或她，世界上應該就沒有什麼事是無法戰勝、駕馭的[52]。

讓人更加混淆的，是我們目前能用來尋找「對的」他或她的工具，都顯示出找尋靈魂伴侶是一段缺乏自由的理性化過程。不然，我們要如何解釋，「愛」在如此無邊無際、神祕難解的同時，卻無法將富人與窮人、高教育程度者與低教育程度者、胖子與身材苗條者湊在一起？

早在一九五〇年代，德國精神分析師埃里希·佛洛姆（Erich Fromm）就指出挑選伴侶的過程，清楚反映出資本市場的理性。我們使用自己的「資本」（Kapital），來找尋會堅守在我們身邊或甚至超越我們的伴侶，例如外貌長相、成功程度，以及幽默風趣指數等。這段過程如同以利潤最大化為宗旨的商業行為，而著迷熱戀通常能被描述為「命中目標」[53]。

早在交友軟體確立這些分類機制的五十年前，佛洛姆就已提出警告，表示人類在愛情中變得過於被動。

佛洛姆的觀察並沒有揭示我們的潛意識過程，上述論點只是他提出的其中兩項觀察。許多人會坦然表示，愛只不過是慾望與戀愛中的狀態。雖然佛洛姆的形象是一位高度道德化的戀愛專家，但據說他本人都曾在歷任伴侶關係中出軌[54]。

馬茲甚至還私下立誓，說要在戀愛中與對方徹底結合、讓自我消亡。根據柏拉圖、史賓諾沙（Spinoza）和多數西方哲學家的觀點，一個開明的人不該被這種激情主宰，但對馬茲來說這卻是最高層次的情感。即將成為人父的事實有可能會使他無法繼續體驗這種最高層次的感受，這份恐懼只讓他那陷入永恆不幸與憂鬱的強迫性意念更加寫實。

「現在我的疑慮有了原因，所以一切都跟以前不一樣了。針對洗手強迫症跟用過的針筒的焦慮，我清楚知道那是不理性的。但只要牽涉到情感關係，問題就變得很棘手，因為這個領域本來就很複雜。墜入愛河，像我在讀高中時那種強烈、刻骨銘心的熱戀感受，我再也體會不到了。這我心知肚明。」

性吸引力是擇偶的關鍵標準，這點想必不足為奇。正如社會學家伊娃．易盧茲（Eva Illouz）所證明，這仍是一個相對新鮮的現象。直到十九世紀，美麗這個概念才同時涵蓋身體與心靈。詩人夫婦羅勃特．布朗寧（Robert Browning）跟伊莉莎白．巴雷特（Elizabeth Barrett）的愛情故事就是很好的例子：初次見面時，伊莉莎白已經癱瘓臥床，但羅勃特依然愛上她從詩作中透出的內在美。她的身體狀況似乎沒有對他的愛意產生絲毫影響。身體有可能會影響其他關係，但性吸引力並非可被接受的結婚理由。不過，根據一項目前的調查，身體吸引力比學歷或智商還重要；美國的一項長期研究也表明，過去五十年來，性吸引力對擇偶來說越來越重要[55]。

這種趨勢在男性與女性身上都顯而易見，不過異性戀男子與女子的擇偶標準則有不同。交友平台OKCupid的其中一位創辦人克里斯蒂安．魯德（Christian Rudder）在《剖析大數據》（*Inside big data*）這本書中，彙整了平台使用者的大規模用戶數據分析。根據魯德的說法，男人比女人更重視外表。確切來說，男性在擇偶時對外表有更明確的要求。異性戀女性通常會尋找年齡相仿的男性，而異性戀男性（不管是三十歲還是五十歲），都希望另一半的年紀落在二十至二十三歲之間[56]。

男性對外表的執著有可能會引來令人不快的後果。我實際針對線上約會進行小規模研究，也驚訝地發現那些會被描述成「胖」的女性，在網路上受到非常糟糕的待遇。在主動跟她們聯繫的男性網友中，很多人一開始都彬彬有禮，後來卻對她們加以辱罵。有些人甚至覺得自己有必要直言不諱，直接請她們刪除的交友檔案、從線上交友世界消失。

我還沒碰過任何一位曾遭到女性如此對待的男性。

「男人覺得跟身材略顯壯碩的女性交往是件丟臉的事。」有位女子對我說：「但我們也是有性方面的優勢。」[57]

我時常聽到這種言論。男性對這種女性有性趣，常表明自己喜歡胸部大的女生，但又不敢在公開場合跟她們牽手。所以，我們應該要探討美麗的概念中包含了多少性的動機。這麼看來，這個領域也同樣存有想獲得更好結果的社會壓力。這跟韋伯描述的新教工作倫理相似，只是在這種邏輯中，身體成了手段與工具，而戀愛則是大家企求的救贖。

「兒子出生後，我一直在休育嬰假，從那時起我就一直避免跟某些人見面。」馬茲對我說：「因為我對自己的疑慮感到非常羞愧。」

不過，自從他敞開心扉，他對伴侶的罪惡感也隨之減少。

「懷孕期間出現很多問題，有好多不確定因素。我當時沒工作，也不曉得自己想做什麼。她還是個學生。我們當時就住在這間公寓裡，四周環境破爛髒亂，後來我們跟一位伴侶治療師聯絡。這幫助很大。治療過程中，我們談的不是強迫而是矛盾。這個概念我完全理解。這就是用另一種方式，來表述我在戀愛關係中的感受。這是對的嗎？我還會在外頭的世界找到更好的對象嗎？我甚至能對她說：我對妳有矛盾的感覺。」

同時，他再也不會去煩惱自己是否處於對的關係中。開口談論這個問題，讓這個問題變得沒那麼戲劇化。雖然他也因為讓伴侶難過而感到苦惱，但他再也不覺得自己是在剝奪她的重要權利了。

不要過度重視一切的勇氣

基本上，焦慮與擔憂只會針對對我們來說很重要的東西。一本治療手冊是這麼說的：

「我們在性格溫順的人身上發現關於暴力的強迫性思維，在道德高尚的人身上發現帶有性意涵的想法，在講求精準的人身上發現與錯誤相關的意念，這些都不是巧合。一件事越重要，針對那件事的負面思維就越糟糕。」[58]

不過，無論強迫與否，為何我們經常認真看待腦中的想法呢？

這個問題對所有焦慮的表現形式來說都極其相關。有篇對認知科學界來說極具指標性的論文以焦慮症為題，指出焦慮的根源是「災難性的錯誤詮釋」。在恐慌焦慮症中，這種現象會階段性出現：身體反應導致存在性焦慮，而其外顯形式則為恐慌發作。針對強迫症，這種現象則持續發生：思緒意念入侵，讓人心生罪惡感，而且一個人越是與之鬥爭、越是加以抵抗，這些思緒意念看起來就更危險。但是，我們在理解這股瘋狂的詮釋熱情時，能不將歷史的影響一併納入考量嗎[59]？

我在第一章提到，根據流行病學統計，在一九七〇年代，全世界只有極小比例人口患有強迫症，但時至今日則有百分之二到三。由於相關問卷調查的內容可能有所不同，這些數字的落點就更難判斷。不過，這些問題及不斷湧現的自我懷疑都需要一套文化框架，這點絕對是肯定的。要精準判斷這套文化框架的時間範圍並不容易，不過我們能確定這套框架並非一直都在。

我所介紹的風險區域也是如此。當然，還有其他因素與強迫性主題或焦慮症相關，但問題基本上不在於風險本身，而是在於「內心的批評家」（der innerer Kritiker）。殘疾與人類發展學系教授藍納德．戴維斯（Lennard J. Davis），在描述強迫症的歷史起源時寫道：「人類很有可能以前就有類似的感覺與體驗，但這一連串的自我指責卻是非常現代的產物。」[60]

儘管為數不多的流行病學研究指出各國狀況差異甚大，但基本臨床假設仍認為這種形式的擔憂與焦慮有遺傳傾向。每隔一段時間，研究人員就會指出自己發現某種基因組合，表明有這種基因組合的人容易出現某類型的焦慮症。不過這些研究並沒有解釋這些變異從何而來，也沒有說明為何沒有這種遺傳傾向的人也有罹患前述症狀的可能[61]。

心理學教科書中有時會提到疾病發展的歷史概述。在這些描述中，我們能看出學者在毫無根據的狀況下，企圖確立這種基因遺傳論述。在這種論述中，強迫症被形容成一種自古以來就存在的疾病。

戴維斯表示：

「這類書籍只概略提及十世紀的波斯人、帕拉塞爾蘇斯（Paracelsus）[62]、馬克白夫人以及山繆．約翰遜（Samuel Johnson）[63]、天主教會以及宗教信仰方面的嚴謹，還有其他零星的案例。雖然論據單薄，強迫症始終存在於所有文化中的說法仍屹立不搖。無論是勵志書籍還是學術論文，每份新的出版物都引用這串簡短的清單作為證據，但強迫症作為一種疾病之存在的實證卻少得可憐，少到甚至無法滿足基礎歷史課的論文要求。」[64]

就連臨床心理學界的研究者也質疑，「強迫症在所有文化中是有意義與根據的臨床類別」的論述，究竟在什麼情況下才成立。這個問題不僅關乎社會學對擔憂與焦慮的理解[65]。

如果我們假設問題來自大腦，那需要接受治療的也是大腦。目前在醫學界，專家會用腦部手術來治療特別「嚴重」的強迫症病例，瑞典就是研究此領域的先鋒。一九五〇年代以來，瑞典醫院就開始進行這類手術。

在瑞典誕生的一種手術名為「囊切除術」（Capsulotomie），而這種手術也毫不意外地與「腦白質切除術」有許多相似之處。囊切除術顧名思義就是將內囊切除，這是大腦中最深層、最大的神經纖維集合。醫學界很喜歡歌頌這種手術的效用。多年前，卡羅琳斯卡醫學院（Karolinska-Institut）發表一篇新聞稿，標題為：「半數患者在腦部手術後擺脫強迫症」。不過，新聞稿中提及的一篇研究論文則提出截然不同的結論。在一九八八年至二〇〇〇年間接受手術的二十五名患者中，有十二人的症狀至少減輕了百分之三十五，這根本稱不上是「擺脫」。有幾位患者在術後企圖自殺，其中一人自殺成功。其他「副作用」則包含體重劇增、尿失禁、冷漠與記憶障礙[66]。

二〇〇七年起，瑞典不再進行囊切除術。如今，此領域的醫師仰賴所謂的深層大腦刺激術，也就是在大腦中植入電極，並對大腦施以由機器調節的電脈衝。雖然治療方法激烈，多數外科醫生卻公開坦承他們不曉得強迫症的根源究竟為何。在一篇探討深層腦部刺激的文章中，訪問者問一位神經外科醫師強迫症的起因為何，他回答：

「我不知道，但我很清楚這跟大腦的哪些區域相關，還有觸發強迫症的信號是從何而來，以及大概有哪些方法能抑制這些信號。」[67]

然而，在距離這種實驗工廠相當遙遠的彼端，有群治療師選擇採取另一種令人肅然起敬的治療行動。在強迫症領域，最迷人的其中一種療法是讓病人直接面對焦慮。以下舉出兩個例子：有位婦女因為怕自己會把人推下地鐵月台，所以再也不敢搭地鐵。她透過習慣來學習與這種焦慮共處。一開始，她只需要站在月台上，在那裡短暫停留、看著潛在的受害者即可。而在治療的最後階段，她則得練習站在月台邊緣，直接站在治療師身後。列車進站時，她近距離站在治療師後方，如果她真的想的話，不費吹灰之力就能將他推到月台下[68]。

根據相同原理，一位害怕自己會拿刀刺傷身邊的人的男子，能在治療結束後將一把極為鋒利的彎刀架在治療師脖子上[69]。

治療師怎麼知道病人不會把他們殺死？雖然無法百分之百確定，但他們的信任大於不信任，而發揮治癒力量的正是這種信任。

第三部

當代應對措施：我們（能）做什麼？

控制擔憂

「我的問題在於過度訴諸理智，我一直在思考和解釋，而不是直接將大腦關閉。」

有這種問題的不只薩米哈（Samira）一人。但她並沒有試圖藉由思考來擺脫思想。薩米哈嘗試用另一種更激進的方法來排解擔憂。她知道要停止這種訴諸理智的行為並「將大腦關閉」其實是有可能的。她已經試過好幾次了。

她盤腿而坐，向我描述精神崩潰的經歷。回想起來，那段過往對她來說彷彿是另一段截然不同的人生。當時，她想在挪威北部的諾蘭（Norrland）定居，過那種從小就夢想能過的生活。已婚的她當了幾年醫生。為了這份工作，她做出很多犧牲。她和丈夫找到一棟挑高五公尺的石屋。他們想趁她進修時住在那裡。遠離市中心，只有她和他，平靜愜意地生活。

三年後他們分開了。

三十多歲時，她搬回斯德哥爾摩。她彷彿回到一座鬼城，感到陌生疏離、被邊緣化，健保照護體系也讓人頭疼。以前的朋友要不是早就搬走了，就是把所有精力投入家庭生活。她曾經寄與厚望的安穩諾蘭日常已不復存在。她過得很差。

「我得一直努力不讓自己陷入憂鬱。」她說：「從小就這樣了。」但這次不一樣。這次，增加抗憂鬱劑的劑量或進行幾場談話治療是不夠的。

「我覺得要是不做點什麼，我就會自殺。」

她從一位熟人那邊得到一個救命的想法。這位熟人向她大肆宣傳一種能改變人生的飲品。那是一種茶，一種薩滿教的茶，具有迷幻效果。

「『喝這種茶，妳就能面對自己的心魔。』那名男子說。我覺得這聽起來很棒，我一定要認識自己的心魔。」

「那些心魔是什麼？」我問。

薩米哈想了一會兒。

「早在戰爭期間，我就很不快樂了。不是因為沒東西吃，而是因為我爸會毆打我媽跟我的兄弟姊妹，這更慘。」

薩米哈的父親當時沉迷於酒精和鴉片。薩米哈七歲時，他們從黎巴嫩逃到瑞典，父親也擺脫了毒癮。現在，威脅來自另一個面向：瑞典社會。

她一直活在恐懼焦慮之中。如果他們一家人表現不好，就會被驅逐出境。起先，這確實是個真真切切的威脅。薩米哈將責任攬在自己身上。居留證的發放完全取決於她。她沒有犯錯的空間。

就連一家人取得居留權後，她也無法成功擺脫重壓在她身上的內疚與責任感。她在這種情況下長大成人。由於父母從來沒有認真學過瑞典文，她是他們與外界溝通聯繫的橋梁。每次爸媽到社福機構和醫療健保機構辦事，她都得在旁邊翻譯。

內疚成了羞愧。她感到羞愧，因為父母沒有工作，因為他們沒替她做飯，因為他們年紀太大。她用各種新的藉口來阻止父母參加家長會。

她說，比起缺錢和仰賴社會福利金維生的事實，羞愧和內疚等情緒造成的問題更大。要是她憎恨父母，事情可能還單純一些，但即使父母傷害了她，她依然愛他們。有一次，她父親就在公共場合對她出手。事情發生在游泳池入口大廳。薩米哈本來要到自動販賣機那邊買一杯氣泡水，這實在非常難得，因為對他們來說買氣泡水也是奢侈的享受。自動販賣機的開口卡住了，水拿不出來，父親立刻賞她一巴掌。

「我控制不住眼淚、哭了出來。這不是因為身體上的疼痛，而是因為羞愧。我哭，是因為其他人看見了，他們一定覺得我們很怪，而且這也印證外來移民會打小孩的刻板印象。」

父親就是薩米哈的心魔嗎？還是那個高中時無緣無故排擠她的同學？還是她丈夫呢？丈夫

的控制欲以及對她的批評，都讓薩米哈再也撐不下去。她也不知道這個心魔到底是誰，但不管是誰，她都想正面迎擊。她想自己找出問題的根源。

薩米哈做了一番研究。迷幻茶水基本上不傷身，過量或上癮的機率也很低。服用這種東西有可能會產生焦慮，但她本身的焦慮就夠多了，所以根本沒差。她聯絡西班牙一所看起來不怎麼可靠的療養機構、慢慢停用抗憂鬱劑，並動身前往當地。

一出機場上了車，她被疑惑所困。她到底在做什麼？為什麼要將自己置於這種境地？顯然，她得在穀倉中跟自己的心魔碰面。穀倉裡設了一個別緻的祭壇，牆上掛著五顏六色的布。她的床墊旁有一捲衛生紙和一個水桶，如果她想吐的話能吐在裡面。同場大約還有三十名參與者。其他人都被要求在儀式開始前穿上一身白衣，她也不例外。見到眼前的場面，她不禁打了個寒顫。

「我心想：媽的，我不會是進了邪教吧？」

她把自己習慣抱著的絨毛玩具摟在懷裡：一隻沒有腿的兔子。這是她唯一能帶在身邊的私人物品。大家輪流自我介紹，聊聊自己參加儀式的意圖。介紹結束後，茶水在大家手中傳來傳去。喝起來帶有苦味，味道有點像酵母，夾雜一些金屬味。不好喝。喝完之後她躺在床墊上，將眼睛閉起。

噁心感劇烈無情地襲來。她的頭好像快爆炸了。她睜開雙眼，兔子身上突然出現類似蛇的圖形。其實娃娃看起來跟以前一樣，她沒有看到任何不存在的東西，但現在她注意到新的細節。這些細節看起來好像眼睛，好多人的眼睛。

雖然他們在儀式前被告知要保持安靜，她還是驚慌失措、放聲大叫。一位助理趕到她身邊，薩米哈告訴她自己忍不下去了。她一定是喝太多，感覺比預期還強烈。

他們走出穀倉，助理建議她用手摸摸草地。只要將手壓在草地上，大地就會吸收一些能量。薩米哈冷汗淋漓，彎腰遵從助理的建議。

確實有用，她馬上又躺回床墊。這種藥物改變了她的意識。她試著跟上，試圖「讓步屈服」，但不曉得該怎麼做。來到關鍵轉折，她腦中只想著：要是我現在死了，那就這樣吧。然後她就放手了。

無聲片刻、安靜沉滯。以光年為單位計算的悲痛，彷彿置身外太空。

現在她已經抵達，她已經準備好迎接自己的心魔。

這些記憶閃過腦海時，她絲毫沒有感到恐懼。她依序瀏覽這些回憶畫面。即便是最糟糕的經歷，也讓她內心充滿溫暖。一名男子走到她面前。他們家在流亡前住的小鎮上有家店，那名男子就是店老闆的兒子，同時也是曾在她童年時性侵她的人。

她說：「我本來就有預期自己會看到一些事，但這件事我完全沒想到。」

她並不是早就把這個人給忘了，他一直都存在於她的潛意識中。只是她沒有刻意去注意他的存在罷了。這整段往事是如此噁心、可恥，尤其是她雖然知道店裡有什麼在等著她，她依然繼續造訪那家店。這不就像她會做的事嗎？她曾心想自己實在蠢得可以，一直讓自己暴露在各種風險之中。

現在她以另一種角度看待整件事。她能看見當年的薩米哈。她在小薩米哈的身體裡感受她的悲傷、恐懼，以及那種想被別人看見的心情。但真正令人匪夷所思的，是她同時也能看到加害者。加害者的人生就像地圖一樣攤在她面前，旁邊則是她的人生地圖。兩張地圖有一部分交互重疊。

同理心這個詞太輕描淡寫了。她看到他在侵犯她的時候過著什麼樣的生活、來自什麼樣的背景，還有他的侵犯之舉會以什麼形式繼續留存在他們的生命中。

「現在，從這段經驗中抽離，我沒辦法解釋為什麼，」她說：「但當時我對他有一種愛的感覺。」

三小時後她坐起身。她回來了。一切一如往常，但又截然不同。穀倉裡的陌生人已經變成她的夥伴。她覺得自己體驗到的那種和解，也同樣發生在其他夥伴身上。他們產生無形的共鳴，處在一種因激動而顫抖、信心充溢的狀態。他們身處巨大的謎團之中，謎團則帶有千變萬化、五花八門的表象，每層表象都是一個奇蹟。其他人從旅程歸來時，她凝視著他們，內心驚歎不已。

一切都無比清澈。思緒是靜默的。她的腦袋陷入一片寂靜。

沉默的片刻

正如我們在前段眾多案例中所見，要試著不去想某件事是非常困難的。不管我們想不想要，意念終究會浮現在我們腦中。

「我們不是一直都在思考嗎？」跟別人聊起寫這本書的過程，我最常聽到這句回應。沒有，我們並不是。

對意念的執著並不是人類唯一擁有的意識狀態。在生活的多數時間中，我們並沒有在思考。每到夜晚，我們會經歷幾種無意識的狀態：深度睡眠與夢境，有時還會出現夢遊和清醒夢的現象。在印度教與佛教的悠久傳統中，我們能找到用來形容各種清醒無念狀態的詞彙。這兩個傳統都使用三摩地（samadhi，又稱「禪定」）這個詞。除了其他用法之外，三摩地是用來描述一種「沉默的奉獻狀態」。對冥想者來說，三摩地能帶來一種蛻變式的體驗，而這番體驗還是持久、永續的。當然，僅持續短短幾秒鐘的絕對專注狀態，也能被稱為三摩地。類似詞彙也出現在各種神祕主義傳統中。在伊斯蘭教的蘇非派，這種狀態被稱為法納（fana）；基督教神祕主義中則有gezucken 一詞，意思近似於當今所謂的抽離[1]。

在非宗教背景下，清醒狀態下的無念首先在藝術和體育中得到實踐。所有類別的意念（無論是積極還是消極、評論式還是分析式），在藝術創作和體育等領域往往會成為阻礙。作家卡爾寫不出東西、網球員的非受迫性失誤、下棋時雙方因過度分析而停滯不前，這些就是腦中意念的負面影響。歌劇演唱、舞蹈、足球和撐竿跳：從事這些活動的人都會使用同一套手法。他們透過訓練將這些技能儲存在身體中，並將其轉化成未經反思的反射動作。

在這種情況下，意念的干擾會構成障礙、造成破壞。不過，我們無法徹底免除意念的干擾。尤其是在比決賽的時候，運動員常犯一些自己通常不會犯的錯，這就是所謂壓力下的失敗。研究人員分析三萬場飛鏢比賽後指出，選手在關鍵時刻的表現明顯較差。社會壓力顯然會透過意念來影響手臂的擺動[2]。

除了這些領域，意念的干擾也會在日常生活中造成各種問題。我們都曉得，如果想在派對上玩得盡興，自我批評是幫不上半點忙的；體貼的態度很少能在約會中引發浪漫的激情；反覆憂思則會讓人難以成眠。

那麼，當這些意念不請自來，我們該怎麼辦？

來到這個階段，我已經提過在什麼情況下我們無法不去想那些最惱人的想法。想擺脫腦中的思緒，我們能嘗試其他方法，例如在接受心理治療時談論自己的經歷、透過運動讓身體感到疲憊、喝酒、打坐冥想、閱讀。

從事這些活動時，我們必須將注意力集中在思緒以外的事物上，所以這些活動會大量消耗我們的精神與能量。但是，前述活動絕對不僅只是分散注意力的方法。不可否認的是，活在現代的我們比以前的人都更需要分散注意力。

一九八〇年代以來，每個人接受的總資訊量已經增加為五倍。一世紀前，很少有人會在一輩子中讀超過五十本書；今天，小孩看過超過兩百部電影已經沒什麼好稀奇了。在美國青少年中，約有半數表示自己「幾乎總是」在上網[3]。

我們花太多時間在網路上，所以心理學界正試圖將「網路成癮」確立為一種新的臨床表現。全世界都在討論螢幕使用時間在什麼範圍內是合理的。世界衛生組織甚至發布準則，指出五歲以下孩童每天在螢幕前的時間不該超過一小時[4]。

讓人網路成癮的那股力量既強大又真實。刻意設計來吸引我們注意的不只有社群媒體跟線上遊戲，新聞網站、串流服務、網路商店及線上論壇也都秉持相同目標：盡可能讓用戶花更多時間使用。

許多科學家認為這就是越來越多年輕人開始生病的原因。他們認為，二〇一〇年世代的青少年大規模感到焦慮與憂鬱的趨勢，與年輕人突然開始大量使用手機，以及社群媒體引來數十億新用戶的現象相應而生。心理學家珍·特溫格認為這兩者之間有明顯關聯。在她看來，螢幕創造一種新的成癮模式，使年輕人與現實世界的其他區塊出現隔閡[5]。

如前所述，談到人類的幸福快樂程度，我們很難證明**X與Y之間有直接的正相關**。X可能會對Y造成一點影響，不過有很多因素都會影響我們的感覺。在發表於《自然》期刊上的一篇文章中，研究人員跟特溫格一樣從數據庫出發，將螢幕使用時間與其他變項相互比較。他們發現，不快樂跟高螢幕使用時間之間的關聯，就跟不快樂與吃馬鈴薯的關聯一樣薄弱。從統計數據看來，戴眼鏡跟不快樂的關聯甚至還比較高[6]。

不過問題依然沒有解決：為什麼這麼多人將注意力放在手機與電腦螢幕上？我們過得這麼不快樂，是因為我們太常上網嗎？還是我們是因為不快樂才上網呢？

成癮研究用各式各樣的方式與角度來探討這類問題，而這類問題也適用於各種癮：為什麼成癮者會如此沉迷於各種不同的活動，以至於對自己與身邊的人造成負面影響？

螢幕世界並不是唯一的庇護所。跟過去相比，目前有更多人活在某種癮頭的世界裡，例如古柯鹼、酒精、博弈、運動等等。每種癮頭都在成癮研究學界引發激烈爭論。防止成癮者取得某種特定的物質或毒品，這樣難道就夠了嗎？還是說成癮其實是種社會現象，而物質或毒品本身其實無足輕重呢？針對這些問題，學界始終無法達成共識[7]。

從分散注意力到上癮

薩米哈喝的那種茶水叫做「死藤水」（Ayahuasca），是一種以含有精神活性物質DMT的植物製成的迷幻藥。純的DMT也能拿來吸食，吸食後通常會引發十五分鐘左右的強烈幻覺。死藤水幻覺的作用力能持續約四小時，不僅速度較慢，也比較好控制。死藤水跟LSD、麥司卡林（Meskalin）與西洛西賓（Psilocybin）並列為目前市面上最常見的迷幻藥，尤其是在秘魯與巴西等國。這種迷幻藥在當地是合法的，而且數千年來也被應用在薩滿教儀式中。在亞馬遜雨林，死藤水現在開拓出一片繁榮的觀光旅遊市場。許多服用過死藤水的人都將這種體驗描述為一種重生[8]。

在西班牙旅行期間，薩米哈連續五天服用死藤水。回到家時，她覺得自己煥然一新。這並不是說她心情好得不得了，也不是指她現在已經體認並理解周遭發生的一切。她不像以前那樣會不斷訴諸理智、持續思考了。那些「要是……怎麼辦？」的問題不再讓她感到如此困擾。她重新與父親聯絡，而在他們互不往來的那段時間，父親變得非常蒼老，內心也充滿悔恨。她的感覺比以前更哀傷。但對此她卻很高興，她覺得鬆了一口氣，感覺情緒在體內流竄。

不過旅行後重返工作崗位第一天，恐懼再次在她體內升起。

「我發現自己變得更痛苦。到處都是壓力、政治、競爭、沒意義的官僚作風。我觀察這一切，心想：就讓他們自己玩個痛快吧。」

工作幾天後，她又重新掉入這種你爭我鬥的環境裡。

從迷幻之旅回來後又過了一個月，她再度想起人生中許多懸而未解的問題，例如她是孤單寂寞的。到底為什麼會這樣？

「那些負面思緒之前在我腦中挖出的深溝好像又再次裂開了。」她說。

清明澄澈的感覺逐漸淡去。很快，恐懼就像「情緒電擊」一樣襲來。她又回到原點，但她現在意識到，在這團匆促紛亂的思緒之外還有另一個天堂，一個能靠死藤水之旅抵達的天堂。

螢幕使用時間在二〇一〇年代爆炸性成長時，有幾個國家同時經歷了所謂的鴉片類藥物危機，其嚴重程度使美國與英國等國的預期壽命中數連續下降好幾年。強效鴉片類藥物以止痛藥的形式進入市場，而這只是上述現象的成因之一[9]。

鴉片類藥物具有類似嗎啡的效果，特別適合用來麻痺疼痛。鴉片類藥物的效用有多強，參考一項被廣泛引用的一九六〇年代老鼠實驗就曉得了。研究人員在老鼠體內植入一根導管，而老鼠能利用籠子裡的一個開關將藥物注射進體內。在部分案例中，老鼠急切地操作開關，最後死在籠子裡。

時至今日，這項實驗仍被視為確鑿的證據，顯示有些藥物只需使用一次就能殺死服藥者。它們會使人上癮，將快樂、健康的人變成癮君子。

不過，大家很少提到這項實驗是在操作制約室裡進行的（又稱「史金納箱」），籠子小到老鼠連轉身都沒辦法。後來有學者在一項經典研究中，在另一套背景下重複這份實驗，其中有幾隻老鼠得以住在另一個更大的箱子裡，也就是所謂的老鼠樂園（Rat Park）。老鼠能在裡頭四處走動、與其他老鼠互動，並且走到一個站台上，選擇是要喝加糖的嗎啡還是水。另一組老鼠則被放置在操作制約室裡，而且也能做出相同選擇。

比對實驗結果，他們發現制約室裡的老鼠消耗的嗎啡量，比老鼠樂園裡的老鼠還高出十八倍。這項實驗有幾種不同的變化。在其中一個變化中，老鼠被放在老鼠樂園裡，而這些老鼠在被放進樂園之前，已經被迫連續喝了兩個月的嗎啡溶液。這些老鼠在樂園中也比較喜歡喝水而不是嗎啡[10]。

實驗結束後，大家針對以下問題展開激辯：到底是什麼讓人成癮？是毒品還是環境？

在美國鴉片類藥物危機升級，以及智慧型手機螢幕將人類視野限縮在一個框框中之前，有群學者進行一項整合研究，分析一百份針對美國成癮者的流行病學研究。他們發現最常見的成癮形式為：

抽菸：占總群體百分之十五

酒精：占總群體百分之十

工作：占總群體百分之十
購物：占總群體百分之六
非法毒品：占總群體百分之五
運動：占總群體百分之三
吃東西：占總群體百分之二
博弈：占總群體百分之二
上網：占總群體百分之二
性：占總群體百分之二

由於許多人不只對一種東西上癮，所以如果要判斷總人口中有多少成癮者，我們不能直接將百分比相加。考量到不同群體之間的重疊，學者假設有百分之四十七的人至少有一種癮頭[11]。

假如在我們的理解中，成癮指的是一個人的生活被某種特定活動所占據，以至於對這個人與其周遭群眾造成傷害，那我們能說早在今日社會最關切的毒品出現之前，許多人就已經成癮了。此外，非法毒品似乎也只占所有成癮問題中的一小部分。

既然人有可能對工作、運動和性上癮，我們必須去思考成癮的對象或物質到底有多重要。絕大多數有在喝酒的人並不會上癮，許多有在吃止痛藥的人也不會產生藥物依賴。心理學教授霍華・舍弗（Howard Shaffer）在哈佛大學研究博弈成癮，在他看來，世界上根本就沒有所謂「會讓人上癮的骰子」。「毒品具有強大的力量」，這根本是個奇異的想法。既然如此，為什麼成癮問題會這麼快被簡化成毒品問題[12]？

毒品產生的依賴性強度各有不同，這是事實。不過談到海洛因，我們也能問：到底是海洛因的效用使人成癮，還是因為海洛因的價格相對低廉、容易取得，所以才成為致命毒品？在一份轟動社會的研究中，兩位哈佛臨床心理研究員紀錄五十四例長期（兩年至二十三年）施打海洛因的個案，但這些個案都沒有發展出涉及成癮或依賴的行為模式。這些未成癮的使用者定期服用毒品，但不是以一種自我毀滅的方式來使用，這代表他們沒有將毒品置於工作或社會生活之上。他們跟其他成癮者的差別，並不是取得海洛因的容易程度，而是施打毒品的生活環境[13]。

這類研究的目的並不是要替海洛因洗白（海洛因並不是無害的毒品），而是想研究毒品的「藥理作用」與成癮有多大關聯。根據加拿大心理學家布魯斯・亞歷山大（Bruce Alexander，他曾參與開發上述「老鼠樂園試驗」），早期成癮研究的問題在於，研究人員都將焦點擺在毒品與個人身上，忽略社會背景的重要性。依照亞歷山大的分析，假如社會上沒有越來越多人出現孤立、空虛、孤獨或壓迫的感受，成癮問題大概也不會像傳染病那樣迅速擴散。不過，因為這類感受越來越強烈，世界各地的成癮現象勢必會越來越普遍[14]。

如果你問早期學派的科學家，為什麼有這麼多人能從事運動、做愛或吃吃喝喝但卻不上癮，他們通常會說這是因為有些人天生比其他人容易受影響。縱然學界已對人類基因組進行數十年的研究與紀錄，至今仍沒有人曉得是哪些基因使某些人特別容易受影響。不過，大家還是相信學界總有一天能將這些基因揪出來。

例如，在目前的成癮研究領域中，還有一個依然被學界認可的分枝。這個分枝研究的主題，是據稱美洲原住民在先天遺傳上容易染上酒癮的論述。由於美洲原住民在統計學上染上酒癮的比例相當高，大家都假定問題出在他們的基因上。然而，亞歷山大指出，美洲原住民染上其他癮的比例也相當高，難道我們就要斷定他們在基因上更容易染上所有癮頭嗎？

歷史趨勢顯示事實並非如此：在歐洲殖民者出現並摧毀他們的社會之前，美洲原住民似乎沒有任何成癮的困擾。這並不是指他們在殖民者到來之前過著輝煌的黃金歲月。大量歷史證據顯示他們的平均預期壽命很低、遭逢殘酷的戰爭與酷刑，而且群眾會互相殘殺。但相比之下，沒有任何歷史發現能證實成癮是種廣泛的現象。

而這不可能是因為毒品短缺。因紐族（Innu）是加拿大魁北克省北方的民族，他們幾世紀以來持續與歐洲進行威士忌貿易。有了麋鹿，他們能像遊牧民族一樣生活，也有足夠的資源能購買所需的物品。儘管如此，他們並沒有對任何東西上癮。另外，早在被殖民前就開始自行生產酒精飲料的南美洲原住民，在殖民者抵達前也沒有任何酒精成癮的跡象[15]。

如果往前追溯，歐洲歷史上酒精成癮的現象也很罕見。沒錯，酒精到底是好是壞，這個問題常在哲學與宗教領域引發熱議。在中世紀，狂飲以及飲酒者醉到不省人事時造成的社會問題，都遭受嚴厲的批判。但民眾基本上都將飲酒過量當成道德問題，因為飲酒過量者耽溺於應受譴責的東西。

直到十八世紀工業化時期，英國人過度飲用琴酒的現象變得廣泛普及時，群眾才開始談論所謂的成癮問題。與此同時，英國醫生也在抱怨越來越多患者出現情緒緊繃的問題，而且這股趨勢蔓延的速度快到令人詫異[16]。

先天遺傳與毒品的吸引力都有可能決定我們是否會上癮，這點無可否認。不過，要是我們不考量其他因素，那就錯了。

今天，大家都說癮頭能「填補我們內心的空虛」，這句話實在是一語中的。但這種空虛又是從何而來？如果空虛不是藥物造成，那擺脫藥物大概也無法根除問題。

在臨床上與吸毒成癮者打交道超過四十年的亞歷山大認為，就算政府當局提供毒癮治療門診豐富資源，成癮問題依然有可能不會消失。令人驚訝的是，各式治療方法成效極差，根本沒有大幅改善吸毒用藥的問題。

「法律禁令、道德醫學、科學醫學、精神分析、匿名戒酒會、諮商、同理之愛、激烈之愛、行為療法、針灸、個案管理、治療環境、民間干預、亞洲冥想實踐、行為遺傳學、神經科學、嚇阻成癮的廣告、對抗性藥物、迷幻劑、動機訪談、社群強化手法、患者治療配對、減少傷害，或者是任何上述手法的組合，成效都差強人意，無法有效控制酒癮或其他類型的成癮。」[17]

當然，這些方法能幫助某部分的人，但我們很難判斷誰適合哪種方法，以及不同方法在不同個案身上會起什麼作用。這就是所有精神疾病療法的共同點[18]。

來自治療工廠的全新見解

離婚後，薩米哈抓住任何一根稻草。她碰到一位認知行為治療師。雖然那位治療師比薩米哈年輕一些，但她看起來很嚴肅認真。

薩米哈把死藤水之旅經歷告訴她時，這位年輕治療師沒什麼反應。薩米哈在喝下死藤水後感受到的心靈溫暖，對治療師來說好像根本算不了什麼。她機械式地眨了眨那對湛藍的雙眼，臉上沒有半點表情，只是輕輕、擔憂地皺了眉。薩米哈將之解讀成惱怒。

「如果這有幫到妳，那妳幹嘛不繼續？」心理師問。

治療師可能是在酸她，或者語帶諷刺。薩米哈曾跟她聊過童年，講過她們家流亡到瑞典的經歷，還提到貧窮、內疚與羞恥等話題。這也沒有勾起治療師的具體反應。畢竟，最重要的是讓薩米哈改變行為。薩米哈幾乎能具體在治療室中感受到治療師的沮喪。薩米哈忘了做作業，她沒有按照要求來填寫日記本。如果她沒有紀錄焦慮到底是什麼模樣、是什麼觸發焦慮，還有她如何回應焦慮，治療師又該如何協助她整理思緒呢？

「我覺得我幫不了妳。」治療師說。

「什麼意思？」薩米哈問。

「我們到現在一點進展也沒有。」

薩米哈離開時內心也很猶疑。心理師剛才建議她繼續進行迷幻之旅，她該不會是認真的吧？在回程火車上，薩米哈掏出智慧型手機，在瀏覽器中輸入「秘魯」。

目前那股淹沒臨床心理學的迷幻浪潮，就清楚顯示心理治療的無能為力。有人甚至說心理治療正面臨危機。

這種雜音還沒有真正擴散開來。面對民眾的高度需求，心理治療目前還是供不應求。精神醫學正面臨極大壓力，而臨床心理師處理的通常只是那些比較表面、急迫的問題。在這種緊繃的態勢下，去探討心理治療是否真能發揮效用，這種著重於方法層次的問題似乎有些不適切。

不過，學界確實也在討論這個問題。二〇一五年，所謂的「可複製性危機」（Reproduktionskrise）撼動心理學界。在一項整合實驗中，兩百七十名科學家找來一千份最常被引用的心理學實驗，想看這些實驗在重複進行之下是否會產出相同結果。在科學實驗基本概念中，如果重複進行同一份實驗，實驗結果應該要是一樣的。但一直到那份整合研究之前，都沒有人去檢查到底情況是否如此。整合研究的結果讓心理學界天崩地裂：在十次重複中，只有四次的結果在統計學上保持不變[19]。

接受檢視的實驗並不屬於臨床心理學領域，而是來自社會心理學界，而在社會心理學界，研究人員同樣針對研究方法的缺陷與漏洞進行激辯，例如：實驗組規模太小、實驗參與者組成不平衡、對退出實驗的參與者的控制不足、隨機分配的程度太低（意即隨機將受試者分配到實驗組或控制組），以及研究人員對長期效應興趣缺缺[20]。

針對藥物療效的評估，大家也針對另一個問題展開討論。那些沒有產生正面結果的研究，通常會被收進「抽屜裡」、沒被公開。這會造成所謂的「發表偏差」（Publikationsabweichung），因為我們只會讀到表明特定治療手法有用的研究。

在臨床心理學界，研究人員近期才留意到這個問題。在美國國家衛生研究院（National Institute of Health）的資助與委託下，研究人員針對五十五份實驗進行整合性分析。其中，研究人員取得十三份未發表的實驗數據，結果心理治療的總體療效下降了百分之二十五。心理治療與跟醫師交談這兩種方式的療效根本就在伯仲之間[21]。

保羅・莫洛尼（Paul Moloney）等心理學家從這類整合研究得出結論，認為心理治療僅存的那一丁點功效全是憑空想像出來的：「事實證明，心理治療號稱具有的療效，只不過是安慰劑效應罷了。」[22]

除了難以捉摸的研究世界，還有另一點也特別引人關注，那就是在精神健康問題方面投入最大量資金的西方國家，同時也是精神健康問題最盛行的地區。在身體健康方面，我們發現低收入與高收入國家的平均預期壽命差異大於二十年；在精神健康方面，國家挹注多少資源似乎跟精神疾病的普及率沒什麼關聯[23]。

有些人甚至斷言，心理治療會對我們的幸福快樂程度造成負面影響，但這種影響在試驗研究中並不顯著。試驗中使用的療法，跟精神醫學提供的療法可能會有出入。假如我們將比較常見的療法拿來試驗、測試其療效，會得出什麼結果？

在一份德國研究中，研究人員比較兩份來自不同時期的問卷調查結果，目的在於了解受訪者的幸福快樂程度有何變化。為此，研究人員找來五千名受訪者，他們在第一份問卷中都對「憂鬱」程度給出很高的數值，並在「生活滿意度」方面給出低分。四年後，這五千人再次填寫同一份問卷，這麼一來，研究人員就能將在過去四年內有跟沒有接受心理治療的人做比較。結果顯示，接受過心理治療的人狀況更糟。有鑒於多數心理治療的試驗研究都呈現正面結果，這點著實讓人訝異。學者提出幾種可能的解釋。這份研究的作者提出一項假設：現實世界中運用的心理治療，療效比實驗中的治療手法還差[24]。

心理治療的效用以及越來越多個案病情惡化的現象，都引發不少討論，而這些討論也替新的治療形式打好地基。目前，用迷幻劑進行心理治療是最受熱議的其中一種療法。經歷過一九六〇年代的瘋狂實驗後，迷幻劑研究不得不蒙受各種羞愧與恥辱，並在接下來的四十年內卑微、不起眼地存在於學界中。但現在，越來越多資金流向迷幻劑相關實驗。

目前，學界已將迷幻劑與談話療法結合，用來治療焦慮症、強迫症、憂鬱症、酒精與菸草成癮等病症，而試驗結果也相當正面。沒有人能斷言之前提到的方法論問題不會出現在這些試驗中。但迷幻藥物治療手法的特點是，它不只是為了治療單一症狀而存在。它能重新讓生命變得迷人、充滿魅力，讓人體驗宗教般的啟示，並讓意識拓展到自我的界線之外[25]。

迷幻劑有時也被稱為致幻劑，但那些剛服用迷幻劑的人通常會說自己的感受與迷幻八竿子打不著：在迷幻劑之旅中，世界似乎顯得更真實。他們常說自己體驗到一種類似超自然的接觸，以及被一個未知存在引導的感覺[26]。

迷幻劑體驗會對我們帶來哪些影響，這點依然有待釐清。某些研究人員強調神經系統的變化，例如加速血液流動、電活動以及大腦可塑性等；其他研究人員則點出更神祕的面相。美國精神醫學家羅蘭．葛里菲斯（Roland Griffith）早就在約翰．霍普金斯（Johns-Hopkins）診所，對垂死的癌症患者進行西洛西賓試驗。他在幾次採訪中表示，迷幻劑不只是能讓大腦重新啟動的開關。他說這些藥物可能還讓人體驗到來世的滋味。

「西方的唯物主義是建立在『燈熄滅後就一片黑暗』的假說上。但世界上還有許多關於死亡的描述。死亡可能只是某種開始。」[27]

針對這個面向，比起其他堅持使用純科學術語的同事，葛里菲斯顯得更直言不諱。不過，他的觀點得到許多經驗記敘的支持。在這些記敘中，迷幻之旅就像短暫沉浸在一個比生命更宏大的世界中。

麥可．波倫（Michael Pollan）表示，這種經驗的現象學能帶來強大的蛻變力量，而且令人全然懾服，所以他想堅守以下觀點：這裡有一個我們不了解的神祕謎團[28]。

難怪我們的思想會在這個謎團面前陷入沉默，哪怕只是短暫的沉默也好。

只想去感覺的渴望

在秘魯，薩米哈總共經歷九次死藤水儀式。回家時，她又是另一個截然不同的人。這次，這種狀態持續的時間更長，甚至長達幾週。之後，工作的老毛病又出現了。她不斷想著別人究竟是怎麼看待她的、思考自己到底想怎麼生活。與此相關的沮喪和焦慮感再次浮現。

迷幻劑支持者通常都說迷幻劑不會讓人上癮，不過充滿死亡恐懼與焦慮的恐怖迷幻之旅，也是大家時有所聞的迷幻劑風險。服用迷幻劑不是純粹為了找樂子而做的事。多數人都沒辦法在一年內經歷一到兩次以上的「旅行」。

薩米哈的旅行頻率大增，在地理上與精神上皆然。搭機飛往西班牙差不多二十趟之後（在這之間，她經歷了三到五場死藤水之旅），她就沒有繼續算了。

她說死藤水之旅有一套模式。

「每次我去的時候，都覺得人生很苦、對其他人充滿怨氣。回來時，我會感覺到愛。死藤水讓我打破思維模式。」

「妳覺得自己有對死藤水上癮嗎？」我問。

「這要看你說的上癮是什麼意思了。我並沒有把自己孤立起來或是失去工作能力，也沒有感覺到任何生理上的戒斷症狀。但有時我覺得自己像是躲進死藤水之旅那樣。我跟多數人不同，我雖然喜歡高潮本身，但更愛之後的寧靜祥和跟感悟。」

對別人來說，迷幻之旅是對現實的逃避，但對她來說並非如此。如果被別人發現她在當醫生的同時，還定期參加死藤水之旅，她可是會丟掉工作的。她認真看待這項風險。同事都覺得薩米哈很認真盡責，而且她也不喝酒、不使用社群媒體。她認為這類逃避現實的方法只會讓人麻木。每次經歷死藤水之旅後，她都能學到新東西。要是她沒有接觸這種物質，可能就無法繼續工作了。

在她多年迷幻之旅經驗中，就碰過幾位「靈性逃避」（Spiritual Bypassing）的案例。這些人完全耽溺在明朗的新身分中，但對這件事本身並沒有什麼清醒的體悟。不過，她說這種現象也會出現在冥想者身上，就連醫生也會陷入這種局面。

「回到現實世界時，世界就掌握在你手中。大概有一到三個禮拜的時間，你會處於一種覺醒體悟的階段，體會到改變有多重要，但帶來改變的必須是你自己。」

「妳會主動改變嗎？」

「這我真的很不擅長。我有辦法試著掌控一些事，例如工作或飲食，這沒有問題。我也變得更了解其他人、沒那麼容易生氣發火。我有這番體悟，但我不覺得自己已經做了所有該做的事。」

薩米哈的野心遠超出正常範圍。考量她的出身背景，她就是成功人士的典型案例：融入社會、認真工作、從事備受認可的工作。但她生命中最重要的東西卻消失了。那是什麼？

「有時我希望有人能狠狠揍我一拳，讓我只需要去感覺就好。只剩下感覺與理解。我必須把思維跟意念都關掉，這就是我的問題。這也是為什麼我會想嘗試伊博格鹼（Ibogain），因為服用伊博格鹼之後，人會完全失去控制。」

迷幻劑研究或許能顯示焦慮症與憂鬱症並不難對付：我們有辦法在同一個人身上，一次又一次地「治癒」這類疾病。

英國精神醫學家羅賓・卡哈・哈里斯（Robin Carhart-Harris）就在他的迷幻劑實驗中多次

觀察到這種情況。在一個個案中，身為接待員的女患者就體驗到強烈的覺醒感受。突然間，物質對她來說不再重要。她覺得所有人都是平等的，地位的區別只是空殼。回到工作崗位後，她不得不再次臣服於職場守則：只有物質才是最重要的，而人是不平等的，地位差異是絕對的。憂鬱症很快就復發[29]。

由於服用西洛西賓和ＤＭＴ並沒有任何已知的副作用，也不會引發任何生理疾病，偶爾服用這類物質、反覆展開迷幻之旅，這顯然不是最糟糕的選擇。這個現象所揭示的事實，比探討迷幻劑是否為理想的治療方法還重要。同時，這更印證薩米哈所說的：在現代社會，「關閉」思想是多麼困難的一件事。

在關於迷幻世界[30]的專題報導中，記者麥可．波倫指出，即使已經服用了幾十年的迷幻藥物，多數人似乎還沒達到目的地。服用迷幻物質的民眾總是在談論下一場旅行、討論下次要服用哪一種藥物以及劑量的多寡。從語言層面來看，這些描述往往讓人想起百憂解剛上市時的宣傳口號：「吃一顆，感覺就會比較好」。不過，這種話現在聽來卻有了憂喜參半的新時代（New Age）意味。

波倫認為，迷幻劑的療效之所以受到民眾強烈支持，部分原因是迷幻劑擁護者將其視為毒品合法化、可自由使用毒品的第一步。他們的策略似乎是將醫療需求當成主要訴求，這跟加拿大和美國某些州的大麻合法化過程非常相似。

但這類治療的一大癥結在於，雖然開立迷幻藥物的目標是讓患者和諧融入並適應社會，但目前都沒有人去質疑迷幻藥是否真能達到此效。

薩滿主義的操作，從來就不是為了讓人安然過著在工作與家庭間穿梭的生活。即使是在一九五〇和六〇年代的第一波迷幻浪潮中，用藥者的主要目的也不是社會適應。迷幻劑之所以在一九六〇年代反主流文化中變得如此關鍵，主要還是因為服用者能在清明澄澈以及多思憂慮之間轉換，正如薩米哈與目前其他迷幻劑擁護者所體驗到的那樣。從各方面來看，工業化資本主義與民眾透過迷幻劑所觸及的現實都是格格不入的。臨床心理學家提摩西・李瑞（Timothy Leary）是最早在哈佛大學從事迷幻劑實驗的研究人員，他的發現使他的思想與作風變得相當激進，尼克森總統（Richard Nixon）就曾稱他是「美國最危險的男子」。

激發熱情、內向探索、脫離體制（Turn on, tune in, drop out），這是李瑞向世界傳達的訊息。拉姆・達斯（Ram Dass）、艾倫・金斯堡（Allen Ginsberg），以及一九六〇年代反主流文化的其他「精神病患」，他們不只是想嗨起來，還想實現更多目標。在藥效高峰、人正嗨的時候，你只會得出一個合乎邏輯的結論：整個社會都需要來一場迷幻之旅。

依然存在的憂慮

將注意力從意念轉移到其他事物上，這不盡然是件壞事。在許多情況中，轉移注意力可能比反芻永遠不變的憂慮還好。不過，即便是最偉大的啟示，也無法改變以下事實：在我們生活的社會中，我們不得不面對充滿風險及選擇的未來。無論我們飄得多遠，憂慮仍然是無法撼動的根基。本章節提到許多控制、應對擔憂的方式。下一章，我們來聊聊如何與憂慮共處。

與憂慮共處

在本書收錄的訪談中，進行得比較隨興的一場，是發生在教堂的前衛管風琴音樂會上。單獨、私密的訪談空間，這通常是受訪者與我分享內心苦悶意念的先決條件，但這次我剛好喬不到獨立的會談室，而桑尼（Sanne）正好也想在教堂跟我碰面。她年近七十，透過她的小眼鏡，我們交換了友善的目光。我們走進教堂，樂音在高聳的穹頂迴盪。在長廊盡頭，我們找到一個沒那麼靠近主會場的座位，這樣講起話來才不用扯開喉嚨大喊。

就我所知，桑尼被診斷患有廣泛性焦慮症。搭配她的故事與描述，幾乎無高低起伏的管風琴演奏意外成為絕佳背景配樂。

一切都始於學生時期。評估個人表現、替自己打分數的壓力實在太大。她開始產生被揭穿的焦慮，但是到底有什麼事會被揭穿，她也說不上來。就是這種感覺，她覺得自己隨時都有可能被拆穿識破。在他人面前發言時，她會感到驚慌失措。每次碰到上台發表，她就會在意念的遊戲中迷失，怕自己會頭暈目眩然後昏厥過去。然後，當她真的站上台、面對同學審視的目光時，她的擔憂幾乎就要成為現實。成年後，對批判的焦慮依然存在，她不得不中止課業與工作。她發現自己開始做白日夢。

「如果我沒有在煩惱、擔心任何事情，就有可能沉浸在各式各樣的白日夢中，看看身邊發生的事、尋找各種模式。我有可能會花上半天或一整個星期天的時間，只是坐在那裡想著各種事。然後我會突然驚醒、環顧四周，發現原來已經這麼晚了。」

要桑尼站在長長的等待隊伍中不是問題，她很能等。她會直接潛入思想世界，時間很快就過了。這種能力的缺點是她沒辦法將大腦關掉。

「多數時候，我會一直想著自己以前能採取哪些不同的作法、反思事情實際上是如何發生的。我有辦法沉浸在一個不真實的世界裡，幾乎忘了真實世界中到底發生什麼事。現在是在做夢嗎？一切變得越來越慢，我什麼事都做不到。再也沒有任何事對我來說是重要的了。我會全然被這種狀態淹沒。要是沒有意念，我又是誰？如果我沒辦法思考，會怎麼樣？如果我的思想不存在，那我還能繼續生存嗎？」

她一邊描述，一邊看著對面一排排空蕩的長椅。得到廣泛性焦慮症這項診斷時，她在一個替嚴重自閉症患者設立的寄宿小組中工作。她的兒子都已成年，而其中有一人過得很不好。她已經精疲力竭，因為她三不五時都在擔心，而「過度擔憂」就是最常被用來形容廣泛性焦慮症的說法。她的心理師認為這是適當的診斷。但她的擔心真的有過度、誇大嗎？

此後不久，兒子陷入重度憂鬱期、開始自行用藥。桑尼成為一位過度保護的母親。她幫兒子跟精神病院聯繫，一直想陪在他身旁。這不只是為了觀察他心情如何，而是因為他們都很享受對坐交談、一起進行哲思的時光。

「有小孩之後，你對接下來會發生的事情大概會有個想法，然後你會覺得一切都在控制之中。」她說：「大概有人會覺得愛能夠保護一切，但很多事其實都不是如此。過得不快樂並不是因為缺乏愛。當然，少了愛，一個人可能不會覺得幸福快樂。但是，快樂還會受到很多其他因素影響。」

兒子失蹤當晚，她立刻到警局報案。但由於他似乎是自願失蹤，警方認為他們能做的不多。桑尼不知該如何是好。

「我知道自己是不可能找到他的，根本是大海撈針。但我甚至有辦法想像自己找到他了，在白日夢中我通常都會找到他。」

同時，在教堂的另一端，管風琴發出不協調、令人壓迫的音調。管風琴師似乎聽到我們的話語、感到心煩氣躁。或許這不是一個採訪的好地點，但桑尼似乎沒有注意到那咄咄逼人的背景噪音。

「我不想往壞處想，聽到那敲門聲時，我心想是他回家了。同時，我猜我內心也已經曉得發生了什麼事。在白日夢中，我再次走下玄關、走到大門邊。我不斷重複，反覆播放那段改變一切的步伐與路徑。」

時至今日，依然沒有人曉得桑尼的兒子是用藥過量致死，還是純粹意外身亡。她的朋友認為那是一場意外。

世界逐漸消失。有一陣子，在她令人擔憂的想法以外什麼都不存在。直到現在，她還是有可能會在購物時突然停下腳步、環顧四周，對似乎完全沒有任何變化的周遭環境感到驚訝。

「外面的世界就這樣繼續轉動嗎？怎麼可能？這好像活在一個黑色的夢裡。」

起初，兒子的死緩解了她長年的擔憂。最壞的情況發生時，悲傷使她不再那麼焦慮。然後意念再度出現。但這些意念並非關乎未來可能會發生什麼事的反事實思維。現在，她腦中充滿另一種反事實意念：如果自己當時採取另一種作法，事情現在可能會是什麼樣子？

「就像強迫症，我沒辦法停止去想他，如果不去想他，我就會辜負了他。奇怪的是，緊抓著這種破壞性意念的想法不放，竟然讓我有了安全感。你知道自己站在什麼位置，在這個熟悉的領域。」

管風琴陷入沉默。突然間，教堂裡似乎只剩我們。我表示理解，說她的思緒肯定很混亂。桑尼繼續看著對面的座位。我覺得她好像早就受夠這種空洞的安慰了。

「我的思緒也不是只繞著他打轉。」她說：「我也有一些美好的回憶，但這些回憶都被後來發生的這件事淹沒。我其實也知道，就算我擔心再多，對自己跟其他人都沒有幫助。」

最近，桑尼的第二個兒子決定到國外參加抗議活動當人肉盾牌。災難性的意念向她襲來，就像戰爭中行進的軍隊那樣。她的頭彷彿不斷遭到重擊，幾乎無法入睡。儘管如此，她還是讓這件事發生。她竭力壓抑那股干預兒子決定的渴望，讓他動身前往他國。他有可能會死在異鄉。她知道這個風險永遠存在。

「我認為這是愛的代價。」

疾病與境況

桑尼遭逢損失。起先是一些比較幽微的損失，廣義上來說是正常的損失。然後是不可否認的重大損失。她失去一個兒子。桑尼的擔憂很不尋常嗎？過度擔憂與焦慮的診斷是恰當的嗎？

桑尼就說憂慮對她一點幫助也沒有。她希望能更活在當下，不要這麼常陷入思緒中。從這個意義上來看，她的擔憂是「過量」的。但是，她兒子可能碰上壞事的災難性意念不是幻想。這是有憑有據的，而且這個意念還成真了。

碰到情況比較嚴重的擔憂，精神醫學依然不斷探討這個問題：評估境況本身，是否會比評估個人還要適切[1]？

在桑尼的案例中，這些憂慮不僅存在於她腦海，至少還在另一個人身上產生作用：憂鬱的兒子。除此之外，他們都處於社會環境之中。要對他們的境況進行更全面的分析，就必須將他們生活的歷史背景、主流家庭模式、父母的責任需遵從什麼樣的規範、如何應對有毒癮的人、如何應對有精神健康問題的人，以及如何應對失業者等因素納入考量。當然，我在前段提到的除魅、風險計算，以及人類對時間感知的長期演進等面向，也都不能被忽略。

在這樣的情況分析中，「廣泛性焦慮症」這個術語，指的是導致個人經常性擔憂的各種因素之複雜交互作用。部分精神醫學家認為，所有診斷都是用來描述情況，而精神疾病並非無中生有，我們應該完全拋開「精神疾病」這個概念。

精神疾病是否是一個有效的疾病類別，這個問題目前依然是精神醫學批評的核心。匈牙利裔美國籍的精神醫學家湯瑪士．薩斯（Thomas Szasz），在一九五〇年代首度提出反對此假設的論點。此後，這個問題一直存在。我在他去世前一年見到他時，他已經高齡九十一歲，健康狀況良好。他重複自己的論點不下五次：「沒有精神疾病這回事。」

他的其中一個論點涉及精神的功能。我們都知道健康的心臟、甲狀腺或小腸是如何運作的。但人類的精神卻不是如此。探討一個行為正不正常時，我們沒辦法將外在境況與社會環境抽離。如果我們所謂的功能只是對社會結構的適應，那問題來了：在所有情況中，這種適應是否都是正向積極的表現？

由於這個問題如此複雜難解，薩斯認為，如果我們說服患者說他或她有精神疾病，這對患者一點好處也沒有，因為精神疾病的想法本身就會觸發精神疾病：憂鬱症讓人憂鬱、強迫症引發更多強迫性思維、焦慮症觸發焦慮，恐慌症讓人更恐慌。根據薩斯的說法，精神醫學創造出許多它本來應該打擊的問題[2]。

儘管提出批評，薩斯本人也是一名精神分析師。他不希望自己的名字跟所謂的反精神醫學牽扯在一起，因為對他來說最重要的是讓群眾得到協助。但該怎麼做？如果沒有精神醫學，心理治療師又該如何提供真正的協助？

針對我提出的這個問題，他回答：「我幫助人們解決問題。」[3]

精神問題也是我在書中堅持使用的說法。精神疾病與問題之間是有區別的。相信一個人有精神疾病、相信需要把身上的某些東西修復導正才能讓人快樂健全，這就跟試圖不去想北極熊一樣，是徒勞無功的努力。假如某個想法、某個與疾病相關的感覺進入意識，我們就得重新來過：我們依然「有病」。這種因擔心而擔心、因沮喪而沮喪的沉淪式螺旋，在疾病模型的推波助瀾下變得越來越頑強。學會打斷這種螺旋式的沉淪，就代表與精神疾病的概念告別[4]。

假如我們順利跟這個概念說再見，並拋下各式各樣的術語，例如失調、症候群、疾病以及精神官能症等，這會帶來影響深遠的效應。少了精神疾病的概念，治療病人這回事就不存在。我們不去治療有問題的人，但是能幫助他們過更好的生活，就像幾世紀以來群眾所做的那樣。以下幾項歷史案例就顯示我們能提供何種協助。

在比利時的赫爾（Geel）鎮，自十三世紀以來，那些被漏接的人都一直受到照顧。這個模式很簡單：有精神健康問題的人跟家人住在一起，而他們的家人都不曉得精神疾病診斷為何物。他們的想法是**不要**將這些人當成病人，而是讓他們跟其他家庭成員一樣生活與活動。長期以來，赫爾模型一直備受關注。一八四五年，法國精神醫學家雅克．約瑟夫．莫羅（Jacques-Joseph Moreau）寫道，在世界上的少數幾處，原本有可能會被關起來的人，「並未完全失去作為理性人的尊嚴」，而赫爾就屬於其中之一[5]。

在精神醫學史上，我們還能發現其他頗具顛覆性的嘗試，也就是不進行治療、只提供協助。在一九六〇年代，蘇格蘭精神醫學家萊恩（R. D. Laing）在倫敦金斯利廳（Kingsley Hall）設立一所療養之家，讓工作人員與思覺失調症患者同住在一個屋簷下。在一部針對該院拍攝的紀錄片中，觀者難以分辨誰是、誰不是思覺失調症患者。這所療養之家的目的是瓦解精神醫學的角色分配、停止所有治療方法，尤其是藥物治療與電擊治療。在金斯利廳，所有人一起服用迷幻劑[6]。

在此期間，精神醫學家沃爾夫岡．胡伯（Wolfgang Huber）在德國發起一項更激進的實驗。

他成立社會主義患者組織（das Sozialistische Patientenkollektiv），並在海德堡大學（Universität Heidelberg）擔任過一段時間的精神醫學家。胡伯的基本想法是，被診斷為思覺失調症患者的人，應該起身反抗他認為造成他們痛苦的資本主義。

「將疾病變成武器」是該組織的座右銘，他們後來也出了一本以這句話為標題的書。沙特甚至在這本書的序中現身說法，指出精神疾病的概念「必然與資本主義體制相互關聯、牽扯，因為資本主義體制將一切轉化成財貨，工資勞動者因此成了物品。」[7]

不過，「將疾病變成武器」確切來說是什麼意思，這點我們仍不清楚。但該組織不斷發展壯大，也變得更激進。這個組織後來被禁止踏入海德堡大學校園，而且在實驗開始短短一年後，胡伯就被逮捕。這個患者組織的部分成員開始接受紅軍派（Baader-Meinhoff-Gruppe）的思想與作為，並在一九七五年參加占領瑞典駐西德大使館等活動。在一次意外炸彈爆炸中身亡的齊格弗里德・豪斯納（Siegfried Hausner），就是社會主義患者組織的草創成員之一[8]。

我們能從中觀察出一個模式：將精神痛苦當成疾病的概念遇到阻力時，就會出現一個行動層面的問題。「我們該做什麼？」這個問題至今依然無解。

經歷過一九六〇年代的大膽實驗，討論稍稍平息了下來。即便是在精神醫學界中研究比較密切與深入的領域，例如目前正如火如荼進行的迷幻劑研究，研究者也是將重點擺在療效以及社會適應方面。他們的目的是讓患者快點好起來，或至少能回到有辦法工作、上班的狀態。

但在幾年前，這項討論又被重新點燃。「健康的醫生治療生病的患者」，某些心理學家再度質疑這種模式是否可取。這次，批評聲浪並非來自打算推翻資本主義的社會主義者，而是對佛教哲學與冥想感興趣的認知行為治療師。針對我們能做些什麼的問題，他們的答案更複雜。

接納

史蒂文・海耶斯（Steven Hayes）在三十歲那年第一次恐慌症發作，當時他是剛取得資格的臨床心理學講師。他常在接受訪談時提到那次經驗。發作現場是在一場研究所研討會上，當時他舉手發言。該輪到他說話時，他卻發不出任何聲音。十五秒的沉默和驚恐的眼神。他一句話也說不出來，最後直接離開會議室，整個人嚇呆了：他猜這就是恐慌症的開端[9]。

身為心理學家，海耶斯對恐慌症的治療並不陌生，他嘗試各種可能的方法來改善狀況。但在接下來兩年內，恐慌越來越嚴重。他避開所有可能引發焦慮的情況。他請博士研究生代課，或者是放電影代替講課，然後在電影播放時走出教室。有段時間，他腦中還萌生強迫性意念，例如他想像自己將剛出生的兒子「當成飛盤」拋出窗外，「看他能飛多遠」。放鬆技巧、鎮定劑、飲酒、幽默以及對抗療法，這些都沒幫助[10]。

「問題在於，」他說：「我的理智向我發出的基本訊息是有毒的：焦慮是我必須對抗的敵人。」[11]

如今，海耶斯以身為ACT療法創始者聞名，這是一種越來越普及的治療形式。ACT是接納與承諾療法（Akzeptanz-Commitment-Therapie）的縮寫，屬於認知行為療法的第三波浪潮，特色是不主張能治癒任何人。

根據恐慌症候群的親身經歷，海耶斯發現我們越是試圖擺脫焦慮，焦慮就越難纏。就連我們直接面對焦慮時（這基本上是行為療法中會出現的情況），也會出現所謂的北極熊效應，因為我們的最終目標是擺脫焦慮。所以，真正的對抗指的其實是學習與焦慮共處。

海耶斯的方法不像薩斯的概念引發那麼多爭議。他跟其他行為治療師一樣，在控制實驗中測試自己的療法，並將操作限縮在有證據基礎的心理學範圍中。不過，他的概念讓人想起薩斯的觀點，他寫道：「精神健康的真相是，我們談論的精神疾病的成因是未知的，而認為人類痛苦背後有『隱性疾病』的想法絕對是天大的笑話。」[12]

目前，這種觀點受到的爭議比以往少。某種程度上來說，這種療法算是承接行為療法的核心宗旨：我們所知的只有行為以及思想。迄今，無論是在基因檢測還是神經精神醫學研究方面，我們都沒看出任何進展以及突破，精神疾病成因的生物過程依然是個大問號。這些事實讓相關批評變得更不可輕忽。根據海耶斯與許多學者的說法（包含第四版《精神疾病診斷與統計手冊》的共同編輯艾倫．法蘭西斯〔Allen Frances〕），儘管一百年來研究產業資金充足、技術日新月異，醫學界卻連找出一種精神疾病的生理成因都辦不到。除了少數明顯的神經系統疾病，精神醫學診斷仍是針對各種行為的描述。血液檢測與大腦成像都還不能告訴我們誰患了什麼疾病[13]。

在向患者傳達接納這個態度的過程中，海耶斯一開始就強調痛苦的經歷是無法避免的，而這也是人生的一部分。由於這種經歷無可避免，接納是唯一適當的行為。

但接納是什麼意思？我們必得接納所有自己面臨的痛苦嗎？

我們能將接納的概念，解釋成一種激進的社會適應練習。海耶斯批評導致群眾過得不快樂的社會因素（尤其是他本人從事的精神醫學工作），但他對社會的分析並沒有特別深入。不過，這種對接納的理解，目的通常是讓人不要表達內心的不滿。有份研究就清楚顯示，在一場替英國健保體制員工舉辦的ACT研討會中，ACT幾乎可說是一種意識形態的練習活動，試圖讓這些員工接納令人無法接受的工作條件[14]。

接納的倡導者都強調，我們絕不能將接納理解為對世界本質的屈從。接納的重點在於不去干涉思想、感覺以及印象，讓它們保持原本的樣貌，而不將其抵銷或淡化。佛教的基本論點就說，我們既不是自己的思想，也不是自己的感覺；我們的精神與心智，會根據我們無法掌控的印象與經驗來運行。我們只能控制自己的行為。所以，根據「基於價值的目標」來採取行動的能力（做我們想做的事），仍然是最重要的。

比方說，桑尼可以選擇禁止仍活著的兒子參加抗議活動。她可以讓兒子感到內疚罪惡，表明她無法忍受失去另一個兒子的擔憂。如果他最後還是離開了，她能自我安慰說自己已經做了能力所及的事情。她本來可以竭力遏止擔憂。反之，她選擇接納擔憂。她沒有干涉兒子的決定。她的價值目標是維護兒子的自主權，而她認為這比她個人的幸福快樂還重要。

「每天殺死自己。」這就是海耶斯的極端建議。我們很容易將內心的聲音與自我混為一談，但經過充分練習，這些聲音就會放棄。根據理論，如果我們停止與擔憂對抗拉扯，擔憂就會止息。所以說，這種療法的倡導者主要是希望，接納情緒狀態的能力能讓我們擺脫不快樂的感覺[15]。

不確定的智慧

但是，假如我們接納某種擔憂、希望透過接納來擺脫擔憂，那我們是否真的接納它了呢？不接納不確定性就是一種古老的作法，世上所有宗教的追隨者都在試著達到這種境界。不過，我們將這種操作當成心理治療時，就使這種觀點進入全新的領域。治療的目的是將個案從他們想要治療的問題中解放出來，而這也導致海耶斯跟其他治療師在經典行為療法中察覺的問題。

假如桑尼今天接受的是常規行為治療，表示自己非常擔心會不幸失去僅存的兒子，治療師會將治療著重在兩大面向。首先，桑尼必須紀錄哪些情況會觸發焦慮；再來，她應該要循序漸進面對焦慮，主動去想像兒子有可能出事遇難。

藉由正面對抗，個案應該會習慣於想到特定風險，從而降低這種想法引發的危機與焦慮感。所以說，這種形式的習慣化，應該是藉由主動面對焦慮來減輕焦慮。

海耶斯與其他批評對抗療法的人則提出反駁，指出將自己從焦慮中解放出來的目標，會讓對抗產生反作用力。如果桑尼為了擺脫焦慮而將自己暴露在焦慮中，她會下意識認為焦慮是敵人，使她無法真正直面焦慮[16]。

不過這套反對論述也能套用在接納療法上。桑尼為了擺脫焦慮而試圖接納焦慮時，她並不是真的在接受焦慮。她可以去想「我接納腦中的想法與一切感受，包含焦慮」，並嘗試各種思維練習。不過，接納並不是某種特定的思考模式，接納是與思考保持距離，並去了解印象、感覺與意念的洪流跟我們本身是誰並無關聯。

在此，心理治療的目的（也就是減少焦慮），會使我們無法順利接納焦慮。早在第一場治療門診中，這個目的就已決定治療的方向了。針對心理治療的效用進行評估時，研究人員就從這個心態出發，藉此找出治療效用的「證據」。

在肯定並接納不確定性的宗教與哲學中，接納的首要目的既非減輕焦慮也不是醫治我們。接納是為了讓我們看見世界的本質：世界基本上是不確定的。

在憂慮與焦慮的當下，我們會接觸到人類存在的不確定性。這種不確定性不僅是指無窮無盡的風險以及事情出錯走偏的可能。不確定性觸及人類存在的最底層，它是我們對自己與環境根深柢固的想法的其中一部分。所以說，接納不確定性是非常有價值的，因為我們在不確定中更接近真理。

在佛家思想中，這份根本態度非常顯而易見。佛教不僅肯定接納不確定性的態度，還主張要去接納普世、一般的痛苦。從佛教的角度來看，接納是**認知與體悟的實踐**。佛陀就在第一次布道中描述這份體悟：「生苦、老苦、病苦、死苦、怨憎會苦、愛別離苦，求不得亦是苦。」簡言之，苦是生命的一部分[17]。

在同一篇布道文中，佛陀點出與人類憂慮相關的另外兩大人類存在特徵。首先是我們的非個體性（Unpersönlichkeit），意即世界上沒有永恆持久的自我；另一個特徵則是無常（Anicca）：事物的無常。

無常是種超脫思想世界的概念。這是一個難以理解與掌握的人類存在特徵，多數人對無常的感知都是倏忽即逝的。無常的概念不只涵蓋我們所珍視之事物的無常。在佛家的無常中，一切都是無常的，因為萬物隨時都在變化。燭火在閃爍的過程中不斷增長和縮小，但透過抽象的思維，燭火在我們看來是一個常量。唯有將自己從思想中抽離、讓自己與我們自以為對世界的理解保持距離，我們才有辦法去感知世界的無常。

作為一個深奧難解的目標，這套思維像線一樣貫穿各大哲學與神祕主義傳統。在西方哲學，赫拉克利（Heraklit）的寓言中就有這個概念：沒有人能踏入同一條河流兩次。在《蘇格拉底的申辯》（*Apologie de Socrate*）中，作者柏拉圖在據稱是審判的第一場抗辯中，描述蘇格拉底如何用他的不確定性哲學替自己辯護。蘇格拉底確信人類存在有所謂的不確定性，而他假設人類能透過理性來加深這種不確定性。

在辯詞中，蘇格拉底提出一項觀念，這也是我們目前在學校裡學蘇格拉底時會讀到的論述：智慧並不是將一套事實與觀點牢牢記住，而是意識到自身的無知。這份體認並非毫無意義，它反而就是知識本身。有了這份體悟，人就能像柏拉圖對談錄中的蘇格拉底那樣，讓別人意識、體認到自身無知[18]。

皮羅懷疑學派（die pyrrhonische Skepsis）、斯多葛主義（der Stoizismus）、伊比鳩魯學派（der Epikurismus）與犬儒學派（der Kynismus），這四個在柏拉圖和亞里斯多德之後出現的學派，都點出蘇格拉底式體悟的不同面向，也就是沒有任何事是人能確定的。犬儒主義者將這套思維發揮得淋漓盡致，拒絕所有在人類慣例習俗中被視為正確與確定的事物，例如國界以及日常個人衛生等[19]。

而這項傳統的最大作用，就是接納上帝存在的不確定性。早在生物學家赫胥黎（T.H. Huxley）在一八六九年提出不可知論（Agnostizismus）的說法，或舉出人類對神聖存在一無所知的觀點之前，這份認知早就存在了。許多基督徒都抱持不可知論的思維，齊克果就是最佳例證。

他認為懷疑是信仰的先決條件，更相信懷疑絕對會讓個人產生信仰。

有些基督徒認為，我們永遠無法透過思想分類來理解上帝；唯有去理解上帝**不是什麼**，才有辦法接近上帝。在這種「無神論」，也就是**否定**的神學中，我們也能讀到埃克哈特大師（Meister Eckhart）的論述，他是生活在十二世紀的基督教神祕主義者。埃克哈特發現，每個上帝的形象都離上帝有**一步之遙**，而愛上帝的唯一途徑是「一個非上帝、一個非精神、一個非人，以及一個非形象。」[20]

某些跟埃克哈特大師一樣的神祕主義者，試圖用自己的宗教將群眾從隱藏的思想框架中解放出來。不出所料，埃克哈特大師被基督教指控為異端。

有些宗教教義相當強調接納不確定性的意義，這對那些宗教來說比篤信宗教還重要。因此，早在九世紀，禪師臨濟義玄就寫道我們必須「殺死」（一種比喻）所有我們認為真實的事物，就連佛陀本人也包含在內：「不論碰到任何東西，都要即刻殺之。逢佛殺佛，逢祖殺祖，逢羅漢殺羅漢，逢父母殺父母，逢親人殺親人。此後就能首度獲得解脫，不再被事物束縛、自由滲透一切。」[21]

藉由肯定、接納不確定性，我們能發現每份擔憂都包含一粒真理，使我們更接近神祕，體悟到我們知道的是如此地少。接納不確定，我們就有機會去了解，原來認為自己能掌控一切是多麼瘋狂的想法。

與擔憂共處時，我們該做些什麼？或者，為何行動問題依然存在？

據說，史上第一位將疼痛與折磨區分開來的人是佛陀，他用圖像描述兩者的差異：我們被箭射中並感到疼痛時，往往會用我們對疼痛的反事實拒絕向自己射出另一支箭。而這第二支箭帶來折磨。

面對迫在眉睫的災難，知道擔憂有助我們理解人類存在的不確定性，這可說是個小小的安慰。接納能保護我們免受第二支箭的傷害，但並無法改變我們已經中箭的事實。

這份差異相當重要。去接納我們的感覺、思考與經歷，不代表我們必須接納自己所處的境況。我們可以接納「生命」，也就是我們此時此刻正在經歷的事情，但不必接受我們的「生活狀況」，也就是外在生存條件。發現船快要沉的時候，我們可以接納那非常合理的死亡恐懼，但不必完全接納自己的處境：我們能接納自己感到恐懼焦慮的事實，同時依然試著去搭上救生艇。

這項區別經常遭到忽視。目標是完全接納：無論什麼事發生在我們身上，我們都必須接納。這個概念清楚體現在佛教的新自由主義變體中：讓失業者或雇員練習正念，藉此直接將剝削、混亂與羞辱「從體內呼出」。這種練習長期以來受到佛教徒的質疑，這些佛教徒都將社會批評的概念理解為道德實踐。他們認為將社會發展簡化成冥想與正面的問題是不適切的。在越戰期間，甚至有僧侶表示佛教修行與現實社會太疏離。禪宗僧人釋一行在當時建立一種「社會參與」

的佛教，結果也被譴責為太過守舊。一個關照社會的佛教究竟該是什麼模樣，相關討論至今仍未止息[22]。

自然科學也沒有替接納哲學提供行動問題的解答。在接納擔憂的同時，我們該做些什麼？這個問題依然存在。選擇一個「基於價值的目標」、一個基於道德的想望，然後堅持下去，這似乎無法帶來多大幫助。我們該如何決定這樣一個目標？那份終將成為我們生命的努力與企求，難道不該是建立在純粹的自由意志之上，這樣才值得努力嗎？我們還能以什麼事物為基礎？

在此，體悟已經無法繼續幫助我們。為了找出能促成改變的行動，我們需要一種觀點。我們需要分析，需要了解當前社會境況，才能了解自己能在哪方面有所作為、知道必須學習與哪些事物共處。了解為何現代人過得不快樂，這就是個不錯的起點。

超越治療

孩提時期，我並沒有真正注意到別人的焦慮。其他人的焦慮頂多只會在我眼前瞬間閃現。每次發生這種情況，一想到其他人心裡隱藏的東西竟如此龐大，我都感到頭暈目眩。我無法理解。每逢深夜，小孩該上床睡覺時，大人會坦然表露內心的焦慮和擔憂：闡述心中的懷疑、不確定、矛盾和罪惡感。這時，我會離開房間到外頭偷聽。

在同儕間，當我發現有位同學在服用鎮定劑時，才多少能感受到焦慮的存在。在低年級階段，丹（Dan）在學校裡過得如魚得水，他總是領先其他人一步。來到中年級，他失去原有的優勢。他坐在教室後方、曠課，交出空白考卷。

丹的瞳孔能放得超大。我還記得他的虹膜會縮得跟紙片一樣薄。他們讓丹服用各式各樣藥物：選擇性血清素再回收抑制劑（SSRI）、單胺氧化酶抑制劑（MAO-Hemmer）或是三環類抗憂鬱劑。丹將SSRI稱為老鼠藥。在所謂發病階段，他感到前所未有的焦慮。什麼藥都起不了作用，就連鋰鹽或羥嗪（Atarax）這種醫生正在試驗的抗過敏藥物也一樣。苯并二氮呼（Benzos）會使他暈頭轉向、感到極度興奮。

丹的許多焦慮我也能體會。他之所以沒把考卷寫完，不是因為他不在乎成績，他只是沒辦法坐在那邊回答問題。他說體內有東西「被鎖住」。就像置身一場噩夢。這就是一場噩夢。他覺得問題底下的空白線是被常態化的暴力，無法言喻的悲傷似乎在他腦中燃燒。每次他們要求我們表演一種馬戲把戲，未來似乎就又蒙上另一道陰影。我做了他們要求我們做的每件事，而丹幾乎什麼都沒做。

在高中讀不同班級時，還有長大成人後，我跟丹持續保持聯繫。丹得到的診斷越來越多：社交恐懼症、躁鬱症、恐慌症。他接受行為療法與談話治療，有位心理師發現他「有點精神錯亂」，還建議丹找一個能和他上床的女人。然後，那位心理師就聊起自己在丹那個年紀睡過的所有女人。

我認為丹的擔憂是關於被排斥，他怕在社會將兒童分為勝利者與失敗者時站在錯的那邊。他繼續跟父母同住。有幾次，他被送進精神病院。同班同學都在繳房貸跟生孩子的時候，丹和我談的則是迷幻劑療法、原始吶喊療法以及拉岡精神分析。我們聊到苯并二氮呼跟選擇性血清素再回收抑制劑，還講到我們的健保體制塞了這麼多藥給我們，卻從來沒有協助我們降低用藥量，認為這個現象實在有夠病態。

丹在網路論壇上讀到擺脫苯并二氮呼的方法。他將藥片搗碎、用水將劑量稀釋，然後再增加劑量、再稀釋。年復一年。在精神醫學的安穩懷抱中活了十五年，丹的生活在兩個極端之間擺盪：焦慮和苯并二氮呼。

有一次，當時我們倆都已過三十歲，我到丹的爸媽家去看他（他從小就一直住在那個房間裡）。他母親像往常一樣打開地下室公寓的門，她的表情沒有透露任何訊息。她很親切和善。有一次，她說她很高興丹偶爾會有訪客。我把頭探向客廳，向丹的父親問好。他頭也不抬地繼續做數獨，嘴唇因為唸著答案而不斷移動。他的嘴唇跟一隻眼睛一樣，都顯得瘀青腫脹。

那次拜訪丹時，我注意到丹在房間的畫架上擺了一幅畫。那幅畫大到占了半個房間。除了放床跟書桌以外，房間已經沒有多餘空間了。我在床上坐下，看著那幅畫。最近，丹主要是在畫馬克・羅斯科（Mark Rothko）風格的單色畫。雖然我不懂那種畫風，但這幅圖彷彿傳達了些什麼。我在畫中看到人形的光束以及火紅色的樹木，畫布上堆疊厚厚的油彩，細節都消失在顏料中。

那是一幅充滿溫暖、安慰和信念的畫面。盯著那幅畫，畫面在我眼前不斷擴大。它傳達一種我肯定早就忘記的潛在情緒，一種失望與喜悅的無名感受。

丹在人生崩潰瓦解時畫了這幅畫。

前天晚上警察已經來過了。他父親一直喝酒、對丹和他的母親大吼大叫。丹用遊戲機砸了他的頭，然後將自己鎖在房內、打電話報警。

他告訴我這不是他第一次對父親動手，大概也不會是最後一次。後果總是一樣。丹的父親將酒倒在水槽裡，揚言說要自殺。面對這種自貶尊嚴的舉動，母親會上前安撫。

親眼目睹這一切其實是最好的選擇。自從丹「介入」之後，父親就不再打母親了，但這在某種意義上也讓丹被困在家裡。

為了打發警察，父母以丹的精神狀況為藉口。

直到現在，在長達十七年的友誼之後，我才真正理解丹的處境。

我問他是否有心理師知道他是在虐待中長大的。顯然沒有人知道這件事。對心理師來說，丹是眾多難治型焦慮症患者的其中一員。無法治療。

我問他是否知道自己其實不需要住在家裡。知道，這點他曉得。我說他完全有權利舉報父親，讓法律正義來決定父母的命運。這他也很清楚。但他也有權利不去檢舉。他們顯然很樂意讓丹為他們的不幸受苦，那他們為什麼不讓自己受苦呢？

丹轉向那幅畫，用畫筆指著它。「我知道。」他說。不過，現在最重要的是他逐漸減少用藥量，並且多照顧自己一些。他說在這之前，自己能做的並不多。

我們沉默了好一陣子。我的視線再次停留在丹的畫上，這幅畫似乎表述了一個更巨大的現實。無論我說什麼，我都知道丹早就想過了。沒有任何壓抑的創傷，沒有需要檢查的大腦化學物質失衡。情況很簡單，那就是沒有更好的替代方案。

丹並不是想維護自身權利或遵循任何既定的道德規範。他只是不希望父母會因為他的關係分居、在不同公寓中孤老一生，但也不希望母親會因為繼續跟父親同住而崩潰。他想找出解決辦法。遺憾的是，原始的吶喊、迷幻的自我消解，以及開明的世界涅槃都沒辦法替他找出解決方案。

面對丹這樣的案例，我們很容易會認為現代人無法接納不確定性的現象並不重要，重要的是具體形式的壓迫。從策略上來看，這種論調或許站得住腳，但這種態度並沒有協助我們理解焦慮。在丹的個案中，即使其他因素維持不變，我們還是能找到某些能幫助他的東西：讓他不要繼續認為自己的擔憂是病態的。

他應該去接受這些擔憂，因為這是對不愉快的情況的適當反應。我們應該讓他理解這不是他的擔憂、不是他個人的問題。從某個角度來看，他為家人承擔如此龐大的責任，這是令人欽佩的舉動。我們應該要讓他理解，他並不是唯一能夠理解這種因果關係並採取行動的人。不過在超過十五年的時間中，丹的經歷與上述描述截然不同。精神醫學未能與丹建立真誠互信的關係，反而投入龐大資源來做出一個又一個的診斷。最後，丹成了一個歪七扭八的平面人形。

在這段漫長的過程中，丹並不是沒有自我意志的獵物。他原本能向應該幫助他的人描述個人情況，他原本可以拒絕接受治療。反之，他選擇一條令人不敢置信的艱辛道路。在動筆寫這本書之前，我一直以為這是丹的本性使然。他選擇了基督的苦難，但沒有像基督那樣感受到解放與滿足。他的故事依然不為人知（雖然我在書中描述他的狀況，但這裡用的是假名），依然被埋在基因遺傳、血清素、多巴胺以及種種成因的巨大猜想之下。

值得注意的是，丹在精神病院接受各種療法時，發展出孤立的焦慮問題，而這些問題都同時滿足多種診斷的標準。所以，將他的案例形容成醫療化的後果，這其實未能讓人進一步了解狀況，反而掩蓋更多事實。某種程度上來說，他的情況不像其他人那麼複雜，因為他的焦慮相當具體。不過，丹的精神健康問題也是真實存在的。他跟為數眾多的民眾一樣，都對風險有所覺察、試圖化解風險，同時又發現原本的焦慮已進一步誘發更多焦慮。

通常，這種風險意識會被描述成人類的演化以及生存本能。我在這裡想提出其他解釋。

我跟其他社會學家和人類學家一樣，都假定這是**未來視野擴大**所致，原因很簡單：不考慮明天的人心中不會有擔憂。佛教教導信徒將注意力放在當下發生的事上，這個方法能有效消除憂慮。無論我們選擇哪種世界宗教，相同旨意都以不同面貌重複出現。比方說，耶穌就告誡信徒：

「所以不要憂慮。我們該吃甚麼？喝甚麼？穿甚麼？這些都是教外人所尋求的，你們的天父原知道你們需要這一切。」[1]

然而，耶穌與佛陀都沒有提到，歷史上最早的異教徒，其實在不設想明天的狀況下也過得很好。我們的時間意識是相當近代的發明，不過這只針對整個問題給出部分解釋，關鍵其實在於人類開始耕種田地與規畫未來收成時，將時間概念往未來推展了。農業導向的社會結構也同樣關鍵。對於持續狩獵採集的人來說，專注正念是生活的一大部分，他們根本就不需要去學習。他們活在風險與不幸之中，但沒有在意念與思想中迷失。

滴答作響的時鐘成為宇宙模型、動植物被當成**機械化的機器**而非有機體，人類則成了唯一自主的存在，如同一位木偶師，手中掌握無數條牽動因果律的線。現代人在野心驅使下為個人利益操縱世界，隨後則得面對自己在這段過程中造成的**風險**。社會成為一種建構，而其固有的風險使科學研究和政治暈頭轉向。長久以來，民眾都沒意識到風險的存在；突然間，風險成為政治人物贏得選戰的武器。

然而，假如風險的邏輯僅限於此，那關注風險的政治不會是多大的負擔。集體風險也是一種共有的風險，是一種我們能加以談論並為之驚恐執著的事物。但沉重的憂慮也涉入其中，滲透至我們內心深處。

我在書中勾勒出時間意識與機械主義世界觀進程的輪廓，針對另一個宏大的主題則少有著墨，那就是**有自我意識之個體的出現**。我必須再三強調，從某種角度來說，人類歷史上一直都存有「個人」的概念。但是，對社會學家而言，個人化指的是群眾**越來越關注作為個人的自己**。不管我們是否樂見，那些曾經比個人還重要的架構與體制，例如家庭、社群、宗教或階級、性別或職業，現在已逐漸退居幕後。取而代之的是勞動市場、福利制度、教育制度、法律制度。在這些制度中，個人必須依據責任義務來行事。從形式上來看，在這些系統與體制中，個人最終會被貼上成功還是失敗的標籤，其實全都掌控在他或她手中。

這種自主性與矛盾心理和自我審視相輔相成。在社會制度中，我們假設每個人都是全整、自主的個體。從這個假設出發，科學研究始終都將個人拆解成各種相互衝突的力量。天生性格、神經、無意識的動力、壓抑的創傷、利己主義的基因以及軟弱的傳導物質，個人就是由這些元素構成，如同具有欺騙和破壞自我之控制力的外星生物。而個人的機器齒輪是由上述哪項要素所驅動，不同時期的民眾都有不同的見解。不過在這些元素的推波助瀾之下，個人都從自身經驗中抽離。所以，個人現在要對付的不只是充滿各種風險的外部世界。我們的內在自我，包含思想、感覺，以及思想與感覺的結合，也是源源不絕的憂慮源泉。

在我們感到憂慮的情況下，外在和內在風險相互結合。焦慮不只代表我們對風險有所覺察，同時也表達一種渴望，希望能化解風險造成的內在緊張。焦慮的種類不勝枚舉，其模式卻清晰可辨。

根據某些**風險理論**，個人特別容易將精神擺在自我審視上。這些風險領域大多受歷史因素影響，有些效期較長，有些時效較短。舉例來說，信仰某宗教的個人去審視自己的「信仰」方式是否正確，這種現象並不自然；同樣地，質疑自己是否找到最正確的性向、是否以正確的方式愛人，這也不是人類誕生至今就始終存在的疑慮。這些風險領域是奠基在一些概念和操作之上，而這些概念與操作對前幾世代的人來說，就像十七世紀的巫術對今日的我們來說一樣難以理解。

風險領域的不確定性，其實也來自我們對理性與確定性的追求。儘管不可能理性理解我們面對的諸多人生選擇，我們都期望自己和其他人能做到這點。

與不確定性共存的意思，並不是要我們放下戒備。這個概念指的是承擔遭逢災難的風險，並且面對可能會被他人指責為「思慮不周」的事實。

坐在丹的床上看著那幅畫時，我腦中完全沒有閃過這些念頭。反之，我想到我和他之間，以及我們和周遭環境之間那無聲的遙遠距離。我想，假如我們在那個時間點聽到世界末日即將來臨，應該會覺得那是個好消息吧。打破孤立的思想漩渦，結合成一個命運共同體，那將會是一種救贖，即便倏忽即逝也罷。

焦慮是如此矛盾不一致：在內心引發無邊波瀾的同時，卻沒在表面留下多少痕跡；在反事實的思想世界中稱霸，在符合事實的行動世界裡卻是消極被動；願意作出犧牲，但犧牲的目的是自我圖利；雖然理性，但又極其荒謬。

審視焦慮固有的矛盾性質，是當今最受歡迎的思想遊戲。那些曾經試圖將焦慮與擔憂從腦中驅走的人，都曉得焦慮與擔憂有多易於延展、不可抗辯。即使是在理論層面，我們有時也找不到出路。將分析的重點擺在貧富差距或螢幕使用時間等單一變數上，確實是有一些好處：我們能機械化地懷抱想像，以為排除這一端的問題，就能改善另一端的狀況。不過，假如焦慮是來自現代性本身，我們又該如何是好？

冥想、接納和服藥？

如果諸多焦慮的來源是社會，而社會實際上又只是個體與彼此共存之方式的**總和**，那我們是否無法改變這個社會？

我們所處的當下，常被形容成一個憤世嫉俗的時代。我們既不信上帝，也不相信烏托邦；我們面對事實、不抱幻想。但是，如果仔細檢視這種憤世嫉俗，會發現這種心態對抗的主要是社會進步的可能性。在個人幸福快樂方面，我們卻一點也不憤世嫉俗。我們想：或許社會已經沒救了，但是作為個人，我還是能找到屬於自己的幸福快樂。如果我們扭轉這種憤世嫉俗的態度，又會是什麼樣子？假如我們轉念一想，認為個人幸福已無法挽回，但這個社會（作為歷史上唯一的社會）其實還有改變的可能，情況又會有何不同？

來到本書尾聲，我想改變自己的論述方式，我想提出與事實相反的反事實概念，建構出一個目前仍不存在、但有可能存在的世界。我所提議各種選項是截然不同的、脆弱的、不真實的，而且在不同程度上或許較難實行的作法。回到過去是不可能的。我們今日面臨的許多選擇與風險將繼續存在，但我們該如何與這些風險和選擇應對互動，這還有討論空間。我腦中所想的不是一個確定、安穩的世界。

如果我們先把心靈寧靜平和的承諾拋諸腦後，能帶來什麼改變？雖然在公眾論述中，集體福祉這個話題出現的頻率意外地低，但身為個體的我們，脖子上卻掛著如同磨刀石那般沉重的社會期望：一定要過得幸福快樂。

在佛陀開朗歡快的笑容中，在週末報紙迷人的影像裡，在雜誌暖心的家庭故事中，我們總是讀到相同訊息：你必須感覺幸福快樂！

針對這種意識形態的轟炸，接納實際狀況確實是有效的解藥。但是，如果擔憂和其他「負面情緒」要靠接納才會消失，那接納也只是虛有其表罷了。看著永恆心靈平和的承諾在空中飄浮，坦白說接納只是試圖藉著思想來擺脫思想的賭注。接納的超然體驗，並不是來自那份矛盾的回報：當我們不再期待回報，回報就有可能降臨在我們身上。接納的超然感受在於放下情感、選擇真理。

各式各樣的憂慮都隱含世界是不確定的事實。即使是最令人質疑的強迫性意念也包含這個真理，而強迫性意念的特點也讓人體會到不確定性並不會消失。一個人能夠應對、處理多少風險，關鍵在於他或她的想像力有多廣闊。所以，擔憂中其實也藏了一個微乎其微的體悟。這份體悟極其微小，小到我們都無法理解整個世界其實是不確定的，而且無論我們做什麼，都會在日常生活中承擔對別人來說無法接受的風險。然而，只有在接近個人恐懼時，我們才能深入了解世界的本質。從這個角度來看，勇氣不是情感也不是美德。勇氣是一種行動，它不會讓我們以某種特定方式去體驗世界，而是讓我們更接近世界。

要是用改善現況的渴望來取代對更糟的情況的恐懼，那又會有什麼不同？在歷史上，風險規避並沒有對社會發展帶來多大貢獻，有歷史意義的變革都與風險規避無關。反之，在廢奴主義者要求廢除奴隸制度、在女權運動者爭取婦女投票權，以及在瑞典工會運動首度爭取健康與失業保險的過程中，我們反而看到「為了更崇高的目標而承擔風險」的原則。

理性評估計算的主張其實就清楚闡明風險政治的非理性。能讓候選人贏得選票的風險，幾乎都不是最有可能發生或會造成最大影響的災難。截至目前為止，還沒有人因為承諾要對抗地球暖化而贏得選舉，但地球暖化的效應與後果都已清楚擺在我們眼前：冰川融解、六千五百萬年來速度最快的物種大規模滅絕。地球暖化的後果會帶來巨大災難。不過，幫助政治人物贏得選票的承諾，卻是那些打擊據稱有暴力與性變態傾向的移民群體[2]。

風險政治的強勢貨幣是形象與敘事，而不是機率與實際損失，而風險政治最主導的訊息則是抵銷風險。我們必須讓那些令我們焦慮的東西變得無害。風險管理與現代科技密不可分，因此也無可避免。橋梁、發電廠與水壩能得到維護，這確實是好事。管理這些基礎建設是替未來著想。不過，將相同邏輯套在社會上，保守主義就會取得勝利，而保守主義的前提則是：社會現在的樣子就夠好了。

破除風險政治，就代表用向上看的反事實來取代向下看的反事實、用對美好事物的憧憬打破憂慮。同時，這也代表不要將外部的必要性當成政治論據，換句話說就是不要再說謊了。對社會而言，軍備競賽、國際恐怖主義或地球暖化其實都沒有任何激勵人心的功能。拋開風險最小化、選擇承擔風險，這永遠是有可能的，而且往往是在道德上更負責任的選擇。當然，在制定政策時，我們能依照自己對當前風險的體認來做決定。但面對全球暖化，我們是該替一個不以持續成長為導向的經濟奠定基礎？還是要在**地球工程學**、改良電動車以及核能發電中尋找答案？這兩者是截然不同的。面對都會郊區的幫派暴力，我們是該制定政策來消弭貧富差距？還是祭出更嚴格的邊境管制規範、部署更多警力？這兩種作法同樣差異懸殊。聚焦風險並不是非此即彼的問題，而是有等級之分。無論我們做些什麼，憂慮都有可能存在。我們並不是在擔心或安心之間做選擇，而是在決定我們的政策應該奠基在哪些原則之上。

假如我們改變對時間的感知，情況會有什麼不同？在思想中進行心理時間旅行，前往我們尚未抵達的未來和永遠回不去的過去，這是人類的自然能力。但是經常在時間中穿梭，以至於對眼前世界感到陌生疏離，這卻是不自然的。

誠然，作為個人，我們能借助各種方法來學習正念。但話說回來，在歷史上的很長一段時間，人類並不需要特別去尋求正念。正念是一種與聽覺、視覺一樣理所當然的能力。這種心態的先決條件是自然資源富足：地球提供各式各樣的食物，讓我們不必去計畫和計算未來災難的機率。

自然資源不再富足。就算我們走出城市，也找不到無窮無盡的免費水果。但這不代表物資短缺。光是在二十世紀，工業化國家的生產力平均增加為十倍。今天，我們用越來越少的勞動力，生產出越來越多的財貨與資源。自從一九七〇年代的「富裕社會」（Überflussgesellschaft）被批評為不夠永續以來，經濟合作暨發展組織（OECD）國家的生產力已翻了一倍。根據聯合國農糧組織的數據，我們目前生產的糧食，足以養活世上所有人口，就算人口再多一半也不是問題。人類是富裕的，只是資源分配不均，而這個現象不僅出現在民生物資方面，更應驗在整體生產上[3]。

我們可以繼續生產更多物品，就算不是永恆，至少也是在可預見的未來。我們能讓海平面繼續上升、讓沙漠化加劇，也許還能到其他星球上開採礦石。反正大自然不會強迫我們停下來。

但我們也能選擇另一條路。無論是縮短工時、制定有保障的基本收入、使生產更民主化，讓每個人都能靠3D列印來生產大部分生活所需，如何做到這一點並非首要關鍵。重要的是，這個問題不僅關乎社會正義或環境永續，還涉及更宏大的命題，就是選擇一種新的生活原則。要解決凱因斯（John Maynard Keynes）描述的「經濟困境」（das wirtschaftliche Dilemma，為了存活，我們必須勞動），我們就得展開自人類開始農耕以來最大的變革，這個說詞一點也不誇張[4]。

要是意念的效用變得越來越弱，那又會是什麼光景？一個人能抱著謀殺鄰居的意念，但在現實世界中卻對鄰居伸出援手；一個人也能在心中對鄰居滿懷愛意，但在現實世界中他們殺死。思考是一種概念化、理解世界的方式。思想本身就跟計算機螢幕上的數字一樣不真實。只要去觀察腦中的思維、不要涉入其中，我們就能看出這種不真實。這套邏輯適用於**所有意念**，不只是不愉快或「負面」的思維。愉快的、聰明機智的、利他主義的，還有充滿善意的意念，這些全跟負面思維一樣不真實。

除了這種無可辯駁的事實之外，我們還能從歷史進程中觀察到以下趨勢：一個離開沉默意識、**被宣之於口**的思想，已經逐漸失去意義，就像通膨期間被貶值的貨幣。

將個人意見與論點張貼在教堂門口，或是發表在社群媒體、雜誌以及書本中，頂多也只能造成群體的思想與意見分散而已。在每份公開發表的科學研究中，科學知識的含量越來越少，而今大約每二十秒就會出現一篇新的科學文章，每年大概有兩百到三百份新的科學期刊。就像個人腦中的所有想法那樣，我們創造出一個輿論漩渦。在這個漩渦中，最激進的想法和最深刻的分析有可能會被擺在鎂光燈下，或是被推翻擊倒，但這些都不太會對社會生活造成任何影響[5]。

要是引發集體反抗、促使社會不斷發展的社會批判思想，其實是建立在與現實毫無關係的假設之上，那情況會是如何？

有份研究分析中國社群媒體上的一千一百萬則貼文，想找出什麼樣的貼文會被國家審查制度刪除。研究發現令人咋舌。刪除貼文的模式跟歐威爾（George Orwell）的獨裁思想警察想像截然不同。比方說，責備政府「無恥貪婪」、「用尊嚴來換取權力」、「沒有道德底線」，或是「滿足政府高官的性需求」的貼文，都不會被審查刪除。連探討為何共產黨拋棄毛澤東遺產的學術論點也不會被屏蔽。

審查制度針對的是其他東西：針對行動。任何涉及集體行動或鼓勵集體行動的內容都會被迅速刪除。在這方面，審查的效率高得驚人。這類貼文通常會在一天內被斬草除根。除了明確呼籲發動抗爭與抵抗的貼文，針對遊行以及恐怖攻擊的評論也會被消音，就算是表態支持政府的貼文也不例外。

「研究發現很清楚確鑿，」研究結果顯示：「如果貼文內容有觸發集體行動的風險，就會遭政府審查，否則通常不會被刪除。貼文內容是對政府、政府領導人或政策給出正面或負面評價，這對被刪除的機率並沒有明確可測的影響。」[6]

如此看來，中國政府似乎已經看穿思想是多麼空洞、沒內容，並且作出結論：人民想要想什麼，就讓他們去想吧！只要人民什麼都不做，他們就能開心地用腦中的批判性思維，以及認為自己已「看穿體制」的想法來自我安慰。研究中的一位學者表示：「他們根本就不管人民對政府抱持什麼看法，也不在乎人民是怎麼說政府的。他們只關心人民有可能做出什麼事。」[7]

針對這個發現，我們其實不該感到驚訝。所有權力都是基於行動。除了自己之外，我們腦中的想法其實影響不了任何人。活出有意義的人生，就是要採取與獨裁概念相對的行動。如果群眾能發展出一種社會學的自救行動，這將是首要目標：讓對內與對外的關照合而為一。

要是災難早就發生了，我們該怎麼辦？雖然歷史證據顯示人類還有其他生活模式可以選擇，我們仍頑強地認為人類社會會像現在這樣永遠持續下去，頑強到批評家與學術研究人員都時常認為這種觀念是價值中立的。即便這種觀念遭受質疑、儘管我們在集體絕望之下呼籲進行徹底、永續的社會變革，藉以應對各式各樣的危機，實際行動依舊未見蹤影。人類群情激憤地同意大家應該做些什麼，面對自己的無能為力卻束手無策：**做些什麼**是我們唯一做不到的事。

新的危機迫在眉睫，現在**真的**該做些什麼了！群眾的渴望也被喚醒：但龐大的危機能儘速迫使我們採取我們顯然無法主動實現的行動。

不過危機只能引起反應，行動卻是全然自發、置外於一切的。行動並不是因為擔憂或希望或其他情緒而生。行動的源頭就是行動本身。

採取行動跟不採取行動，其實都是在承擔災難發生的風險。無論我們是選擇正面迎擊風險還是逃避風險，災難的風險永遠存在。不過，並非所有災難都是未來的代名詞。在這本書中，我已經描述過風險規避的災難，而這就是我們正面臨的災難。

致謝

感謝所有跟我分享他們內心焦慮的人。你們教會了我很多（包含許多我未在書中提及的人），對於你們曾經經歷過的，以及依舊默默承受的一切，我內心充滿欽佩與驚奇。感謝你們決定將自己的脆弱託付給一個陌生人。你們仍然是我心中未被稱頌的英雄，你們的勇氣就連任何幸福快樂的人都無法企及。

感謝阿爾伯特・邦尼爾（Albert Bonnier）出版社的莎拉・尼斯圖恩（Sara Nyström）。雖然我在寫作過程中不斷改變方向、重新改寫，但從她讀到第一章大綱的那天起，就不斷鼓勵支持我。我也要感謝克里斯蒂安・曼佛雷德（Christian Manfred），他敏銳的眼光和獨到的語感實在是編輯上的無價珍寶，另外，我也透過他認識了達頓兄弟（Dardenne）的電影。

弗雷德里克・溫澤爾（Fredrik Wenzel）簡直是

宇宙萬能的天才（一點也不誇張），他除了設計本書封面，還以極其清晰的洞察力替本書的幾個版本做出貢獻。弗雷德里克，謝謝你的幫忙跟友情。還有其他人也幫忙閱讀、評注書稿：艾瑞克·霍姆斯圖恩（Erik Holmström）、卡雅·哈坎森（Kaj Håkanson）、喬瑟芬·保爾森（Josefine Paulsen）、丹·卡爾曼（Dan Kärreman）、馬茲·艾維森（Mats Alvesson）還有卡爾·瑟德斯圖恩（Carl Cederström）。謝謝你們——沒有你們的支持，我也不敢在這裡說這些。

如果我在寫這本描述意念之不確定性的書時，成功推出一本沒有錯誤或含糊不清之處的作品，那絕對不只是我那強迫性控制狂的性格所致。在這段過程中，許多人出手相助。然而，如果有任何錯誤悄然出現，那全是我一個人的錯。不過呢，有一個人閱讀、評論這本書次數之多，她基本上也得負點責任：十五年來陪在我身邊、最能鼓勵我、提出建設性批評，以及最投入認真的讀者，安娜·林克維斯特（Anna Lindqvist）。

感謝妳的存在，感謝妳像孩子一樣勇敢無懼地打破規則，感謝妳讓我看見生命中的各種冒險。因為我們真真切切地活著！

2 ES Brondizio et al., »Global assessment report on biodiversity and ecosystem services of the intergovernmental science-policy platform on biodiversity and ecosystem services«, *The United Nations' Intergovernmental Science-Policy Platform on Biodiversity and Ecosystem Services (IPBES)*, 2019.

3 Eric Holt-Giménez et al., »We already grow enough food for 10 billion people... and still can't end hunger«, *Journal of sustainable agriculture*, Vol. 36, Nr. 6, 2012.

4 John Maynard Keynes, *Essays in persuasion*, New York: W. W. Norton & Co., 1991 [1931].

5 Mats Alvesson, Yiannis Gabriel und Roland Paulsen, *Return to meaning: A social science with something to say*, Oxford: Oxford University Press, 2017, S. 4–5.

6 Gary King, Jennifer Pan und Margaret E. Roberts, »How censorship in China allows government criticism but silences collective expression«, *American political science review*, Vol. 107, Nr. 2, 2013; Gary King, Jennifer Pan und Margaret E. Roberts, »Reverse-engineering censorship in China: Randomized experimentation and participant observation«, *Science*, Vol. 345, Nr. 6199, 2014; Gary King, Jennifer Pan und Margaret E. Roberts, »How the Chinese government fabricates social media posts for strategic distraction, not engaged argument«, *American political science review*, Vol. 111, Nr. 3, 2017.

7 Gary King, »Information control by authoritarian governments«, 2020, https://gking.harvard.edu/category/research-interests/applications/information-control-by-authoritarian-governments [2020/04/14].

München: Trikont Verlag, 1995.

8 Gianfranco Sanguinetti, Barker John und Scribner Charity, *Red army fraction. Red brigades, angry brigade. The spectacle of terror in post war Europe*, London: Bread and Circuses, 2015.

9 Steven C. Hayes, *Kurswechsel im Kopf: Von der Kunst anzunehmen, was ist, und innerlich frei zu werden*, Weinheim 2020, S. 31 f.

10 Stuart Ralph, »Dr Steven Hayes on ACT, OCD and living a meaningful life«, 2016, https://theocdstories.com/podcast/dr-steven-hayes-on-act-ocd-and-living-a-meaningful-life/, [2019-11-21].

11 Hayes, *Kurswechsel im Kopf: Von der Kunst anzunehmen, was ist, und innerlich frei zu werden*. S. 48.

12 同上，S. 14.

13 Frances, *Saving normal: An insider's revolt against out-of-control psychiatric diagnosis, DSM-5, Big Pharma, and the medicalization of ordinary life*; Steven C. Hayes, *The ACT in context: The canonical papers of Steven C Hayes*, New York: Routledge, 2016, S. 172–173.

14 Moloney, *The therapy industry: The irresistible rise of the talking cure, and why it doesn't work*, S. 164.

15 Hayes, *The ACT in context: The canonical papers of Steven C Hayes*, S. 244– 245.

16 可參見同上，S. 227.

17 Erich Frauwallner, *Geschichte der indischen Philosophie, Bd. 1., Die Philosophie des Veda und des Epos; Der Buddha und der Jina; Das Sāṃkhya und das klassische Yoga-System*, Aachen 2003, S. 119.

18 Platon, *Skrifter bok 1*, Stockholm: Atlantis, 2016.

19 James Miller, *Examined lives: From Socrates to Nietzsche*, New York: Farrar, Straus and Giroux, 2011, S. 80.

20 Meister Eckharts mystische Schriften. Berlin 1903, S. 112–126, www.google.com/search?client=firefox-b-d&q=Meister+Eckharts+mystische+Schriften.+Berlin+1903%2C+S.+112 – 126, [2020/12/19].

21 Linji, *Das Denken ist ein wilder Affe, Die Lehren des großen Zen-Meisters*, München 2015, S. 121.

22 可參考以下與菩提比丘（Bikkhu Bodhi）的訪談：Joshua Eaton, »American Buddhism: Beyond the search for inner peace«, *Religion Dispatches, 20/2, 2013 och Vietnam: Lotus in a sea of fire*, New York: Hill and Wang, 1968.

超越治療

1 Lutherbibel, Matthäus 6, 31–32, www.bibleserver.com/LUT.ELB.HFA.EU/Matth%C3%A4us6, [2020/12/8].

法發揮效用。

24 Philip I. Chow et al., »Therapy experience in naturalistic observational studies is associated with negative changes in personality«, *Journal of research in personality*, Vol. 68, 2017.

25 資料整合請見：Jeremy Daniel und Margaret Haberman, »Clinical potential of psilocybin as a treatment for mental health conditions«, *Mental health clinician*, Vol. 7, Nr. 1, 2017與David Nutt, »Psychedelic drugs – a new era in psychiatry?« *Dialogues in clinical neuroscience*, Vol. 21, Nr. 2, 2019.

26 Rick Strassman, *DMT: The spirit molecule: A doctor's revolutionary research into the biology of near-death and mystical experiences*, Vermont: Park Street Press, 2001.

27 關於此領域的神經科學研究，請見：Robin L. Carhart-Harris et al., »Neural correlates of the LSD experience revealed by multimodal neuroimaging«, *Proceedings of the national academy of sciences*, Vol. 113, Nr. 17, 2016.

28 Michael Pollan, *Verändere dein Bewusstsein. Was uns die neue Psychedelik-Forschung über Sucht, Depression, Todesfurcht und Transzendenz lehrt*, München 2019.

29 採訪內容請見：Johann Hari, *Lost connections: Why you're depressed and how to find hope*, London: Bloomsbury Publishing, 2019, S. 290.

30 Pollan, *Verändere dein Bewusstsein.*

與憂慮共處

1 參見：George W. Brown, James L. T. Birley und John K. Wing, »Influence of family life on the course of schizophrenic disorders: A replication«, *The British journal of psychiatry*, Vol. 121, Nr. 562, 1972 und Gregory Bateson et al., »Toward a theory of schizophrenia«, *Behavioral science*, Vol. 1, Nr. 4, 1956.

2 可參見：Thomas Szasz, *The medicalization of everyday life: Selected essays*, Syracuse: Syracuse University Press, 2007.

3 我是在康乃爾大學（Cornell University）的一場研討會後認識薩斯的，當時我是那裡的訪問博士生。那場研討會的主題為「精神障礙與心智缺陷的抗辯：廢除的理由」（The insanity defense: The case for abolition），於二〇一一年四月十三日在馬洛特廳（Malot Hall）舉行。

4 針對多年來許多精神疾病定義的分析，請見：Kaj Håkanson, *Psykisk sjukdom: Illusioner och realiteter*, Stockholm: Prisma; Verdandi, 1973.

5 Eugeen Roosens und Lieve van de Walle, *Geel revisited: After centuries of mental rehabilitation, Antwerpen; Philadelphia*, Penn.: Garant, 2007, S. 27.

6 R. D. Laing und Aaron Esterson, *Sanity, madness and the family: Families of schizophrenics*, New York: Routledge, 2017.

7 Sozialistisches Patientenkollektiv, *SPK – Aus der Krankheit eine Waffe machen. Eine Agitationsschrift des Sozialistischen Patientenkollektiv an der Universität Heidelberg,*

34, Nr. 1, 2011. 請注意，英文的成癮（addiction）在德文裡可翻譯成濫用（Missbrauch）或是依賴（Abhängigkeit）。我在原文中選擇使用依賴這個說法，因為這項研究探討的，主要是那些無法停止使用相應毒品，或無法停止從事特定活動的人。

12 Craig Lambert, »Deep cravings«, *Harvard magazine*, 1/3, 2000.

13 Norman E. Zinberg und Richard C. Jacobson, »The natural history of ›chipping‹.«, *The American journal of psychiatry*, Vol. 133, Nr. 1, 1976.

14 Alexander, *The globalization of addiction: A study in poverty of the spirit.*

15 同上，S. 11-20.

16 一八一九年，嗜酒症（dipsomania）這個詞指的是週期性醉酒，這也被俗稱為「四分之一醉」（Quartalssäufer）。另可參考：Friedrich-Wilhelm Kielhorn, »The history of alcoholism: Brühl-Cramer's concepts and observations«, *Addiction*, Vol. 91, Nr. 1, 1996 und Richard J. Rosenthal und Suzanne B. Faris, »The etymology and early history of ›addiction‹«, *Addiction research & theory*, Vol. 27, Nr. 5, 2019.

17 Alexander, *The globalization of addiction: A study in poverty of the spirit*, S. 11.

18 Paul Moloney, *The therapy industry: The irresistible rise of the talking cure, and why it doesn't work*, London: PlutoPress, 2013, S. 79–85.

19 OSC, »Estimating the reproducibility of psychological science«, *Science*, Vol. 349, Nr. 6251, 2015. 值得一提的是，這項實驗讓心理學界重新進行評估與討論，越來越多科學家都會先登記研究結果後再自行分析。這種呼籲提高研究透明度的行動，能讓科學研究的結果更可靠可信。

20 統整分析請見：William M. Epstein, *Psychotherapy as religion: The civil divine in America*, Reno: University of Nevada Press, 2006; Norbert Schwarz, »Self-reports: How the questions shape the answers«, *American psychologist*, Vol. 54, Nr. 2, 1999; Arthur C. Bohart, »The client is the most important common factor: Clients' self-healing capacities and psychotherapy«, *Journal of psychotherapy integration*, Vol. 10, Nr. 2, 2000.

21 Ellen Driessen et al., »Does publication bias inflate the apparent efficacy of psychological treatment for major depressive disorder? A systematic review and meta-analysis of US National Institutes of health-funded trials«, *PLOS ONE*, Vol. 10, Nr. 9, 2015.

22 Paul Moloney, *The therapy industry: The irresistible rise of the talking cure, and why it doesn't work*, 2013, S. 79.

23 John F. Helliwell, Richard Layard und Jeffrey Sachs, *World happiness report 2013*, New York: Sustainable Development Solutions Network, 2013, S.42– 46. 最常運用焦慮症與憂鬱症療法的國家，也是這些問題最普遍的國家。雖然未必有因果關聯，但此現象仍帶有負面意味：即便治療方法再多元多樣，似乎依然無

69 Spiegel, »Dark thoughts«.

第三部　當代應對措施：我們（能）做什麼？

控制擔憂

1 Paramahansa Yogananda, *Autobiography of a Yogi*, Washington: Ancient wisdom publication, 2019, S.123. 另可參見：Etzel Cardena und Michael Winkelman, *Altering consciousness. Multidisciplinary perspectives. Volume 1. History, culture, and the humanities*, Santa Barbara, Calif.: Praeger, 2011.

2 Roy F. Baumeister, »Choking under pressure: Self-consciousness and paradoxical effects of incentives on skillful performance«, *Journal of personality and social psychology*, Vol. 46, Nr. 3, 1984. Bez. der Dartergebnisse: Bouke Klein Teeselink et al., »Incentives, performance and choking in darts«, *Journal of economic behavior and organization*, Vol. 169, 2020.

3 Martin Hilbert, »How much information is there in the ›information society‹?« *Significance*, Vol. 9, Nr. 4, 2012. Monica Anderson und Jingjing Jiang, »Teens, social media & technology 2018«, Pew Research Center, 2018.

4 World Health Organization, *Guidelines on physical activity, sedentary behaviour and sleep for children under 5 years of age*, World Health Organization, 2019.

5 Twenge: *Me, My Selfie and I: Was Jugendliche heute wirklich bewegt*. 另可參見 Jean M. Twenge, »Stop debating whether too much smartphone time can hurt teens, and start protecting them«, *TIME*, 21/3, 2019.

6 Amy Orben och Andrew K Przybylski, »The association between adolescent well-being and digital technology use«, *Nature human behaviour*, Vol. 3, Nr. 2, 2019.

7 Bruce Alexander, *The globalization of addiction: A study in poverty of the spirit*, Oxford: Oxford University Press, 2010.

8 參見：Rick Strassman, *DMT: The spirit molecule*, Rochester, Vermont: Park Street Press, 2001.

9 參見：Sonia Sequiera, »Longer term influences driving lower life expectancy projections«, *Institute and faculty of actuaries*, 7/3, 2019 und Janet Adamy, »Life expectancy rises in U.S. for first time in four years«, *The Wall Street journal*, 30/1, 2020.

10 參見：Patricia F. Hadaway et al., »The effect of housing and gender on preference for morphine-sucrose solutions in rats«, *Psychopharmacology*, Vol. 66, Nr. 1, 1979; Bruce K. Alexander et al., »Effect of early and later colony housing on oral ingestion of morphine in rats«, *Pharmacology biochemistry and behavior*, Vol. 15, Nr. 4, 1981.

11 Steve Sussman, Nadra Lisha und Mark Griffiths, »Prevalence of the addictions: A problem of the majority or the minority?« *Evaluation & the health professions*, Vol.

51 參見：Eva Illouz, *Warum Liebe weh tut: Eine soziologische Erklärung*, Berlin 2016; Beck und Beck-Gernsheim, *Das ganz normale Chaos der Liebe*.

52 針對這種承諾的分析請見：Zygmunt Bauman, *Liquid love: On the frailty of human bonds*, Cambridge, UK; Malden, Mass. USA: Polity Press, 2003; Beck und Beck-Gernsheim, *Das ganz normale Chaos der Liebe*.

53 Erich Fromm, *Die Kunst des Liebens*, Berlin 2005 [1956], S. 13–14.

54 Lawrence Jacob Friedman, *Was man gibt, verliert man nicht: Erich Fromm – die Biographie*, Bern 2013.

55 Julia Markus, *Dared and done: The marriage of Elizabeth Barrett and Robert Browning*, London: Bloomsbury, 1995; Illouz, *Warum Liebe weh tut: Eine soziologische Erklärung*.

56 Christian Rudder, *Inside big data: Unsere Daten zeigen, wer wir wirklich sind*, München 2016, S. 33–34.

57 Roland Paulsen, »Den kroppsliga differentieringens praktik: Övervikt och internetdejting på intimitetens marknad«, *Sociologisk forskning*, Nr. 1, 2010, S. 20.

58 V.E. Caballo, *International handbook of cognitive and behavioural treatments for psychological disorders*, Amsterdam: Elsevier, 2007, S. 141.

59 Stanley Rachman, *The treatment of obsessions*, Oxford: Oxford University Press, 2003, S. 14.

60 Davis, *Obsession: A history*, Chicago 2009, S. 15.

61 不同國家之間的差異：M. M. Weisman et al., »The cross national epidemiology of obsessive-compulsive disorder«, *Journal of clinical psychiatry*, Vol. 55, Nr. 3 Suppl., 1994.

62 譯注：中世紀德國文藝復興時期的瑞士醫生、煉金術師與占星師。

63 譯注：生於一七〇九年的英國作家。

64 Davis, *Obsession: A history*, S. 27.

65 Staley und Wand, »Obsessive-compulsive disorder: A review of the crosscultural epidemiological literature«, S. 128.

66 Sabina Bossi, »Hälften befriades fran tvångssyndrom efter hjärnoperation«, *Karolinska Institutet, pressmeddelande*. https://nyheter.ki.se/halften-befriades-fran-tvangssyndrom-efter-hjarnoperation, 26/11, 2013, [2019-11-21]; Christian Rück et al., »Capsulotomy for obsessive-compulsive disorder: Long-term follow-up of 25 patients«, *Archives of general psychiatry*, Vol. 65, Nr. 8, 2008; Sara Rörbecker, »Riskabel hjärnkirurgi i Umeå«, Expressen, 23/9, 2010.

67 Maria Carling, »Elektroder i hjärnan mildrar tvangstankarna«, *Svenska Dagbladet*, 18/3, 2013.

68 Mantosh J. Dewan, Brett N. Steenbarger und Roger P. Greenberg, *The art and science of brief psychotherapies: A practitioner's guide*, 2018, S. 76.

institutionen, 2017; Karl Berglund, *Död och dagishämtningar: En kvantitativ analys av det tidiga 2000-talets svenska kriminallitteratur*, Skrifter utgivna av Avdelningen för litteratursociologi vid Litteraturvetenskapliga institutionen i Uppsala (del 73): Uppsala universitet, 2017.

39 Jeffrey Jensen Arnett, »High hopes in a grim world: Emerging adults' views of their futures and ›Generation X‹«, *Youth & society*, Vol. 31, Nr. 3, 2000; Margaret Vandiver und David Giacopassi, »One million and counting: Students' estimates of the annual number of homicides in the US«, *Journal of criminal justice education*, Vol. 8, Nr. 2, 1997; Sven Jöckel und Hannah Früh, »›The world ain't all sunshine‹: Investigating the relationship between mean world beliefs, conservatism and crime TV exposure«, *Communications*, Vol. 41, Nr. 2, 2016.

40 Baer, *Der Kobold im Kopf: Die Zähmung der Zwangsgedanken.*

41 重點概述請見Paulsen, »Mediated psychopathy – a critical discourse analysis of newspaper representations of aggression«

42 Adrian Raine, *Als Mörder geboren: Die biologischen Wurzeln von Gewalt und Verbrechen*, Stuttgart 2015.《瑞典日報》(*Svenska Dagbladet*)以「額葉中的邪惡」(Onskan sitter I pannloben)為題，與雷恩進行專題採訪。讀者能透過報導內容判斷自己在顱相學上有哪些邪惡的徵兆，例如貫穿手掌的紋路、舌頭上的明顯線條，還有耳朵比眼睛低等等。許多名聲響亮的瑞典神經學家都嚴厲批評這篇文章，他們認為雷恩的研究結論太激進極端。Henrik Ennart, »Ondskan sitter i pannloben«, *Svenska Dagbladet*, 4/5, 2013; Jenny Stiernstedt und Lena Hennel, »Hjärnscanning ifragasätts«, *Svenska Dagbladet*, 5/5, 2013.

43 Tony Paterson, »Fritzl describes himself as ›born rapist‹«, *Independent*, 22/9, 2008.

44 James H. Fallon, *The psychopath inside: A neuroscientist's personal journey into the dark side of the brain*, New York: Current, 2014.

45 Paulsen, »Mediated psychopathy – a critical discourse analysis of newspaper representations of aggression«; Ronson, *The psychopath test: A journey through the madness industry.*

46 Doron et al., »Relationship obsessive compulsive disorder (ROCD): A conceptual framework«, S. 169.

47 同上，S. 169.

48 Laura, »Lessons learned from relationship focused OCD«, 2017, https://neutralizeblog.wordpress.com/2017/04/22/my-real-ocd-a-disorder-of-catastrophic-overreaction-to-normal-thoughts/, [21.11.2019].

49 Marja Taussi Sjöberg, *Skiljas*, Stockholm: Författarförlaget, 1988.

50 Stephanie Coontz, *In schlechten wie in guten Tagen: Die Ehe – eine Liebesgeschichte*, Bergisch Gladbach 2006.

覆出現的思緒，但實際上此比例有可能更高：Adam S. Radomsky et al., »Part 1 – you can run but you can't hide: Intrusive thoughts on six continents«, *Journal of obsessive-compulsive and related disorders*, Vol. 3, Nr. 3, 2014.

21 Bretécher, *Pure*, S. 22.

22 同上，S. 34.

23 同上，S. 46-47.

24 同上，S. 84.

25 Kenneth Plummer, *Telling sexual stories: Power, change and social worlds*, London: Routledge, 2004.

26 Jeffrey Weeks, *Sex, politics and society: The regulation of sexuality since 1800*, London: Routledge, 2018.

27 Michel Foucault, *Sexualität und Wahrheit. Erster Band: Der Wille zum Wissen*, Frankfurt 1987; Richard von Krafft-Ebing, *Psychopathia sexualis. Eine klinisch-forensische Studie*, Stuttgart 1886.

28 參見：Simone Leavell Bruce, Terence H. W. Ching und Monnica T. Williams, »Pedophilia-themed obsessive-compulsive disorder: Assessment, differential diagnosis, and treatment with exposure and response prevention«, *Archives of sexual behavior*, Vol. 47, Nr. 2, 2018; Ross E Cheit, Yael Shavit und Zachary Reiss-Davis, »Magazine coverage of child sexual abuse, 1992–2004«, *Journal of child sexual abuse*, Vol. 19, Nr. 1, 2010; Frank Furedi, *Culture of fear revisited*, London: A&C Black, 2006.

29 Frank Furedi, »Good, bad or none of our business«, *The Australian*, 9/4, 2011. 另可參考：Jacqui Gabb, »Embodying risk: Managing father-child intimacy and the display of nudity in families«, *Sociology*, Vol. 47, Nr. 4, 2013.

30 Heather Piper und Ian Stronach, *Don't touch! The educational story of a panic*, London: Routledge, 2008.

31 Frank Furedi, *Moral crusades in an age of mistrust: The Jimmy Savile scandal*, Basingstoke: Palgrave Macmillan, 2013, S. 51.

32 Olivia Loving, »Obsessive thoughts: A darker side of OCD«, *The Atlantic*, 8/11, 2013.

33 同上。

34 Alix Spiegel, »Dark thoughts«, NPR, 8/1, 2015.

35 Loving, »Obsessive thoughts: A darker side of OCD«.

36 Kay Donahue Jennings et al., »Thoughts of harming infants in depressed and nondepressed mothers«, *Journal of affective disorders*, Vol. 54, Nr. 1–2, 1999.

37 Baer, *Der Kobold im Kopf: Die Zähmung der Zwangsgedanken*.

38 Karl Berglund, *Mordens marknad: Litteratursociologiska studier i det tidiga 2000-talets svenska kriminallitteratur*, Uppsala: Uppsala universitet, Litteraturvetenskapliga

with OCD, a threat that is both heightened and familiar«, *New York times*, 3/4, 2020.

7 Padmal de Silva, »Culture and obsessive-compulsive disorder«, *Psychiatry*, Vol. 5, Nr. 11, 2006, S.403; Judith L. Rapoport, *Der Junge, der sich immer waschen musste: Wenn Zwänge den Tag beherrschen*, München 1993.

8 L. Silva et al., »Koro syndrome in an obsessive-compulsive disorder patient«, *European Psychiatry*, Vol. 33, 2016; Sheung-Tak Cheng, »A critical review of Chinese koro«, *Culture, medicine and psychiatry*, Vol. 20, Nr. 1, 1996.

9 Henri Legrand du Saulle, *La folie du doute (avec délire du toucher)*, Paris: Adrien Delahaye, 1875, S. 11.

10 同上，S. 13.

11 同上，S. 30.

12 請見：Lee Baer, *Der Kobold im Kopf: Die Zähmung der Zwangsgedanken*, Bern 2010.

13 R.A. Hunter und Ida Macalpine, *Three hundred years of psychiatry, 1535–1860*, Oxford: Oxford University Press, 1970, S. 252.

14 同上，S. 253.

15 Chris H. Miller und Dawson W. Hedges, »Scrupulosity disorder: An overview and introductory analysis«, *Journal of anxiety disorders*, Vol. 22, Nr. 6, 2008.

16 Weber, *Die protestantische Ethik und der »Geist« des Kapitalismus.*

17 Douglas Staley und R. Roxburgh Wand, »Obsessive-compulsive disorder: A review of the cross-cultural epidemiological literature«, *Transcultural psychiatric research review*, Vol. 32, Nr. 2, 1995; Jennifer L. Fleissner, »Obsessional modernity: The ›institutionalization of doubt‹«, *Critical inquiry*, Vol. 34, Nr. 1, 2007; Jonathan S. Abramowitz et al., »Association between Protestant religiosity and obsessive-compulsive symptoms and cognitions«, *Depression and anxiety*, Vol. 20, Nr. 2, 2004; Theodore F. Witzig Jr. und C. Alec Pollard, »Obsessional beliefs, religious beliefs, and scrupulosity among fundamental Protestant Christians«, *Journal of obsessive-compulsive and related disorders*, Vol. 2, Nr. 3, 2013; Ian Osborn, *Can Christianity cure obsessive-compulsive disorder?: A psychiatrist explores the role of faith in treatment*, Grand Rapids: Brazos Press, 2008.

18 關於此類強迫症的生動描繪，請見：Rose Bretécher, *Pure*, London: Unbound, 2015. 參見：Guy Doron, Danny S. Derby und Ohad Szepsenwol, »Relationship obsessive-compulsive disorder (ROCD): A conceptual framework«, *Journal of obsessive-compulsive and related disorders*, Vol. 3, Nr. 2, 2014.

19 Lee Baer, *Der Kobold im Kopf: Die Zähmung der Zwangsgedanken*, Bern 2010.

20 參考同上；David J. Castle, Alicia Deale und Isaac M. Marks, »Gender differences in obsessive-compulsive disorder«, *Australian & New Zealand journal of psychiatry*, Vol. 29, Nr. 1, 1995. 在這份研究中，有百分之九十四的人表示自己有煩人、反

life, New York, NY: William Morrow, 2013.
27 請見：Roland Paulsen, »Mediated psychopathy – a critical discourse analysis of newspaper representations of aggression«, *Kritike*, Vol. 4, Nr. 2, 2010; Jon Ronson, *The psychopath test: A journey through the madness industry*, New York: Riverhead Books, 2011.
28 Hannes Råstam, *Der Fall Thomas Quick: Die Erschaffung eines Serienkillers*, München 2013.
29 請見Dan Josefsson, *Der Serienkiller, der keiner war, und die Psychotherapeuten, die ihn schufen*, München 2017.
30 關於精神分析的殘存影響及其與奎克案件的關聯，請見：Frederick C. Crews, *Freud: The making of an illusion*, 2017, S. 509 ff. 也可參考：Dan Josefsson, *Der Serienkiller, der keiner war, und die Psychotherapeuten, die ihn schufen.*
31 Sven-Ake Christianson, *I huvudet på en seriemördare*, Stockholm: Norstedts, 2010, S. 365, 434–435; Dan Josefsson, »Fallet Kevin. Avsnitt 1: Hemligheten, Avsnitt 2: Huvudvittnet, Avsnitt 3: Minnen«, *Dokument inifrån*, SVT, 2017; Juan Flores, »Saxmordet i Hovsjö: ›gar inte att bevisa vem som gjort det‹«, *Dagens Nyheter*, 14/3, 2019.
32 Sture Bergwall, *Bara jag vet vem jag är*, Stockholm: Forum, 2016, S. 32.
33 Råstam, *Der Fall Thomas Quick: Die Erschaffung eines Serienkillers.*
34 Bergwall, *Bara jag vet vem jag är*, S. 122.
35 同上，S. 120.
36 同上，S. 375.
37 Saul M. Kassin und Gisli H. Gudjonsson, »True crimes, false confessions«, *Scientific American mind*, Vol. 16, Nr. 2, 2005; Ulf Kristiansson, »Palmemordet – det hopplösa uppdraget«, *Helsingborgs Dagblad*, 14/2, 2010.
38 Kassin und Gudjonsson, »True crimes, false confessions«, S. 249.

自我懷疑

1 Karl Ove Knausgård, *Leben*, München 2016, S. 263.
2 同上，S. 263-264.
3 Rachel Cusk, *Lebenswerk. Über das Mutterwerden*, Berlin 2019, S. 113.
4 可參考：Ulrich Beck und Elisabeth Beck-Gernsheim, *Das ganz normale Chaos der Liebe*, Frankfurt a.M. 1990. 孩子是生命終極目標的想法其實源於此現象：親子關係已變成唯一恆常不變的人際聯繫，而其他關係（尤其是愛情）變得越來越短暫。
5 Horwitz, *Anxiety: A short history*, S. 42–43; Joel Gold und Ian Gold, *Suspicious minds: How culture shapes madness*, New York: Free Press, 2014.
6 關於新冠肺炎流行期間強迫症的報導，請見：Katherine Rosman, »For those

and aging, Vol. 25, Nr. 2, 2010.

14 可參考：Junghyun Kim, Robert LaRose und Wei Peng, »Loneliness as the cause and the effect of problematic internet use: The relationship between internet use and psychological well-being«, *Cyberpsychology & behavior*, Vol. 12, Nr. 4, 2009; Yasin Demir und Mustafa Kutlu, »The relationship between loneliness and depression: Mediation role of internet addiction«, *Educational process: International journal*, Vol. 5, Nr. 2, 2016.

15 針對創傷後壓力症候群診斷的民族學研究，請參考：Allan Young, *The harmony of illusions: Inventing post-traumatic stress disorder*, Princeton, NJ: Princeton University Press, 1997. 費爾南多的研究重點整理，請見：Gaithri A Fernando, »Assessing mental health and psychosocial status in communities exposed to traumatic events: Sri Lanka as an example«, *American journal of orthopsychiatry*, Vol. 78, Nr. 2, 2008. 針對斯里蘭卡心理治療團隊的概述：Ethan Watters, *Crazy like us: The globalization of the American psyche*, New York: Free Press, 2011.

16 Peter Gay, *Freud. Eine Biographie für unsere Zeit*, Frankfurt 2006.

17 John Levi Martin, *The explanation of social action*, Oxford; New York: Oxford University Press, 2011.

18 可參考：Roland Paulsen, »In the mood for obedience: Despair, cynicism, and seduction among employment service employees«, *Culture and organization*, Vol. 24, Nr. 5, 2018; Roland Paulsen, »Slipping into functional stupidity – the bifocality of organizational compliance«, *Human relations*, Vol. 70, Nr. 2, 2017.

19 Lavinia Edmunds, »His master's choice«, *Johns Hopkins magazine*, Vol. 40, Nr. 2, 1988.

20 同上。

21 Silas L. Warner, »Freud's analysis of Horace Frink, MD: A previously unexplained therapeutic disaster«, *Journal of the American Academy of Psychoanalysis*, Vol. 22, Nr. 1, 1994, S. 142.

22 同上，S. 144.

23 請見：Matthieu Ricard und Wolf Singer, »Neuroscience has a lot to learn from Buddhism«, *The Atlantic*, 17/12, 2017. 試圖整合精神分析與佛家思想的論述：Daisetz Teitaro Suzuki, Erich Fromm und Richard De Martino, *Zen Buddhism and psychoanalysis*, London: Souvenir Press, 1993.

24 Elke Mühlleitner und Johannes Reichmayr, *Biographisches Lexikon der Psychoanalyse: Die Mitglieder der Psychologischen Mittwoch-Gesellschaft und der Wiener Psychoanalytischen Vereinigung*, 1902–1938, Tübingen: Edition Diskord, 1992.

25 Sibylle Lacan, *Ein Vater*, München 1999.

26 深入討論請見：Allen Frances, *Saving normal: An insider's revolt against out-of-control psychiatric diagnosis, DSM-5, Big Pharma, and the medicalization of ordinary*

Chicago (Ill.): The University of Chicago Press, 2000.

34 請見：Pascal Bruckner, *The fanaticism of the apocalypse*, Cambridge: Polity, 2013與Frank Furedi, *How fear works: Culture of fear in the twenty-first century*, London: Bloomsbury Publishing, 2018.

35 這就是為什麼更激進的科學家會主張唯一解方是系統性變革。羅伊・斯克蘭頓（Roy Scranton）就是一位激進主義者，他的信念無比堅定，認為可再生能源永遠無法取代化石燃料：*Learning to die in the anthropocene: Reflections on the end of a civilization*, San Francisco, Calif.: City Lights Books, 2015

自我作為一種風險

1 來自二〇一九年九月十三號的訪談，以及Annie Gruyer, »Sept ans de psychanalyse«, in *Le livre noir de la psychanalyse: Vivre, penser et aller mieux sans Freud*, red. Catherine Meyer, Paris: Les Arenes, 2005.

2 Luria, *Cognitive development: Its cultural and social foundations*, S. 147.

3 同上，S. 148.

4 同上，S. 148-149.

5 Nisbett, *The geography of thought: How Asians and Westerners think differently – and why*.

6 關於思想史之重點整理，請見：Allan V. Horwitz, Anxiety: A short history, Baltimore: Johns Hopkins University Press, 2013.

7 George Cheyne und Roy Porter: *The English malady*, New York: Taylor & Francis, 2013, S. 2.

8 同上，S. ii.

9 參考：Horwitz, *Anxiety: A short history*, S. 53–54.

10 K.D. M. Snell, »The rise of living alone and loneliness in history«, *Social history*, Vol. 42, Nr. 1, 2017.

11 Robert D. Putnam, *Bowling alone: The collapse and revival of American community*, New York, NY: Simon & Schuster, 2007, S. 107.

12 Snell, »The rise of living alone and loneliness in history«; John T. Cacioppo und William Patrick, *Loneliness: Human nature and the need for social connection*, New York: Norton, 2009. 親密摯友數量：Miller McPherson, Lynn Smith-Lovin und Matthew E. Brashears, »Social isolation in America: Changes in core discussion networks over two decades«, *American sociological review*, Vol. 71, Nr. 3, 2006.

13 參考：George W. Brown und Tirril Harris, *Social origins of depression: A study of psychiatric disorder in women*, London: Routledge, 2012, S. 180. 另可參考：John T. Cacioppo, Louise C. Hawkley und Ronald A Thisted, »Perceived social isolation makes me sad: 5-year cross-lagged analyses of loneliness and depressive symptomatology in the Chicago health, aging, and social relations study«, *Psychology*

18 Inga-Carin Enström, »Koleran slog till gång på gång«, *Släkthistoria*, 30/6, 2017; Mats Karlsson, »Smittkopporna skonade ingen«, *Släkthistoria*, 9/3, 2018; Anna Larsdotter, »Livet för de fattigaste«, *Släkthistoria*, 10/6, 2017.

19 Wilhelm Wretlind, *Mannens släktlif: I normalt och sjukligt tillstånd*, Stockholm: G. C. Gustafsons Boktryckeri, 1905, S. 91.

20 German Lopez, »Alabama used the States' right argument to ban marriages before – for interracial couples«, Vox, 13/2, 2015.

21 Wretlind, *Mannens släktlif: I normalt och sjukligt tillstånd*, S. 85.

22 完整通信內容在此：同上，S. 124-127.

23 同上，S. 69-70.

24 Martin Gregor-Dellin, *Richard Wagner: His life, his work, his century*, New York: Collins, 1983, S. 452.

25 Wretlind, *Mannens släktlif: I normalt och sjukligt tillstånd*, S. 80.

26 Roy J Levin, »Sexual activity, health and well-being – the beneficial roles of coitus and masturbation«, *Sexual and relationship therapy*, Vol. 22, Nr. 1, 2007; Philip Haake et al., »Effects of sexual arousal on lymphocyte subset circulation and cytokine production in man«, *Neuroimmunomodulation*, Vol. 11, Nr. 5, 2004; Jennifer R Rider et al., »Ejaculation frequency and risk of prostate cancer: Updated results with an additional decade of follow-up«, *European urology*, Vol. 70, Nr. 6, 2016.

27 Jean-Paul Sartre, »Paris alive: The republic of silence«, *Atlantic monthly*, Vol. 174, Nr. December, 1944.

28 Martin Kellner, *Selective serotonin re-uptake inhibitors in the environment: Effects of citalopram on fish behaviour*, Huddinge: Södertörns högskola, 2017; T Brodin et al., »Dilute concentrations of a psychiatric drug alter behavior of fish from natural populations«, *Science*, Vol. 339, Nr. 6121, 2013.

29 請見：Marie Granmar, »Ny teknik renar avloppsvatten fran läkemedelsrester«, Sveriges radio P1, 25/4, 2019.

30 請見：Herbert Marcuse, *One-dimensional man: Studies in the ideology of advanced industrial society*, Boston: Beacon Press, 1991 [1964]; Jürgen Habermas, *Toward a rational society: Student protest, science, and politics*, London: Heinemann, 1971.

31 可參考：Linn Spross, *Ett välfärdsstatligt dilemma: Statens formuleringar av en arbetstidsfråga 1919–2002*, Uppsala: Uppsala universitet, 2016; Ulrika Holgersson und Lena Wängnerud, *Rösträttens århundrade: Kampen, utvecklingen och framtiden för demokratin i Sverige*, Göteborg: Makadam Förlag, 2018.

32 深入閱讀：Donald C. Lee, »The concept of ›necessity‹: Marx and Marcuse«, *The Southwestern journal of philosophy*, Vol. 6, Nr. 1, 1975.

33 Hans Jonas, *The imperative of responsibility: In search of an ethics for the technological age*,

Oxford: Oxford University Press, 2016, S. 137–139.

7 Frank Furedi, »The phonics v whole-word battle has always been about politics, not pedagogy«, *Tes*, 6/8, 2015.

8 Jonathan D. Schoenfeld und John P.A. Ioannidis, »Is everything we eat associated with cancer? A systematic cookbook review«, *The American journal of clinical nutrition*, Vol. 97, Nr. 1, 2012. 針對風險加速倍增的其他深入文獻，請見：Ulrich Beck, *Risk society: Towards a new modernity*, London; Newbury Park, Calif.: Sage Publications, 1992.

9 Frank Furedi, »It's time that we all ›interfered‹ more«, *The Telegraph*, 4/6, 2006.

10 Mark Warr, »Altruistic fear of victimization in households«, *Social science quarterly*, Vol. 1, Nr. 3, 1992; Ben Shaw et al., *Children's independent mobility: An international comparison and recommendations for action*, London: Policy Studies Institute, 2015.

11 目前已有大量研究證實此說法。美國早期研究發現，年輕黑人男子最不怕搶，但他們其實是最常被搶的一群人。最近，犯罪預防諮商委員會（Brottsförebryggande radet）的一項安全研究結果也顯示，五十五歲到七十四歲的瑞典人最怕被搶。Eleanor Singer und Phyliss M. Endreny, *Reporting on risk: How the mass media portray accidents, diseases, other hazards*, Russell Sage Foundation, 1993; Brottsförebyggande radet, »Nationella trygghetsundersökningen 2019: Om utsatthet, otrygghet och förtroende«, Stockholm, 2019.

12 Lars Svendsen, *Philosophy of fear*, London: Reaktion Books, 2008.

13 同上，S. 54.

14 Anders Bolling, *Dagens Nyheter*, 3/4, 2020.

15 Ralph Catalano et al., »The health effects of economic decline«, *Annual review of public health*, Vol. 32, Nr. 1, 2011; Ulf Gerdtham und Christopher J. Ruhm, »Deaths rise in good economic times: Evidence from the OECD«, *Economics & human biology*, Vol. 4, Nr. 3, 2006.

16 致命車禍相關案例：Garrick Blalock, Vrinda Kadiyali und Daniel H Simon, »Driving fatalities after 9/11: A hidden cost of terrorism«, *Applied economics*, Vol. 41, Nr. 14, 2009. 秘魯案例：Henry I. Miller und Gregory Conko, »Precaution without principle«, *Nature biotechnology*, Vol. 19, Nr. 4, 2001; Anderson, »Cholera epidemic traced to risk miscalculation«, *Nature*, Vol. 354, Nr. 6351, 1991. 後來，有人懷疑霍亂是否單純是因停用氯氣所致，還是另有其他關鍵因素，請參考：Joel Tickner und Tami Gouveia-Vigeant, »The 1991 cholera epidemic in Peru: Not a case of precaution gone awry«, *Risk analysis: An international journal*, Vol. 25, Nr. 3, 2005.

17 請見：Susanne Brandheim, *A systemic stigmatization of fat people*, Karlstad: Karlstads universitet, 2017.

Interrogating the connections between knowledge, skills and services«, *Journal of management studies*, Vol. 38, Nr. 7, 2001.

28 Richard Sennett, *När karaktären krackelerar: Människan i den nya ekonomin*, Stockholm: Atlas, 2000, S. 93–96.

29 參考：Roland Paulsen, *Empty labor: Workplace resistance and idleness*, Cambridge: Cambridge University Press, 2014.

30 Jack H. Kahn, Jean P. Nursten und Howard C.M. Carroll, *Unwillingly to school: School phobia or school refusal: A psychosocial problem*, New York: Elsevier, 2014; Gerard McShane, Garry Walter und Joseph M. Rey, »Characteristics of adolescents with school refusal«, *Australian and New Zealand journal of psychiatry*, Vol. 35, Nr. 6, 2001.

31 John L. Oliffe et al., »Masculinities, work, and retirement among older men who experience depression«, *Qualitative health research*, Vol. 23, Nr. 12, 2013, S. 1628.

32 參考：André Gorz, *Farewell to the working class: An essay on post-industrial socialism*, London: Pluto Press, 1982. 此現象在二〇〇八年金融危機中再次出現，當時有數間瑞典工會同意在危機期間降低工資。參考 Paulsen, *Arbetssamhället: Hur arbeitet överlevde teknologin*, S. 54–75.

33 Megan Leonhardt, "Only 28 % of Americans plan to max out their vacation days this year", CNBC, 27/4, 2019; Julie Brines und Brian Serafini, "Seasonal variation in divorce filings: The importance of family ritual in a postsentimental era", 111th annual meeting of American Sociological Association (ASA). Seattle: American Sociological Association, 2016.

34 Arlie Russell Hochschild, *The time bind: When work becomes home and home becomes work*, Henry Holt and Company, 2001, S. 201.

35 同上，S. 186.

36 同上，S. 63.

世界作為一種風險

1 Gurven und Kaplan, »Longevity among hunter-gatherers: A cross-cultural examination«.

2 Jared Diamond, *Guns, germs, and steel*, New York: Norton, 1999, S. 175–177.

3 Gilles R. Dagenais et al., »Variations in common diseases, hospital admissions, and deaths in middle-aged adults in 21 countries from five continents (PURE): A prospective cohort study«, *The Lancet*, 2019.

4 同上。

5 其他案例請參考：Daniel Kahneman, *Schnelles Denken, langsames Denken*, München 2016.

6 John E. Mueller und Mark G. Stewart, *Chasing ghosts: The policing of terrorism*,

Cambridge: Cambridge University Press, 2008, S. 133.

10 Michael Marmot, *The status syndrome*, New York: Henry Holt and Co., 2004, S. 1.

11 Wilkinson und Pickett, *The inner level: How more equal societies reduce stress, restore sanity and improve everyone's well-being*, S. 35. 不過，此研究只比較OECD會員國。

12 關於工業化前人類勞動的歷史概述，請見：Juliet B Schor, *The overworked American: The unexpected decline of leisure*, New York: Basic Books, 1991 與 Marshall Sahlins, *Stone age economics*, Chicago: Aldine-Atherton, 1972. 關於園藝社群勞動時間之概述，請見：Raymond Hames, »Time, efficiency and fitness in the Amazonian protein quest«, *Research in economic anthropology*, Vol. 11, 1989. 關於此領域人類學研究概述，請見：Wanda Minge-Klevana et al., »Does labor time decrease with industrialization? A survey of time-allocation studies«, *Current anthropology*, Vol. 21, Nr. 3, 1980.

13 參考：Harry Braverman, *Labor and monopoly capital: The degradation of work in the twentieth century*, New York: Monthly Review P., 1998 [1974], S. 130–131.

14 Frederick Winslow Taylor, *The principles of scientific management*, New York; London: Harper & Brothers, 1919, S. 14.

15 參考：André Gorz, *Kritik av det ekonomiska förnuftet*, Stockholm: Alfabeta, 1990, S. 31.

16 Adam Smith: *Untersuchung über Wesen und Ursachen des Reichtums der Völker*, Mohr Siebeck Tübingen 2005, S. 747 f.

17 Frederick Winslow Taylor, *The principles of scientific management*, New York; London: Harper & Brothers, 1919, S. 20.

18 Studs Terkel, *Working: People talk about what they do all day and how they feel about what they do*, New York: Ballantine Books, 1972, S. 5.

19 同上，S. 241.

20 同上，S. 59.

21 同上，S. xiv.

22 Charly Boyadjian, »Le temps en ›3x8‹«, in *Travailler 2 heures par jour*, red. Collectif Adret, Paris: Seuil, 1977.

23 同上，S. 22.

24 同上，2.

25 參考：Robert Levine, *A geography of time*, Oxford: Oneworld, 2006, S. 71.

26 International Labour Organization, »Ilostat database«, 於2019年九月瀏覽。

27 參考：Peter Fleming, Bill Harley und Graham Sewell, »A little knowledge is a dangerous thing: Getting below the surface of the growth of ›knowledge work‹ in Australia«, *Work employment society*, Vol. 18, Nr. 4, 2004; Paul Thompson, Chris Warhurst und George Callaghan, »Ignorant theory and knowledgeable workers:

2017.

機器的附屬品

1 關於其他研究的討論與概述，請見：Paulsen, *Arbetssamhället: Hur arbetet överlevde teknologin*, S. 99–102.

2 Hugo Westerlund et al., »Self-rated health before and after retirement in France (GAZEL): A cohort study«, *The Lancet*, Vol. 374, Nr. 9705, 2009, S.1891. 數字各不相同；在退休前對工作特別滿意的人，年輕化的效果最小。

3 Sarah A. Burgard, Jennie E. Brand und James S. House, »Perceived job insecurity and worker health in the United States«, *Social science & medicine*, Vol. 69, Nr. 5, 2009.

4 José Tapia Granados und Ana V. Diez Roux, »Life and death during the great depression«, *Proceedings of the National Academy of Sciences*, 2009.

5 Cecilie Schou Andreassen et al., »The relationships between workaholism and symptoms of psychiatric disorders: A large-scale cross-sectional study«, *PLOS ONE*, Vol. 11, Nr. 5, 2016; Andreas Holtermann et al., »Long work hours and physical fitness: 30-year risk of ischaemic heart disease and all-cause mortality among middle-aged caucasian men«, *Heart*, Vol. 96, Nr. 20, 2010; Mika Kivimäki et al., »Long working hours and risk of coronary heart disease and stroke: A systematic review and meta-analysis of published and unpublished data for 603 838 individuals«, *The Lancet*, Vol. 386, Nr. 10005, 2015.

6 Ain Haas, »Social inequality in aboriginal North America: A test of Lenski's theory«, *Social forces*, Vol. 72, Nr. 2, 1993. 比起日後消耗，剩餘的影響力有可能更大。在Haas的概述中，生產剩餘的量，比起剩餘是由農民還是狩獵採集者所提供更具影響力。在不是每個人都能留出足夠糧食、飼養牲畜或建造住房的群集，整體來說都比物質更富裕的社群還平等。

7 Walter Scheidel, *The great leveler: Violence and the history of inequality from the stone age to the twenty-first century*, Princeton: Princeton University Press, 2018, S.307. Credit Suisse, »Global wealth report «, 2017, S.17.（由於數據量太龐大，此研究是以估計值來進行。）

8 參考：Herbert Applebaum, *The concept of work: Ancient, medieval, and modern*, Albany, NY: State University of New York Press, 1992; Jan Ch. Karlsson, *Begreppet arbete: Definitioner, ideologier och sociala former*, Lund: Arkiv, 1986; Paulsen, *Arbetssamhället: Hur arbetet överlevde teknologin*.

9 最窮的五分之一（來自英國的案例）：Kate Pickett och Richard Wilkinson, »Inequality: An underacknowledged source of mental illness and distress«, *British journal of psychiatry*, Vol. 197, Nr. 6, 2010. 被動收入（美國的例子）：Carl I Cohen und Sami Timimi, *Liberatory psychiatry: Philosophy, politics, and mental health*,

20 David Hume, *Dialoge über natürliche Religion: Über Selbstmord und die Unsterblichkeit der Seele*, Leipzig 1905, S. 85.

21 René Descartes, *The philosophical writings of Descartes*. Vol 2, Cambridge: Cambridge University Press, 1984, S. 242.

22 René Descartes, *The philosophical writings of Descartes*. Vol. 1, Cambridge: Cambridge University Press, 1985, S. 139.

23 針對笛卡爾主義與近代唯物論的批評，請參考：Thomas Nagel, *Mind and cosmos: Why the materialist neo-Darwinian conception of nature is almost certainly false*, New York: Oxford University Press, 2012與Raymond Tallis, *The explicit animal*, London: Palgrave Macmillan UK, 1999.

24 Charles Darwin, *The descent of man and selection in relation to sex*, Princeton, NJ: Princeton University Press, 1981, S. 105.

25 Jacques Monod, *Zufall und Notwendigkeit: Philosophische Fragen der modernen Biologie*, München 1975, S. 106.

26 Karl Marx, *Das Kapital: Kritik der politischen Ökonomie*, 1. Band, Hg. v. Friedrich Engels, Hamburg 1890, S. 193.

27 Karl Marx, *Economic and philosophic manuscripts of 1844*, Amherst: Prometheus Books, 1988 [1844], S. 74.

28 Frans De Waal, *Are we smart enough to know how smart animals are?* New York: WW Norton & Company, 2016, S. 252.

29 Sylvain Alem et al., »Associative mechanisms allow for social learning and cultural transmission of string pulling in an insect«, *PLOS Biology*, Vol. 14, Nr. 10, 2016.

30 Andrew P. Smith, »An investigation of the mechanisms underlying nest construction in the mud wasp paralastor sp. (hymenoptera: Eumenidae)«, *Animal behaviour*, Vol. 26, 1978.

31 參考：Karsten Brensing, *What do animals think and feel?* London: Head of Zeus, 2019; De Waal, *Are we smart enough to know how smart animals are?*

32 Richard E. Nisbett, *The geography of thought: How Asians and Westerners think differently – and why*, London: Nicholas Brealey, 2011, S. 127–129.

33 另可參考：Thomas Pink, *The psychology of freedom*, Cambridge: Cambridge University Press, 1996.

34 參考：Johannisson, *Melankoliska rum: Om ångest, leda och sårbarhet i förfluten tid och nutid*, S. 67.

35 Richard Dawkins, *Das egoistische Gen*, Berlin 2014.

36 Stefan Theil, »Trouble in mind«, *Scientific American*, Vol. 313, Nr. 4, 2015.

37 Pierre Janet, *Les obsessions et la psychasthénie*, Vol. 1, Paris: Éditions Flammarion, 1903, S. 279.

38 Max Weber, *Die protestantische Ethik und der »Geist« des Kapitalismus*, Stuttgart

157.

36 Pierre Bourdieu, »Time perspectives of the Kabyle«, in *The sociology of time*, red. John Hassard, New York: Palgrave Macmillan, 1990, S. 226.

37 同上，S. 233.

38 Peter Englund, *Förflutenhetens landskap: Historiska essäer*, Stockholm: Atlantis, 1991, S. 189.

39 Max Weber, *Die protestantische Ethik und der »Geist« des Kapitalismus*. In: Archiv für Sozialwissenschaft und Sozialpolitik. 20, 1904, S. 24.

40 同上，S. 21.

41 同上，S. 21.

除魅

1 Joachim Radkau, *Max Weber: Die Leidenschaft des Denkens*, München 2013, S. 84.

2 同上，S. 272.

3 同上，S. 260.

4 同上，S. 272.

5 同上，S. 192.

6 同上，S. 266, 267.

7 同上，S. 255.

8 同上，S. 254.

9 同上，S. 275.

10 參考：Max Weber, *Max Weber's complete writings on academic and political vocations*, New York: Algora Publishing, 2008, S. 39.

11 Max Weber, *Wissenschaft als Beruf*, Duncker & Humblot, München und Leipzig 1919, S. 17.

12 同上。

13 同上，S. 16.

14 Max Weber, *Max Weber's complete writings on academic and political vocations*, New York: Algora Publishing, 2008, S. 36.

15 同上，S. 35.

16 Max Weber, *Wissenschaft als Beruf*, Duncker & Humblot, München und Leipzig 1919, S. 16.

17 Karen Gloy: *Die Geschichte des wissenschaftlichen Denkens*. In: *Komet*, 1995, 4. Teil, Neuzeitliches Naturverständnis, S. 167.

18 R.G. Newton, *From clockwork to crapshoot: A history of physics*, Harvard: Harvard University Press, 2009, S. 74.

19 參考：J.H. Brooke, *Science and religion: Some historical perspectives*, Cambridge: Cambridge University Press, 1991, S. 119.

Schuman, 1953; Hugh Brody, *Maps and dreams: Indians and the British Columbia frontier*, Vancouver: Douglas and McIntyre, 1981, S. 43; Walter J. Ong, »World as view and world as event 1«, *American anthropologist*, Vol. 71, Nr. 4, 1969.

19 請參閱：Brandon H. Hidaka, »Depression as a disease of modernity: Explanations for increasing prevalence«, *Journal of affective disorders*, Vol. 140, Nr. 3, 2012. 針對卡盧利的研究，請見：Edward L. Schieffelin, *»The cultural analysis of depressive affect: An example from New Guinea«, in Culture and depression: Studies in the anthropology and cross-cultural psychiatry of affect and disorder*, red. Arthur Kleinman und Byron Good, Los Angeles: University of California Press, 1985.

20 請見：Scott, *Against the grain: A deep history of the earliest states.*

21 Edmund Ronald Leach, *Rethinking anthropology*, London: Athlone Press, 1961.

22 Edward Hall, *The dance of life: The other dimension of time*, Garden City, NY: Doubleday, 1983.

23 Philip K Bock, »Social structure and language structure«, *Journal of anthropological research*, Vol. 42, Nr. 3, 1986.

24 Robert H Lauer, *Temporal man: The meaning and uses of social time*, New York: Praeger, 1981, S. 22.

25 Douglas Raybeck, »The coconut-shell clock: Time and cultural identity«, *Time & society*, Vol. 1, Nr. 3, 1992.

26 G. J. Whitrow, *Time in history: Views of time from prehistory to the present day*, Oxford: Oxford University Press, 1989. S. i.

27 Belinda Smith, »These atomic clocks are so precise they can measure the distortion of space-time«, ABC News, 28/11, 2018.

28 Siehe Jeremy Rifkin, *Time wars: The primary conflict in human history*, New York: H Holt, 1987, S. 145.

29 參考：Helmut Kahlert, Richard Mühe und Gisbert L. Brunner, *Wristwatches: History of a century's development*, Atglen: Schiffer Pub., 2005, S. 14.

30 Rifkin, *Time wars: The primary conflict in human history*, S.46–57. John Edward Orme, *Time, experience and behaviour*, London: Iliffe Books, 1969.

31 Michel Siffre, *Beyond time*, New York: McGraw-Hill, 1964.

32 Jürgen Aschoff, »On the perception of time during prolonged temporal isolation«, *Human neurobiology*, Vol. 4, Nr. 1, 1985.

33 Scott, *Against the grain: A deep history of the earliest states*, S.58–61. 另可參考：Claude Lévi-Strauss, *The savage mind*, Chicago: University of Chicago Press, 1966, S. 258. 針對李維・史陀（Lévi-Strauss）對「冷社會」與「熱社會」的分野，可參閱：Giddens, *Social theory and modern sociology*.

34 Lee und DeVore, *Man the hunter*, S. 33.

35 Walter Isaacson, *A Benjamin Franklin reader*, New York: Simon & Schuster, 2005, S.

6 Woodburn, »Egalitarian societies«.

7 Michael Gurven und Hillard Kaplan, »Longevity among hunter-gatherers: A cross-cultural examination«, *Population and development review*, Vol. 33, Nr. 2, 2007.

8 工作時間概述：Roland Paulsen, *Arbetssamhället: Hur arbetet överlevde teknologin*, Stockholm: Atlas, 2017. 另請參考：Richard Barry Lee und Irven DeVore, *Man the hunter*, London: Transaction Publishers, 1968, S. 30–49. 新石器時代革命對建立像桑族這種平等主義社會來說有何意涵，這點人類學家長期以來爭論不休。例如：David Graeber und David Wengrow, »How to change the course of human history«, *Eurozine*, 2/3, 2018; Scott, *Against the grain: A deep history of the earliest states*. 針對身為隱士的狩獵採集者，可進一步參考：Robert Layton, Sean O'Hara und Alan Bilsborough, »Antiquity and social functions of multilevel social organization among human huntergatherers«, *International journal of primatology*, Vol. 33, Nr. 5, 2012.

9 討論請見：Anthony Giddens, *Social theory and modern sociology*, Stanford: Stanford University Press, 1987.

10 參考：Joseph Frank, *Dostoevsky, the years of ordeal, 1850–1859*, Princeton: Princeton University Press, 1990, S. 55–58.

11 討論請見：Geir Oygarden, *Den brukne neses estetikk: En bok om boksing*, Uppsala: Uppsala Universitet, 2002.

12 Carl Gustav Jung, *Erinnerungen, Träume, Gedanken*, Zürich und Düsseldorf, 1984, S. 240.

13 Jean Gebser, *The ever-present origin,* Athens, Ohio: Ohio University Press, 1985.

14 某種程度來說，人類學研究會強化我們對狩獵採集者神祕儀式的想像。美國人類學家艾瑞卡．布吉尼翁（Erika Bourguignon）在分析四百八十八個小社群的民族誌時發現，百分之九十的狩獵採集者會進行祈求延長壽命的宗教活動。請見：Erika Bourguignon, *Religion, altered states of consciousness, and social change*, Columbus, Ohio, The Ohio State University Press, 1973, S. 9-17 同時，我們對文明存在之前的宗教經驗所知甚少。對舊石器時代洞穴壁畫的各種詮釋和人類學實地研究，都是引發不同學門間爭論的主題。人類學家費利斯塔斯．古德曼（Felicitas Goodman）將研究人員勾勒出來的神話模型，描述為「各種宗教的小片段」，而這些片段「被拼貼成價值可疑的拼貼畫」。請見：Felicitas Goodman, *Ecstasy, ritual, and alternate reality: Religion in a pluralistic world*, Bloomington: Indiana University Press, 1988.

15 可參考：Berman, *Wandering god: A study in nomadic spirituality.*

16 深入閱讀請參考：Scott, *Against the grain: A deep history of the earliest states.*

17 Berman, *Wandering god: A study in nomadic spirituality.*

18 Colin M Turnbull, *The Mbuti pygmies: Change and adaptation*, New York: Holt Rinehart & Winston, 1983; Paul Radin, *The world of primitive man*, New York: H.

34 Ruscio et al., »Cross-sectional comparison of the epidemiology of DSM-5 generalized anxiety disorder across the globe«, Peter De Jonge et al., »Cross-national epidemiology of panic disorder and panic attacks in the world mental health surveys«, *Depression and anxiety*, Vol. 33, Nr. 12, 2016; Wardenaar et al., »The cross-national epidemiology of specific phobia in the world mental health surveys«. 雖然前面提到的臨床表現是針對「向下」的反事實思維，也就是在可能發生的災難中人生會如何惡化的想法，但是在憂鬱意念中，「向上」的反事實思維占有較高比例，也就是人生原本有可能變得多麼美好的想法。由於憂鬱涵蓋向下的「要是」焦慮，憂鬱症主要是聚焦於憂鬱不會消退這件事上。在重度憂鬱症（major depressive disorder）的終生盛行率中，我們也能看出類似模式：從羅馬尼亞的百分之二點九、奈及利亞的百分之三點二，到荷蘭的百分之十八與法國的百分之二十點四。參考：Anne Gene Broomhall et al., »Upward counterfactual thinking and depression: A meta-analysis«, *Clinical psychology review*, Vol. 55, 2017; Ronald C. Kessler et al., »Anxious and non-anxious major depressive disorder in the world health organization world mental health surveys«, *Epidemiology and psychiatric sciences*, Vol. 24, Nr. 3, 2015.

35 Alan Watts, »Bits of various seminars«, *Hermetic academy*, 20/8, 2019.

36 Jiddu Krishnamurti, *Facing a world in crisis: What life teaches us in challenging times*, Boston: Shambhala, 2005, S. 25.

37 D. T. Suzuki, *Selected works of D. T. Suzuki, volume ii: Pure land*, University of California Press, 2015, S. 239.

第二部　回顧歷史：我們怎麼走到這一步？

時間跨度

1 參考：Lorraine Ball und Michael Chandler, »Identity formation in suicidal and non-suicidal youth: The role of self-continuity«, *Development and psychopathology*, Vol. 1, Nr. 3, 1989.

2 Deloitte, »The 2017 Deloitte millennial survey: Apprehensive millennials: Seeking stability and opportunities in an uncertain world«, S. 5; Stokes, »A decade after the financial crisis, economic confidence rebounds in many countries«, 2018, S. 12.

3 James Suzman, *Affluence without abundance: What we can learn from the world's most successful civilisation*, London: Bloomsbury Publishing, 2019, S. 114–128.

4 George Silberbauer, *Hunter and habitat in the central Kalahari Desert*, Cambridge: Cambridge University Press, 1980.

5 James C Scott, *Against the grain: A deep history of the earliest states*, New Haven: Yale University Press, 2017; James Woodburn, »Egalitarian societies«, *Man*, Vol. 17, Nr. 3, 1982.

Brook Press, 2014, S. 100.

15 Stephen Nessen, »Sky walking: Raising steel, a Mohawk ironworker keeps tradition alive«, *WNYC*, 19/3, 2012.

16 參考：Weitzman, *Skywalkers: Mohawk ironworkers build the city*, S. 93.

17 同上，S.101；Rasenberger, *High steel: The daring men who built the world's greatest skyline, 1881 to the present*, S. 25.

18 Rasenberger, *High steel: The daring men who built the world's greatest skyline, 1881 to the present*, S. 122–123.

19 同上，S. 160.

20 Weitzman, *Skywalkers: Mohawk ironworkers build the city*, S. 99.

21 William James, *Writings, 1902–1910*, New York: Literary Classics of the United States, 1987, S. 783.

22 參考：Ramana Maharshi, *Be as you are: The teachings of Sri Ramana Maharshi*, London: Arkana, 1985.

23 American Psychological Association, *Diagnostic and statistical manual of mental disorders* (DSM-5), Washington: American Psychiatric Publishing, 2013, S. 834.

24 Vikram Patel, *Culture and common mental disorders in Sub-Saharan Africa*, New York: Taylor & Francis, 2013, S. 85.

25 Joyce Yaa Avotri, *»Thinking too much« and »worrying too much«: Ghanaian women's accounts of their health problems*, Hamilton: McMaster University, 1999, S. 135.

26 引自：Edward Shorter, *How everyone became depressed: The rise and fall of the nervous breakdown*, Oxford: Oxford University Press, 2013, S. 52. 關於憂鬱症與焦慮症的合併症，Shorter的著作提供更深入的討論。關於主要由焦慮和憂鬱合併而成的合併症，相關臨床研究可參考：Robert M. A. Hirschfeld, »The comorbidity of major depression and anxiety disorders: Recognition and management in primary care«, *Primary care companion to the journal of clinical psychiatry*, Vol. 3, Nr. 6, 2001.

27 彙整研究請參考：Bonnie N Kaiser m.fl., »›Thinking too much‹: A systematic review of a common idiom of distress«, *Social science & medicine*, Vol. 147, 2015.

28 同上，S. 178.

29 Marjorie A. Muecke, »Worries and worriers in Thailand«, *Health care for women international*, Vol. 15, Nr. 6, 1994.

30 Kaiser et al., »›Thinking too much‹: A systematic review of a common idiom of distress«, S. 177.

31 Angeline Lillard, »Ethnopsychologies: Cultural variations in theories of mind«, *Psychological bulletin*, Vol. 123, Nr. 1, 1998, S. 22.

32 Klaas J. Wardenaar et al., »The cross-national epidemiology of specific phobia in the world mental health surveys«, *Psychological medicine*, Vol. 47, Nr. 10, 2017.

33 Weitzman, *Skywalkers: Mohawk ironworkers build the city*, S. 91.

von Arthur Schopenhauer, Bd. 2, Hrsg. Dr. Julius Frauenstädt, Berlin 1862, S. 627. 24.

24 同上。

25 同上，S. 639. 叔本華在此引用Juvenal (»Zehnte Satire«, in: *Juvenal, Satiren*, herausgegeben und übersetzt von Sven Lorenz. Berlin/Boston 2017, S. 287–336).

26 Sören Kierkegaard, *Entweder – oder. Ein Lebensfragment*, Dresden 1909, S. 43.

27 Jean-Paul Sartre, *Das Sein und das Nichts*, übersetzt von Traugott König, Reinbek 2001, S. 114 f.

28 Jean-Paul Sartre und Benny Lévy, *Hope now: The 1980 interviews*, Chicago: University of Chicago Press, 2007, S. 54.

29 Hazel Rowley, *Tête-à-tête: Simone de Beauvoir and Jean-Paul Sartre*, New York: HarperCollins, 2005, S. 344.

30 譯注：在華語哲學界，海德格存在哲學中的Angst通常翻譯成「憂懼」，而不是日常談話中所說的焦慮或恐懼。

31 Sartre und Lévy, *Hope now: The 1980 interviews*, S. 55.

32 針對沙特喝威士忌與服安眠藥，請參考：Rowley, *Tête-à-tête: Simone de Beauvoir and Jean-Paul Sartre*, S. 205 und 324.

思想桎梏

1 更精確來說，蒙田在例子中舉的哲學家為男性：Montaigne, Michel de, *Essais*, übersetzt von Hans Stilett, Frankfurt a.M. 1998, S. 296.

2 針對認知智力概念的早期批評，請見：Stephen Jay Gould, *The mismeasure of man*, New York: Norton, 1981.

3 Rebecca Goldstein, *Kurt Gödel: Jahrhundertmathematiker und großer Entdecker*, München 2007.

4 John Dawson, *Kurt Gödel: Leben und Werk*, Wien, New York: Springer, 1999, S. 137.

5 同上，S. 97.

6 同上，S. 203.

7 同上，S. 220.

8 同上。

9 同上，S. 206.

10 同上，S. 221.

11 de Montaigne, *Essais*, S. 296.

12 同上，S. 296.

13 Jim Rasenberger, *High steel: The daring men who built the world's greatest skyline, 1881 to the present*, New York: HarperCollins e-books, 2009, S. 14.

14 David Weitzman, *Skywalkers: Mohawk ironworkers build the city*, New York: Roaring

teaching of written communication, vol 1, 1981; Sylvia Scribner, »Modes of thinking and ways of speaking: Culture and logic reconsidered«, in *Thinking: Readings in cognitive science*, Hrsg. P N Johnson-Laird und P C Wason, Cambridge: Cambridge University Press, 1977.

11 請參考：Russell T. Hurlburt, »Descriptive experience sampling«, in *The Blackwell companion to consciousness*, Hrsg. Susan Schneider und Max Velmans, New York: Wiley-Blackwell, 2017.

12 Leonard A. Jason et al., »Time orientation: Past, present, and future perceptions«, *Psychological reports*, Vol. 64, Nr. 3, 1989. 另可參考：Arnaud D'Argembeau, Olivier Renaud und Martial Van der Linden, »Frequency, characteristics and functions of future-oriented thoughts in daily life«, *Applied cognitive psychology*, Vol. 25, Nr. 1, 2011.

13 參考：Raymond A. Mar, Malia F. Mason und Aubrey Litvack, »How daydreaming relates to life satisfaction, loneliness, and social support: The importance of gender and daydream content«, *Consciousness and cognition*, Vol. 21, Nr. 1, 2012.

14 James Lindesay et al., »Worry content across the lifespan: An analysis of 16- to 74-year-old participants in the British national survey of psychiatric morbidity 2000«, *Psychological medicine*, Vol. 36, Nr. 11, 2006.

15 Matthew A. Killingsworth und Daniel T. Gilbert, »A wandering mind is an unhappy mind«, *Science*, Vol. 330, Nr. 6006, 2010.

16 戀愛、金錢和工作方面的擔憂與精神問題密切相關：Lindesay et al., »Worry content across the lifespan: An analysis of 16- to 74-year-old participants in the British national survey of psychiatric morbidity 2000«, S. 1631. 做白日夢的孩童：Mar et al., »How daydreaming relates to life satisfaction, loneliness, and social support: The importance of gender and daydream content«, S. 403.

17 標題數量取自全球最大的書目資料庫Worldcat.org。不過，書名標題的數量有可能比資料庫中顯示的數據還多。二〇一二年，在谷歌N元語法檢視器中，這句話的數量占總文本語料的0,000003%，而在二十世紀的多數時期，此比例約為一半。

18 Henri Troyat, *Tolstoy*, London: Grove Press, 2001.

19 參考：Fjodor Dostojewski, *Winterliche Aufzeichnungen über sommerliche Eindrücke*.

20 Daniel M. Wegner, »How to think, say, or do precisely the worst thing for any occasion«, *Science*, Vol. 325, Nr. 5936, 2009.

21 Daniel M. Wegner et al., »Paradoxical effects of thought suppression«, *Journal of personality and social psychology*, Vol. 53, Nr. 1, 1987.

22 Daniel M Wegner, »Setting free the bears: Escape from thought suppression«, *American psychologist*, Vol. 66, Nr. 8, 2011.

23 Arthur Schopenhauer, »Parerga« und »Paralipomena«, *kleine philosophische Schriften*

the World Health Organization, Vol. 86, 2008 與 Airi Värnik et. al., »Suicide methods in Europe: A gender-specific analysis of countries participating in the European Alliance Against Depression«, *Journal of epidemiology & community health*, Vol. 62, Nr. 6, 2008. 針對朝頭部開槍自盡的人數統計分析，參考：Lisa B. E. Shields, Donna M. Hunsaker und John C. Hunsaker, »Suicide: A ten-year retrospective review of Kentucky medical examiner cases«, *Journal of forensic science*, Vol. 50, Nr. 3, 2005.

55 Meyer et al., *Explaining suicide: Patterns, motivations, and what notes reveal*, S. 172.

56 同上，S. 33.

57 同上，S. 103.

58 同上，S. 155.

什麼是焦慮與擔憂？

1 Francis O'Gorman, *Worrying: A literary and cultural history*, New York: Bloomsbury Publishing USA, 2015, S. xi.

2 關於更詳細深入的焦慮現象學，請見：Graham Davey und Frank Tallis, *Worrying: Perspectives on theory, assessment and treatment*, Chichester: Wiley, 1996.

3 關於這個主題的介紹，請見：Daniel Kahneman und Amos Tversky, »The simulation heuristic«, in *Judgment under uncertainty: Heuristics and biases*, Hrsg. Daniel Kahneman, Paul Slovic und Amos Tversky, New York: Cambridge University Press, 1982. 當時，兩位作者從模擬思維的概念出發，將這種思維分成前事實以及反事實思維。我跟這個領域的多數學者一樣，為了簡單起見，只在書中使用反事實思維這個術語。

4 Ruth M.J. Byrne, *The rational imagination: How people create alternatives to reality*, Cambridge, Mass.: MIT Press, 2005; Roland Paulsen, »The counterfactual imagination«, in *Theorizing in social science*, Hrsg. Richard Swedberg, Stanford, Calif.: Stanford University Press, 2014.

5 Byrne, *The rational imagination: How people create alternatives to reality*, S. 8.

6 參考：David R. Mandel, Denis J. Hilton und Patrizia Ed Catellani, *The psychology of counterfactual thinking*, London: Routledge, 2005.

7 Aleksander Luria, *Cognitive development: Its cultural and social foundations*, Harvard: Harvard University Press, 1976, S. 110. 請注意，我在引文中略去魯利亞的評論。另外，魯利亞是跟其他同事一起找農民進行訪談，所以訪談者有可能不是魯利亞本人。

8 同上，S. 108.

9 同上，S. 111.

10 在後期訪談得到的回答中，差異在於：三段論的前提越是反事實（即越是與經驗脫鉤），研究人員就更常得到正確的答案。參考：Sylvia Scribner und Michael Cole, »Unpackaging literacy«, *Writing: The nature, development, and*

入國家盛行率最高：Scott et al., *Mental disorders around the world: Facts and figures from the WHO world mental health surveys*, S. 326.

37 Lynne Friedli und World Health Organization, »Mental health, resilience and inequalities«, 2009, s. v.

38 Dainius P ras, »Special rapporteur on the right of everyone to the enjoyment of the highest attainable standard of physical and mental health«, *UN Human Rights*, 2017, www.ohchr.org/EN/NewsEvents/Pages/DisplayNews.aspx?NewsID=21480&LangID=E, [2020-02-27].

39 針對研究與方法討論之彙整，請參考Matthew Nock et al., *Suicide: Global perspectives from the WHO world mental health surveys*, Cambridge: Cambridge University Press, 2012, S.8. 另可參考：Ping-I Lin et al., »What have we learned from the time trend of mass shootings in the U.S.?«, *PLOS ONE*, Vol. 13, Nr. 10, 2018 und Francesco Berardi, *Heroes: Mass murder and suicide*, London: Verso, 2015.

40 Nock et al., *Suicide: Global perspectives from the WHO world mental health surveys*, S. 1.

41 每自殺身亡案例背後之自殺未遂數：World Health Organization, »Preventing suicide: A global imperative«, World Health Organization, 2014, S.9. 考慮過自殺的人數：John A. Chiles und Laura Weiss Roberts, *Clinical manual for assessment and treatment of suicidal patients*, Washington: American Psychiatric Pub, 2018. 一份結果相似的瑞典研究：E. Salander Renberg, »Self-reported life-weariness, death-wishes, suicidal ideation, suicidal plans and suicide attempts in general population surveys in the north of Sweden 1986 and 1996«, *Social psychiatry and psychiatric epidemiology*, Vol. 36, Nr. 9, 2001.

42 參考：Meyer et al., *Explaining suicide: Patterns, motivations, and what notes reveal*, S. 25–26.

43 同上。

44 同上，S. 36.

45 同上，S. 37.

46 同上，S. 36.

47 同上，S. 38.

48 同上，S. 41.

49 同上，S. 48.

50 同上，S. 30.

51 同上，S. 104.

52 同上，S. 115.

53 同上，S. 47.

54 世界各地的自殺方式，參考：Vladeta Ajdacic-Gross et al., »Methods of suicide: International suicide patterns derived from the WHO mortality database«, *Bulletin of*

neuroticism, 1952–1993«, *Journal of personality and social psychology*, Vol. 79, Nr. 6, 2000.

30 Jean M. Twenge, *Me, My Selfie and I: Was Jugendliche heute wirklich bewegt*, München 2018.

31 可參考：Owen Dyer, »US life expectancy falls for third year in a row«, *BMJ*, Vol. 363, 2018.

32 兒童權益機構BRIS：Anna Holmqvist, »Skola. Vård. Omsorg. Och den psykiska ohälsan«, *Mölnlycke*, 2018. 身心問題：Folkhälsomyndigheten, »Skolbarns hälsovanor i Sverige 2017/2018«, 2018.

33 狀況在高收入國家日漸普遍：Thomas Potrebny, Nora Wiium und Margrethe Moss-Iversen Lundegård, »Temporal trends in adolescents' self-reported psychosomatic health complaints from 1980–2016: A systematic review and meta-analysis«, *PLOS ONE*, Vol. 12, Nr. 11, 2017. 統計數據：Statistiska Centralbyrån, »Hälsotillstånd, fysiska och psykiska besvär efter indikator, ålder och kön. Andelar i procent och skattat antal i tusental. År 2008/2009–2018«, 2019.

34 Scott et al., *Mental disorders around the world: Facts and figures from the WHO world mental health surveys.*

35 在世界衛生組織的問卷調查中，有關盛行率測量方法的一個問題是，例如焦慮症和憂鬱症等不同的臨床表現，可能會有不同的持續時長：從特別嚴重的幾個月到終身與疾病為伍。為了解決這個問題，有人開發出一種不同的測量方式。他們不問有多少人在人生某階段有過某種特定診斷，而是試圖用「功能受損的生命年限」來衡量「疾病負擔」，換句話說就是患者符合診斷標準的時間長度。《全球疾病負擔研究》的研究團隊，每年會根據世界衛生組織的調查、流行病學研究數據、患者登記以及研究報告彙編，來對整體數據進行分析，運用統計方法來處理不同類型的數據，盡可能獲得具有代表性的結果。這份研究複雜度更高，所以不如世界衛生組織的調查研究透明，但許多人認為這份研究更準確（以年齡調整形式的方式來看待不同國家的平均壽命）。所以此模式在這裡依然存在。「焦慮」和「憂鬱」的測量結果，清楚顯示歐洲、澳洲和北美的疾病負擔最高。如果將這兩種臨床表現與飲食失調、躁鬱症、藥物濫用、酒精濫用與思覺失調症合併，並根據世界銀行的分類將疾病負擔分配給高、中、低收入國家，那高收入國家的疾病負擔就遠高於其他國家。在高收入國家，每十萬人中功能受損生命年限的疾病負擔（經年齡調整）數值逼近兩千五，其他國家的數值約為一千六。請見：Global Burden of Disease Collaborative Network, »Global burden of disease study 2017 (GBD 2016) incidence, prevalence, and years lived with disability 1990–2017«, Seattle, 2018.

36 收入最低的階層過得最差：Wilkinson und Pickett, *The inner level: How more equal societies reduce stress, restore sanity and improve everyone's well-being*, S.40. 高收

States, 2005–2008, US Department of Health and Human Services, Centers for Disease Control, 2011. 在美國，整體分布如下：百分之十二的人使用抗憂鬱劑，百分之八的人使用鎮定劑，近百分之二的人使用神經抑制劑。使用精神科藥物的總人數較少，或許是因為有些人使用不同類型的藥物。參考：Thomas J. Moore und Donald R. Mattison, »Adult utilization of psychiatric drugs and differences by sex, age, and race«, *JAMA internal medicine*, Vol. 177, Nr. 2, 2017.

18 Lew Tolstoi, *Anna Karenina*, neu übersetzt von Rosemarie Tietze, München 2011.

19 針對社會期許的討論，請見：XiaoChi Zhang et al., »Survey method matters: Online/offline questionnaires and face-to-face or telephone interviews differ«, *Computers in human behavior*, Vol. 71, 2017.

20 Gary Greenberg, *The book of woe: The DSM and the unmaking of psychiatry*, New York: Blue Rider Press, 2013.

21 即使是在有明顯破壞性行為的情況下，「臨床上顯著痛苦」也被用作診斷標準，參考同上，S. 290-294.

22 David L. Rosenhan, »On being sane in insane places«, *Science*, Vol. 179, Nr. 4070, 1973. 我想強調，儘管這份研究有諸多缺點，但是從對診斷可靠性的要求與呼籲來看，此研究對精神醫學的分類仍帶來深遠影響。

23 Susanna N. Visser et al., »Trends in the parent-report of health care provider-diagnosed and medicated attention-deficit/hyperactivity disorder: United States, 2003–2011«, *Journal of the American academy of child & adolescent psychiatry*, Vol. 53, Nr. 1, 2014.

24 針對世界心理健康調查的方法，請參考：Kate M. Scott et al., *Mental disorders around the world: Facts and figures from the WHO world mental health surveys*, Cambridge: Cambridge University Press, 2018, Kapitel 3.

25 World Health Organization, »Depression and other common mental disorders«, *Global health estimates*, 2017. 另可參考：Stephen Hayes, *Kurswechsel im Kopf: Von der Kunst anzunehmen, was ist, und innerlich frei zu werden*, Weinheim 2020.

26 資料彙整請見：Richard Wilkinson und Kate Pickett, *The inner level: How more equal societies reduce stress, restore sanity and improve everyone's well-being*, New York: Penguin Press, 2019, S. 35.

27 Ronald C Kessler et al., »The global burden of mental disorders: An update from the WHO world mental health (WMH) surveys«, *Epidemiology and psychiatric sciences*, Vol. 18, Nr. 1, 2009.

28 Martin E. P. Seligman, »Why is there so much depression today? The waxing of the individual and the waning of the commons«, in *Contemporary psychological approaches to depression*, New York: Springer, 1990.

29 Jean M. Twenge, »The age of anxiety? The birth cohort change in anxiety and

Stockholm: Formas, 2007, S. 40–45.

8 參考：Jeffrey D. Sachs, »America's health crisis and the Easterlin paradox«, in *World happiness report 2018*, Hrsg. Jeffrey D. Sachs, Richard Layard und John F Helliwell, 2018, und Richard Wilkinson und Kate Pickett, *The spirit level: Why equality is better for everyone*, New York: Bloomsbury Press, 2010.

9 Jennifer Glass, Robin W. Simon und Matthew A. Andersson, »Parenthood and happiness: Effects of work-family reconciliation policies in 22 OECD countries«, *American journal of sociology*, Vol. 122, Nr. 3, 2016. Daniel Kahneman et al., »A survey method for characterizing daily life experience: The day reconstruction method«, *Science*, Vol. 306, Nr. 5702, 2004.

10 這裡指的當然是對一般人而言。有些父母認為生活沒什麼意義，有些則因為成為人父人母而變得更幸福。請見：Shigehiro Oishi und Ed Diener, »Residents of poor nations have a greater sense of meaning in life than residents of wealthy nations«, *Psychological science*, Vol. 25, Nr. 2, 2014; Glass et al., »Parenthood and happiness: Effects of work-family reconciliation policies in 22 OECD countries«.

11 Deloitte, »The 2017 Deloitte millennial survey: Apprehensive millennials: Seeking stability and opportunities in an uncertain world«, 2017, S. 5, Bruce Stokes, »A decade after the financial crisis, economic confidence rebounds in many countries«, *Pew Research Center*, 2018, S. 12.

12 請參考：Carl Cederström, *The happiness fantasy*, Cambridge: Polity, 2018.

13 英國、荷蘭與瑞典的受訪者被問到這個問題。在瑞典，認為自己的工作對世界有正面影響的人異常之少，大概只有百分之三十。請參考：David Graeber, *Bullshit Jobs. Vom wahren Sinn der Arbeit*, Stuttgart 2019, und Carl Johan von Seth, »DN/Ipsos: Två av tre anser att deras arbete gör världen bättre«, *Dagens Nyheter*, 28/12, 2018. 關於有多少人在贏得彩券後會繼續工作，請參考：Roland Paulsen, »Economically forced to work: A critical reconsideration of the lottery question«, *Basic income studies*, Vol. 3, Nr. 2, 2008.

14 Gallup, »State of the global workplace«, *Gallup*, 2013.

15 Oishi und Diener, »Residents of poor nations have a greater sense of meaning in life than residents of wealthy nations«.

16 同上；請參考：Alison Brunier und Fadela Chaib, »Suicide: One person dies every 40 second«, WHO news release, 9/9, 2019.

17 OECD, »Pharmaceutical market«, 2019; Socialstyrelsen, »Statistik-databas för läkemedel«, 2019. 關於精神疾病藥物使用的討論，請見：Isabelle Hedander, »1,6 miljoner svenskar äter läkemedel för att förbättra sin psykiska hälsa«, *Kurera*, 11/11, 2016. 關於美國中年婦女的抗憂鬱劑使用，請見：Laura A. Pratt, Debra J. Brody und Qiuping Gu, *Antidepressant use in persons aged 12 and over: United*

同時卻因為受制於當下處境而必須做出抉擇。焦慮代表人意識到自身自由，但因為不得不做出選擇，所以藉由某種眩暈狀態來感受這種自由。

10 Søren Kierkegaard, *Der Begriff der Angst*, Stuttgart 2016, S. 42.

11 可參考：Morris Berman, *Wandering god: A study in nomadic spirituality*, New York: SUNY Press, 2000.〈時間跨度〉（Zeithorizonte）這個章節就進一步探討此問題。

12 針對食物，人每天做出的選擇數量：Brian Wansink und Jeffery Sobal, »Mindless eating: The 200 daily food decisions we overlook«, *Environment and behavior*, Vol. 39, Nr. 1, 2007. 目前最高工資：Hillary Hoffower, »We did the math to calculate how much money Jeff Bezos makes in a year, month, week, day, hour, minute, and second«, *Business insider*, 9/1, 2019.

第一部 當代的焦慮

我們過得好嗎？

1 此引文出自一位匿名者。來自：Cheryl L. Meyer et al., *Explaining suicide: Patterns, motivations, and what notes reveal*, London: Academic Press, 2017, S. 194. Original in Versalien.

2 同上，S. 45.

3 World Health Organization, »Suicide rate estimates, age-standardized: Estimates by country«, *Global Health Observatory data repository*, 2019-05-15, 2019.

4 請參考：Katharine Olson, »10 dangers of the medieval period«, *BBC history magazine*, Vol. 5, 2015.

5 謀殺率：Manuel Eisner, »Long-term historical trends in violent crime«, *Crime and justice*, Vol. 30, 2003. 疾病傳播：E. Norrby et al., »Polio närmar sig utrotning«, *Läkartidningen*, Vol. 114, 2017. 過重者比挨餓者多：World Health Organization, »Obesity and overweight«, 2018. 兒童死亡率：Max Roser, »Child mortality«, OurWorldInData.org, 2018.

6 智慧型手機與阿波羅十一號，請參考：Graham Kendall, »Would your mobile phone be powerful enough to get you to the moon?«, *The conversation*, 1/6, 2019.

7 只有在考量收入的對數尺度時，國民收入水平與幸福感之間的關聯才會變得清晰可見。這代表：收入從十萬克朗增加到一百萬克朗，與從一百萬克朗增加到一千萬克朗所增加的幸福感相去無幾。我們越是富有，就需要更多財富來讓我們感到幸福快樂。如果有人想把這種現象，解釋成經濟成長與幸福之間永遠存在正相關，那也算不上是錯。不過這種相關性一定是越來越弱。請見：John F. Helliwell, Jeffrey D. Sachs und Richard Layard, *World happiness report 2019*, 2019; *World Development Indicators*, The World Bank, 2019; Christer Sanne, Keynes barnbarn: *En bättre framtid med arbete och välfärd*,

導致此現象的一大因素，請參考：James J. Gross, Jane M. Richards und Oliver P. John, »Emotion regulation in everyday life«, in *Emotion regulation in couples and families: Pathways to dysfunction and health*, Hrsg. Douglas K. Snyder, Jeffry A. Simpson und Jan N. Hughes, Washington DC: American Psychological Association, 2006.

3 可參考：David Mataix-Cols und van den Heuvel Odile, »Neuroanatomy of obsessive compulsive and related disorders«, in *The Oxford handbook of obsessive compulsive and spectrum disorders*, Hrsg. Gail Steketee, Oxford: Oxford University Press, 2011.

4 Sigmund Freud, *Zwei Krankengeschichten*, Frankfurt a. M. 1996.

5 參考：Ella Koeze und Nathaniel Popper, »The virus has changed the way we internet«, *The New York Times*, 7/4, 2020.

6 參考：Lee Baer und William E Minichiello, *Obsessive-compulsive disorders: Practical management*, New York: Mosby Incorporated, 1998, S.4. 說到這裡，我已經聽到某些人反對的聲音。這些歷史發生率真的能跟現今的發生率相比較嗎？我們無法完全將這些數字拿來比較，因為這些數字是來自標準化的問卷調查。醫學發展以及對診斷的認識，多少會對問卷調查結果產生影響。不過，這些數字依然是強迫症罹病率歷史變遷的指針。以下這份論文就探討強迫症的歷史：Lennard J. Davis, *Obsession: A history*, Chicago: University of Chicago Press, 2009；尤其是在 S.220– 229。另請參考文中〈自我不信任〉（Selbstmisstrauen）這章。關於廣泛性焦慮症的可比較縱向統計數據，請見〈我們過得如何？〉（Wie es uns geht）以及〈在思想的魔掌中〉（In den Klauen der Gedanken）這兩章。

7 值得注意的是，如果將強迫症患者的定義，擴展到所有在兩週或更長時間內的某個時間點有過類似問題的人，此比例最後會來到將近百分之三十。參考：Ayelet M. Ruscio et al., »The epidemiology of obsessive-compulsive disorder in the national comorbidity survey replication«, *Molecular psychiatry*, Vol. 15, Nr. 1, 2010. 另請參考：Ayelet N. Ruscio et al., »Cross-sectional comparison of the epidemiology of DSM-5 generalized anxiety disorder across the globe«, *JAMA psychiatry*, Vol. 74, Nr. 5, 2017.

8 歐洲人中患有焦慮症的比例：Borwin Bandelow und Sophie Michaelis, »Epidemiology of anxiety disorders in the 21st century«, *Dialogues in clinical neuroscience*, Vol. 17, Nr. 3, 2015. 焦慮症候群是最普遍的障礙症：Dan J. Stein et al., »Epidemiology of anxiety disorders: From surveys to nosology and back«, *Dialogues in clinical neuroscience*, Vol. 19, Nr. 2, 2017. 請注意，隨著時間推移，被歸類為焦慮症的疾病也有所改變。例如，在第五版《精神疾病診斷與統計手冊》（*DSM-5*）之前，強迫症和創傷後壓力症候群也包含在其中。

9 譯注：齊克果認為，人之所以焦慮，是因為我們認知到自己握有無窮可能，

注釋

1 David Foster Wallace, *Das hier ist Wasser,* in der Übersetzung von Ulrich Blumenbach. © 2012, Verlag Kiepenheuer & Witsch GmbH & Co. KG, Köln.

前言

1 譯注：德文Entzauberung；英文Disenchantment，為馬克思・韋伯（Max Weber）提出的社會學理論，指的是在現代社會中消去迷人的神祕主義之表象，並將各種文化現象合理化、理性化的過程。

思緒之窗

1 Laura Gibbs, *Aesop's fables*, Oxford: Oxford University Press, 2002, S. 518

2 相關研究重點整理，請參考：Alexander H. Jordan et al., »Misery has more company than people think: Underestimating the prevalence of others' negative emotions«, *Personality and social psychology bulletin*, Vol. 37, Nr. 1, 2011. 研究也顯示，在有其他人陪伴並能觀察他們的情緒與感受時，人比較不容易產生負面情緒，參考：Ed Diener, Randy J. Larsen und Robert A. Emmons, »Person situation interactions: Choice of situations and congruence response models«, *Journal of personality and social psychology*, Vol. 47, Nr. 3, 1984; Reed Larson, Mihaly Csikszentmihalyi and Ronald Graef, »Time alone in daily experience: Loneliness or renewal«, *Loneliness: A source-book of current theory, research and therapy*, 1982. 向周遭群眾傳達自身感受時，人透露的正面情緒似乎比負面情緒多，這或許是

國家圖書館出版品預行編目 (CIP) 資料

焦慮世代 : 為什麼我們活在充滿不確定性與不安的社會 /
羅蘭 . 保爾森 (Roland Paulsen) 著 ; 溫澤元譯 .
-- 初版 . -- 臺北市 : 大塊文化出版股份有限公司 , 2022.02
面 ; 公分 . -- (from ; 140)
譯自 : Tänk om : en studie i oro

ISBN 978-986-0777-91-8(平裝)

1.CST: 焦慮症 2.CST: 心理學 3.CST: 精神分析

415.992 110022119

LOCUS

L O C U S

LOCUS

LOCUS